临证鉴论：医案辨证分析

张 军 张 清 魏 萍 主 编

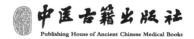

中医古籍出版社

Publishing House of Ancient Chinese Medical Books

图书在版编目(CIP)数据

临证鉴论：医案辨证分析/ 张军,张清,魏萍主编
. —北京：中医古籍出版社，2022.5
ISBN 978-7-5152-2388-9

Ⅰ.①临… Ⅱ.①张… ②张… ③魏… Ⅲ.①中医学

- 预防医学 Ⅳ.①R211

中国版本图书馆 CIP 数据核字(2022)第 059111 号

临证鉴论：医案辨证分析
张 军 张 清 魏 萍 主编

责任编辑　王益军
封面设计　河北源澜文化传播有限公司
出版发行　中医古籍出版社
社　　址　北京市东城区东直门内南小街 16 号(100700)
电　　话　010－64089446(总编室)010－64002949(发行部)
网　　址　www.zhongyiguji.com.cn
印　　刷　廊坊市鸿煊印刷有限公司
开　　本　710mm×1000mm　1/16
印　　张　20
字　　数　258 千字
版　　次　2022 年 5 月第 1 版　2022 年 5 月第 1 次印刷
书　　号　978-7-5152-2388-9
定　　价　79.00 元

第一主编简介

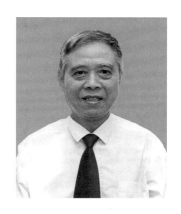

　　张军，副主任中医师，山西省临猗县人。1949 年出生，1968 年参军，从医 50 余年。1976 年参加了北京军区举办的中医学习班，同年师从大同市名中医韩守辰老先生，1988 年毕业于"健康报振兴中医刊授学院"。1993 年参加了由北京中医学院董建华教授举办的"第三期全国中医内科高级进修班"学习，并于 1986 年参与创办了《河东中医》杂志。2002 年 9 月参加了"全国中医老年病防治高级研修班"，2017 年获运城市政府颁发的"名中医师"称号。擅长心脑血管病、肠胃病，及妇、儿常见病治疗，主攻中医老年病研究。本人研制的"紫苑牌沙乌胶囊"于 2004 年 9 月 14 日取得了国家食品药品管理局批准（国食健字 G20041065），同时获得"紫苑牌"商标认证，属省科委参展项目，参加了第十届中国北京国际科技产品博览会。

第二主编简介

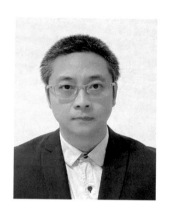

张清,男,43 岁,2000 年本科毕业于复旦大学生命科学学院,上海大学生物工程硕士,香港中文大学生物信息学博士。2012—2015 年在美国加州大学洛杉矶分校(UCLA)做博士后研究,现作为高级科学家任职于美国一家知名的癌症诊断公司。共发表文章近 20 篇,包括 Nature Methods、Bioinformatics 等国际著名期刊。研究方向之一为中医理论科学化,希望通过数学模型及大数据对中医理论加以阐释。开发的基于人工智能的中医病历软件已经上线。

第三主编简介

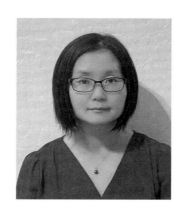

　　魏萍,女,38 岁,香港中文大学哲学博士,研究方向主要包括中国现当代文学研究、文化研究、影视文化理论研究及性别研究等,曾就职于香港电影资料馆、香港中文大学及美国亚利桑那州钱德勒学区。在国内外核心期刊发表文章 30 余篇,出版专著 1 部,参与了此书的编辑整理工作。

内容简介

　　该书正是从中医"治未病"理念出发,通过认知与思路的转变,从实际应用上阐述了如何将中医的"未病先防,既病防变,病后康复"的基本理念融入治疗理念的过程,充分展现了中医"治未病"的理念对当今保障人类健康的重要性;其次,从医理观念、辨证技巧、药物运用、方剂运用等方面阐述了临床的思维理念;传承古今医家经验,融会新知,诠释古今医理医论思想;阐述了理论、方法、案例分析及中医如何与实践相结合的经验;同时介绍了作者学习名老中医的经验和发表的有关论文;在诊治的病例中选择了一百多例典型医案,其中有许多慢性病、疑难病案治验,每个案例都有具体的分析及辨证用药;同时还融入了许多西医知识,两种医论思想并存,辨证应用,互补结合,对医者临床是一个启发。另外,还选择了十一个临床病证,做了治疗方案运用的说明,不同于一般的教科书,并附有病例。对临床医生,特别是入职的新生具有很高的指导引路的价值。这是一本"治未病"理论与实战经验相结合、内容丰富,且具有非常实用价值的中医书籍。

序

我与张军同志是 1986 年认识的，当时他在卫生局分管中医工作，我任运城市中医药学会副理事长，工作将我们联系在了一起。张军同志对中医工作非常热爱，勤奋好学，博览群书，勇于实践，办事执着。他原是学西医出身，对中医情有独钟。我们创刊的《河东中医》杂志，对促进本地区的中医药事业发展起到了积极的推动作用，我市的专科医院犹如雨后春笋般发展起来。因此，卫生部于 1987 年 10 月在我市召开了"全国中医专科医院交流大会"。

他退出领导岗位后潜心研究中医，坚持坐诊。前来咨询求治的患者络绎不绝，张军同志为许多患者解除了疾苦，赢得了患者的赞誉，收到锦旗多面，在河东中医界声誉鹊起，患者常常慕名而来。这次他编辑的《临证鉴论：医案辨证分析》一书正是体现了张军同志对继承、发展中医药事业的一片真诚之心。

该书是一本中医理论与实践有机结合的书。张军同志从中医理论的认知和临床思路着手，使医者树立起中医的整体观念和辨证思维，并从临床病证搜集、辨证技巧、方剂及用药等方面进行了充分的阐述和说明。介绍了自己学习名医经验的体会，介绍了十一个病证治疗方案，选择了自己经治的一百多例典型病案，进行了分析，介绍了使用方剂和用药特点及疗效。书中介绍了一些疑难病证、慢性疾病的治疗经验，便于医者临床学习和参考。另外，介绍了自己研发"紫苑牌沙乌胶囊"的经验,为新药及保健品的开发提供了有益的经验。

这是一本实践性很强的中医书籍,对中医师们尽快进入临床实战和提高治疗水平有着非常好的启示作用。

此书值得一读。

赵戬谷

2021 年 5 月 12 日

原山西省中医药学会理事

运城市中医药学会副理事长、中医主任医师

自序

我与中医的不解之缘

——生活随笔

我是从部队转业到地方的一位医生。1971年我在北空军医学校学习，1976年参加了"西学中学习班"，半年的时间里我们学完了中医四大经典著作，在学习中我将《伤寒论》中的六经辨证和《温病学》中的卫气营血辨证施治用图表的方式表现出来，明确了辨证层次，方剂应用，迅速提高了学习的质量，也为其他学员提供了学习的捷径。同时，使我对中医的基础理论知识有了一定的了解，也完全激发了我对中医学习研究的兴趣，我看到了中国的先贤们如何通过观察、分析、认识自然界，认识人与自然的关系，我意识到学习中医又为临床治疗疾病开辟了一条有效途径。

我曾经常学习毛主席的《实践论》《矛盾论》，受益匪浅。辩证法是认识世界的根本大法，学习中医知识最根本的就是学好唯物辩证法，对于现代唯物辩证法我们不难理解，将辩证法与中医辨证两者结合起来学习，就比较容易理解和认识中医知识的奥妙。通过学习四大经典名著，我认识了中医的八纲辨证、脏腑辨证、三焦辨证、六经辨证、卫气营血辨证等，学会了从中医角度去观察疾病的发生和转归，提高了对疾病发生发展规律的认识，并从中找出有效治疗方法。我曾跟随大同市名医韩守辰老先生实习近两年多的时间，有幸目睹了老中医高尚的医德医风和精湛医术,感受到了中医看病的方便、简易、疗效,尤其是基层医疗条件很差,要做化验、透视等检查项目都非常不方便,当时的老百姓不到万不得已是不会进医院的,如果学习了中医就比较实用了,只要问清病情,辨证得当,下药准确,就能治好老百姓的病。医者仁心,我决心学习中医,以中医作为我毕生的职业。回到部队后,我又重温了中医四大经典著作和名医名著、名医名方等中医著作,使我对中医治病有了进一步的理解。首先是继承前人经验,才能有所发明,有所创造。"重症急性呼吸综合征""新型冠状病毒肺炎"虽然是发生在现代的急性传染性疾病,但却还是出不了"疫疠""瘟疫"的范畴,运用中医配合西医治疗,明显地提高了治疗水平。

为了进一步提高我的中医水平,1985年我又参加了健康报主办的"中医函授学习班",在北京中医学院各位老师的指导下,学完了全部函授课程,1988年毕业,经过较系统的学习,为我进一步学习中医知识打下了良好的基础。1993年我参加了由董建华教授举办的"全国中医内科高级进修班",聆听了北京中医学院教授们的讲课。2002年我还参加了由中医药学会在上海举办的"全国中医老年病防治高级研修班",与来自全国各地的老年病专家相互切磋交流,获益匪浅。中医界的老一代一直都在为继承和发扬中医事业做着大量的无私奉献的工作,对于一个有志于中医事业的人来讲,这些都是难得的机会。我从1995年开始研制的调节血脂的中药保健品"紫苑牌沙乌胶囊",在2004年9月14日获得了国家食品药品监督管理局的批准(国食健字 G20041065),并同时获得国家商标局批准的"紫苑牌"沙乌胶囊的商标,2007年5月作为山西省科委参展项目参加了"第十届中国北京国际科技产品博览会"。"紫苑牌沙乌胶囊"主要用于中老年人的心血管疾病，以及脂肪肝、糖尿病的预防、控制和辅助治疗。大量的临床实践和反复的理论研读促成了我对中医的深刻理解，也让我意识到正确的中医辩证思维的形成非一朝一夕之功，尤其是对于年轻的中医工作者而言，如何快速地将学校里学到的知识应用于临床尤其重要。而这正是编写此书的目的，我希望将自己学习中医的感悟、理论，以及在临床中的运用写出来，以飨读者。

为更好地促进中医事业发展，在我1986年转业到山西省运城地区卫生部门后，领导让我负责全区的中医工作。中央领导一直都非常关注中医事业的发展，卫生部负责中医工作的胡熙明副部长多次到山西指导工作。当时我区只有一家县级中医院，还是挂靠在乡镇卫生院，条件极差。在各级领导的支持下，短短的4年时间里，完成了我区的中医院筹建和成立工作，力争达到了县县有中医院的目标，使全区的中医院现状得到了明显的改善和提高。1987年卫生部在我区举办了"全国中医专科医院工作现场会"，我有幸参与了这次会议的资料准备和组织工作，这次会议为推广全国中医事业起到了极大的促进作用。在随后的日子里，全国各地卫生部门经常有人带队前来参观学习。从此，全国各地的中医专科医院也如雨后春笋般地发展起来。1986年我参与了市中医药学会创办的《河东中医》杂志，为我区的中医临床经验交流创造一个极好的平台，同时也加强了与外界同行的经验交流，有力地促进了我区的中医事业发展。

作为一名医生，每次看到患者从大病中痊愈或伴随多年的疑难杂症得以彻底去除，我都由衷地替他们感到高兴。下面信手拈来早期经

我治疗过的几例印象比较深刻的病例,以显中医的灵性和特色:

一、中医治疗不孕症

有位战士的妻子,多年不孕,虽经西医疏通输卵管、调整月经周期等方法治疗,均未见效。来部队后听说我是中医大夫(当时她非常惊讶,部队还有中医?),对我描述了病情:月经错后,腹痛,有血块,色黑,喜暖,我认为是"肾阳虚损,宫寒不孕",为了方便患者,我就告诉她,每次月经过后服2~3盒桂附地黄丸。两年后她抱着孩子来部队探亲,见了我以后就说,她吃了有半年时间药,他回家探亲,就怀上了孩子,这不,你看看。

二、中医治疗急腹症

在部队驻地,我也经常遇到地方上的老乡找我去看病,你想,军民一家亲,我怎么能不去呢?有一次遇到驻地一位急腹症患者,由于我们驻地在山沟,交通不便,西医要动手术,条件又不具备。他们也经常听说中医对治疗急腹症还是有些办法的,所以队长就让我去看一看。经我了解病情后,患者腹痛、腹胀、辗转不安,已1周末大便了,年龄70多岁了,人比较瘦,体质比较差,舌红干,脉弱,各种危险都可能发生。我想"腑气以通为用",宜"益气养阴,增水行舟"的方法,以增液汤与大承气汤合方加减组方,一剂后,当晚患者就排出大量发黑的污浊大便,第二天患者转危为安,最后以补气养阴调理康复。

三、中医治疗疑难症

2006年大概在3月份,我碰到了一位乡下的亲戚,满头及脸部肿胀，流黄色的水，两手也是水肿、渗水。在当地医院治疗了 1 个多月，未见好转反而越来越重，无奈之下打听到我住的地方。我当时一看，也发蒙了，我能治好吗!? 我心里也没底了，后来我又细细地琢磨了一下病情，这不正是"湿毒"泛滥之症，重在"祛湿解毒"，意取四妙散方之意加土茯苓、连翘、银花、白花蛇舌草等利湿解毒之品，10 天后症状明显见好，经 1 个多月的治疗后痊愈，并以健脾利湿佐以解毒之品而善后，这就是中医治疗疾病的魅力所在。随后，我这位亲戚周围的人都知道我会看皮肤病，患有皮肤病的患者也就不时有人来电话咨询以求诊治。

中医是中华民族繁衍生息的保护神，是中华民族的宝贵财富，也是对人类健康生存的一大贡献。中医蕴藏着无比丰厚的文化内涵，同时也具有深厚的科学内涵，我们对它的探索也仅仅是一个良好的开端。

我现在主要从事中医老年病的临床研究工作，从临床治疗效果可以看出，一旦辨证准确、用药合理，有化腐朽为神奇之力，中医之神效略见一斑。因此，我愿将我一生贡献给中医，运用我的中医知识，为患者减轻痛苦，为中医事业的发扬光大，尽自己的一点绵薄之力。

2021 年 4 月 5 日于陋室

前　言

在我们学习了中医基本理论以及各科病证治疗的知识后，最难的是什么呢？往往有一种心中了了、指下难明的感觉，心中装了一大堆病证、方剂，却不知从何处下手。"老虎吃天，无处下爪"，实际就是理论如何与实践相结合的问题。由于中医理论的抽象概念，使初入门的同行们感到难以与具体病证相对应，尤其是在学习了西医理论后更感到中医理论的抽象。所以，根本在于改变我们对事物的认知方法和思路。西医的直观、推理、逻辑思维与中医的"有诸内者，必形诸外"的辨证论治思维是两个不同的认知和思路，犹如我们常说的中医是"黑箱理论"，两者不可混淆。另外，在浩如烟海的历代名医著作、各家学说、医案等书籍中，如何执简驭繁，尽快掌握中医知识，提高临床治疗效果，是中医师们迫切需要解决的难题。关键是只要掌握了中医的基本理论，灵活辨证，举一反三，在临床治疗上就可以做到游刃有余。

编者

2021 年 5 月

为张军先生获市名医称号而作

弃官从医心存真，
坐堂诊病解民疾。
意外收获冠名医，
吹尽泥土始见金！

王新德

山西省抗癌协会胃癌专业委员会常务委员

运城市中医医院消化科主任、主任医师

2020 年 2 月 14 日

content 目录

第一部分　中医学习经验总结

第二部分　临床病案分析

第三部分　论文、科研思路与成果介绍

临证鉴论:医案辨证分析

第一部分

中医学习经验总结

　　我是以提示性或启示性的心态来写这本书的，授人以鱼不如授人以渔，勤能补拙，希望能给热爱中医及学习中医的同行们起到一个启发、引导的作用，抛砖引玉，发扬光大中医事业，使名医辈出，造福于人类。

——张军

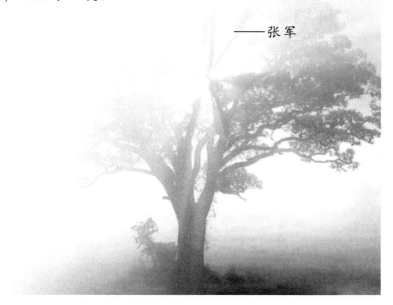

第一章　转变认知与思路，核心理念

　　"治未病"走在了世界医学的前沿，"治未病"代表着中国传统医学的最高理念，它是健康的科学。

　　"治未病"已成为我们当今谈论"健康"的主导话题。早在《周易》中"君子以思患而豫防之"对"治未病"理念的内涵就有了表述，当我们翻开四大经典和历代名医的论著时，不难发现"治未病"的理念始终贯穿于中国传统医学发展的整个过程中；在人的"生、老、病、死"与大自然生存、斗争的过程中无不体现着"治未病"理念的主导地位，它是我们祖先与大自然斗争的一个基本思维模式，它是中医药文化的精髓，它是中华民族贡献给人类最伟大的、健康的科学。"治未病"基本包括了"未病先防、既病防变、病后康复"的理念。"治病必求于本"，探讨"治未病"理念，普及"治未病"知识，对于我们更深入地认识中医药学，发扬光大中医药文化，提高我国人民健康水平有非常重要的现实意义。

一 "治未病"与"未病先防"

当今我们论述最多的就是"治未病"与健康、亚健康的关系。那么什么是"治未病"呢？《史记·扁鹊仓公列传》有这样一个故事：扁鹊过齐，齐桓侯客之。入朝见，曰："君有疾在腠理，不治将深。"桓侯曰："寡人无疾。"扁鹊出，桓侯谓左右曰："医之好利也，欲以不疾者为功。"后五日，扁鹊复见，曰："君有疾在血脉，不治恐深。"桓侯曰："寡人无疾。"扁鹊出，桓侯不悦。后五日，扁鹊复见，曰："君有疾在肠胃间，不治将深。"桓侯不应。扁鹊出，桓侯不悦。后五日，扁鹊复见，望见桓侯而退走。桓侯使人问其故，扁鹊曰："疾之居腠理也，汤熨之所及也；在血脉，针石之所及也；其在肠胃，酒醪之所及也；其在骨髓，虽司命无奈之何！今在骨髓，臣是以无请也。"后五日，桓侯体病，使人召扁鹊，扁鹊已逃去，桓侯遂死。扁鹊的高明之处正是在故事中体现了"治未病"的理念。那么什么是"健康""亚健康"呢？目前，世界卫生组织对于健康的定义是："健康不仅仅是没有疾病和虚弱，而是身体、心理和社会适应能力的完好状态。"相对于这个健康的定义，提出了亚健康状态的定义："亚健康是一种既没有疾病，又不健康的状态，是介于健康与疾病之间的一种状态。"而"治未病"的第一层意思就是"未病先防"。在《素问·四气调神大论》中有这样的论述："是故圣人不治已病治未病，不治已乱治未乱，此之谓也。夫病已成而后药之，乱已成而后治之，譬犹渴而穿井，斗而铸锥，不亦晚乎。"这里的"治"，有养生、调摄之意；"未病"是指健康的机体，"治未病"就是养生、调摄尚未患病的机体，防患于未然，防止疾病发生。积极提高机体的抗病能力，保护机体对疾病的防御系统,将"敌"拒之"国门"之外。《素问·上古天真论》有一段话,曰:"上古之人,其知道者,法于阴阳,和于术数,食饮有节,起居有常,不妄作劳,故能形与神俱,而尽终其天年,度百岁乃去。"主要指要掌握自然规律,根据天地阴阳法则调和各种方式,有节制、有规律地安排饮食和起居。同时告诫人们:《素问·四气调神大论》曰:"夫四时阴阳者,万物之根本也。所以圣人春夏养阳,秋冬养阴,以从其根,故与万物沉浮于生长之门。"即"四季养生",自然界各种气候变化都可直接或间接地导致人体内部的阴阳失调;从人体内部而言,脏腑的协调平衡关系遭到破坏,也同样会导致阴阳失调。又告诫人们:《素问·上古天真论》曰:"虚邪贼风,避之有时,恬淡虚无,真气从之,精神内守,病安从来。"《素问·生气通天论》曰:"阴平阳秘,精神乃治;阴阳离决,精气乃绝。"精神内守,阴阳协调,阴平阳秘是健康防病之本。"正气存内,邪不可干"顾护正气的存在是人体健康的前提和根本。"治未病"的医学理念观贯穿于中医学的许多著作中,如《丹溪心法·不治已病治未病》指出:"与其救疗于与有疾之后,不若摄养于无疾之先。盖疾成而后药者,徒劳而已。是故已病而后治,所以为医家之法;未病而先治,所以明摄生之理。夫如是,则思患而预防之者,何患之有哉?此圣人不治已病治未病之意也。"

这一阶段主要是"养生与调理"的关系。"养生"包括形神共养、协调阴阳、顺应自然、饮食调养、谨慎起居、和调脏腑、通畅经络、节欲保精、益气调息、动静适宜等一系列养生原则,而协调平衡是其核心思想。当一个人身体达到平衡点的时候,是最健康的,即"未病"。中医学的养生观博大高远,认为养生的动机和毅力应出自高尚的人生目的和社会责任感。养生的方法以心理卫生和心理的调摄为首要,并要求将养我、养他人、养万物统一起来,并讲明此三者相互促进、相互为用。

在中医学看来，个人的健康，人类的健康和万物的协调是相互的整体。每一个人不仅要自己养生，还要保护生态环境，这样才能把精、气、神统一起来，才是完整的养生。"调理"是人与自然和谐的一个重要手段。当自然界发生异常变化或者人体发生异常变化时，比如以老年人阳气渐虚，精血渐衰，体内阴阳只是保持在低水平的平衡，阴阳平衡的调节能力自然下降，一旦外邪侵袭，或内在脏腑病变，极易发生阴阳失调。以人的体质、病机而言可出现：阳虚内寒、阳虚阴盛、阳损及阴、阴精不足、阴虚内热、阴虚阳亢、阴损及阳、阴阳两虚，其中尤以阳虚、气阴两虚、痰湿互瘀症多见。所以根据体质的不同，调理机体的阴阳平衡为第一要素；如：脏腑功能衰退，正气不足，脏腑亏损，气血虚衰，机体失于濡养，故生理功能低下，机体生化不及，精乏气少，则脏腑功能易损；或卫外不固，邪气乘虚侵入人体，皆可导致疾病的发生。脏腑虚损尤以肾、脾改变最为突出。中医有"脾为后天之本"之说，健脾补肾就成为重要手段。

"治未病"与"既病防变"

目前，"治未病"的理念对于"既病防变"而言，主要体现在临床实践活动的过程中，掌握疾病的发生规律和传变途径，采取有效手段阻止其进一步演变、传变，以防加重病情，即第二层意思就是"既病防变"，这是每一位中医大夫必备的思维模式。唐代孙思邈的《备急千金要方·论诊候第四》曰："古善为医者，上医医未病之病，中医医欲病之病，下医医已病之病，若不加心用意，于事混淆，即病者难以救矣。""既病"又有"欲病"之分,所谓"欲病"之状,即疾病的潜伏期即将过去之状态,病发在即。在《素问·刺热》篇中又指出:"肝热病者左颊先赤,心热病者颜先赤,脾热病者鼻先赤,肺热病者右颊先赤,肾热病者颐先赤。病虽未发,见赤色者刺之,名曰治未病。"脏腑的病变都有其先兆,在尚未出现明显的症状之前,根据其变化的表现预先进行治疗。所谓"未发",也就是疾病早期症状不太明显的情况下,要做到早发现、早诊断、早治疗。"既病"又如《难经·七十七难》指出:"所谓治未病者,见肝之病,则知肝当传之于脾,故先实其脾气,无令得受肝之邪,故曰治未病焉。"即"传变未病状态",这一阶段重点是治疗为主,调理为辅。在历代名医治疗的论著中我们都可以体会到"治未病"理念在临床实际中的运用,"理、法、方、药"中无不体现着"治未病"的思维理念。

《伤寒论》中的六经传变规律以及对病位的分析是对疾病转归的一个预测,为医者的临床治疗提供了依据。第4条:"伤寒一日,太阳受之,脉若静者,为不传。颇欲吐,若躁烦,脉数急者,为传也。"第5条:"伤寒二三日,阳明少阳证不见者,为不传也。"第8条:"太阳病,头痛至七日以上自愈者,以行其经尽故也。若欲作再经者,针足阳明,使经不传则愈。"第56条:"伤寒不大便六七日,头痛有热者,与承气汤;其小便清者,知不在里,仍在表也,当须发汗。若头痛者,必衄,宜桂枝汤。"仲景治病务示于早,从整个外感热病论治中,反复强调"病在表,先当解表",即《黄帝内经》中提出的"上工救其萌芽"。又,第101条"伤寒中风,有柴胡证,但见一症便是,不必悉具"之法,示人治少阳证,只需见到一部分主证,即可用小柴胡汤,争取治疗的主动权。由此可以看出仲景对于疾病的演变规律及病位的阐述、治疗,实际上就是给我们提示了"治未病"理念。对于疾病转归的认识可以使我们在治疗中始终处于主导地位。

例如：前辈柯韵伯在对《伤寒论》中"病人藏无他病，时发热，自汗出而不愈者，此卫气不和也，先其时发汗则愈，宜桂枝汤"中的"先其时发汗"的机理做了透彻的解析，他说"未发热时，阳犹在卫，用桂枝汤啜热稀粥，先发其汗，使阴出于阳，谷气内充，而卫阳不复陷，是迎而夺之，令精胜而邪却也"。安脏腑，护正气，祛邪气，这是柯老对"治未病"理念在临床上创造性的应用。

李东垣在《黄帝内经》"有胃气则生，无胃气则死"论点的启迪下，提出了"脾胃内伤，百病由生"的重要理论，认为"脾胃既和，谷气上升，春夏令行，故其人寿"。相反，"大抵脾胃虚弱，阳气不能生长，是春夏之令不行，五脏之气不生"。脾胃属土居中，无论哪个脏腑受邪或劳损内伤，都会伤及脾胃。各脏腑的疾病也都可以通过对脾胃的调和濡养、协调解决。李东垣强调"伤其内为不足，不足者补之""大忌苦寒之药损其脾胃"，提出"以辛甘温之剂，补其中而升其阳，苦寒以泻其火"。李东垣在《脾胃论》的立论与治则中，实际都强调了顾护脾胃之气对"治未病"的重要意义。因为脾为正气之源，健脾自可养正气，正气充足，形气相得，虚邪贼风自不能独伤人。即仲景所云："四季脾旺不受邪。"

《温病学》中的卫、气、营、血辨证规律从病位的深浅和相互传变同样给我们提示了疾病的转归。《温热论》中第 1 条指出："温邪上受，首先犯肺，逆传心包。"第 8 条："大凡看法，卫之后方言气，营之后方言血。在卫汗之可也，到气才可清气，入营犹可透热转气，如犀角、玄参、羚羊角等物，入血就恐耗血动血，直须凉血散血，如生地、丹皮、阿胶、赤芍等物。否则前后不循缓急之法，虑其动手便错，反致慌张矣。"清代叶天士治疗温病提出"先安未受邪之地"，可有效控制温病转归，是未雨绸缪之举。"先安"是对阴虚体质患者的阴液保护，顾护了温病阴液耗伤之虑,以防传变之兆,应有先安之举。叶天士关于温热病的传变规律以及病位变化的阐述,不难使我们看到"治未病"理念在温病学中的应用,提高了温病的救治水平。运用温病的治疗方剂在对"重症急性呼吸综合征""甲型 H_1N_1 流感"以及"艾滋病"的治疗中也都取得了非常好的疗效。

三 "治未病"与"病后康复"

康复是对病后的一个调理,即第三层意思就是"病后康复",意在治疗上要做到善始善终。"愈后未病态"是病后康复的主要指征,病后调摄主要目的也就是防其死灰复燃。当疾病初愈后,正气还未完全恢复,此时,要采取适合患者的调养方法,促进机体康复。《伤寒论》中第393条"大病瘥后,劳复者,枳实栀子豉汤主之"。即大病初愈,阴阳未平,气血未复,余热未尽,枳实栀子豉汤以善其后;第394条"伤寒瘥以后,更发热,小柴胡汤主之。脉浮者,以汗解之;脉沉实者,以下解之"。是指伤寒瘥后,更见发热,大邪已去,尚有余邪未尽之兆;亦有病后体虚,又复感外邪者,当凭脉以辨之。若无表里之证,仅体后余热不尽者,以疏利和解,扶正祛邪,宜用小柴胡汤;若脉浮,表邪未解,治当发汗;若脉沉,有积滞,治当泻下以和里;第398条"病人脉已解,而日暮微烦,以病新瘥,人强与谷,脾胃气尚弱,不能消谷,故令微烦,损谷则愈"。此乃患者脉搏平和,说明大病已去,日暮时分见轻微的心烦,或轻微烦热,其人脾胃功能尚弱,消化力差,或因勉强进食不易消化食物所致,适当节制饮食,即可自愈。对于我们常见的急性病病后的康复调理相对会容易一些、好一些;而对一些慢性疾病要把握"未发"这一有利时机,也就是说在病理已形成的初期阶段,如冠心病的缓解期、脑血管病的形成期、糖尿病已形成后的预防并发症期等疾病,我们可以采取有针对性的药物治疗或调整(扶正祛邪、培固元气),对于控制其再度发作却是非常重要的。我们临床上经常开展的"冬病夏治"对于预防支气管哮喘、慢性支气管炎、风湿性关节炎等冬天易发的疾病有非常好的预防作用。其次,心脑血管疾病、代谢综合征、糖尿病、慢性肾炎、肝病、慢性胃炎、胃溃疡、肿瘤(癌)、艾滋病等疾病的预防,都可以在发病前或间歇期较长时间,即"未发"期预防性服用药物或对某一疾病有保健作用的保健产品,以调理机体阴阳平衡,提高机体抗病能力。目前,市面上的保健品比较乱,建议使用纯中药配方的保健品,它的整体调理作用是比较好,而且无任何毒副作用。

回归自然,是人类理性的选择。中医药学的"治未病"理念,贯穿于整个中医药文化之中,突出了治在"病先"的主题,体现了"知常达变,知变先防"的科学的辩证唯物主义理念,这是一个积极的、主动的改造社会、改造自然的思维模式,而不是被动的;"天人合一",它是以人为本,在动态环境中观察人体活动的;它充分体现了中医药学偏重于辩证唯物主义的思维模式,而有别于西医偏重于机械唯物主义的思维模式。因此,"治未病"理念不仅仅是一个针对健康与亚健康人群的一个预防为主的理念,它是针对每一种疾病发生的整个过程,"未病先防,既病防变,病后康复",体现了医学领域"防胜于治"的思维理念。这是一种积极与疾病作斗争的思维、思路的探索,这是一种人们对自然规律的探索,是指导中医临床的一个系统思维方式。

第二章　实践思路与方法，学习经验

中医与哲学

　　首先，中国的医学是带有哲学基因的学科，它不是纯粹的自然科学，它与自然界和社会环境有着密切联系。哲学家艾思奇曾说："哲学就是关于世界观的学问，哲学观点就是人们对于世界上的一切事物、对于整个世界的最根本的观点，因此，它和任何一门自然科学和社会科学不同，它所研究和所涉及的问题，不是仅仅关于世界的某一个方面或某一个局部的问题，而是有关整个世界，有关世界的一切事物（包括自然界、社会和人类思维）最普遍的问题。""辩证唯物主义认为，物质世界是有机联系的统一整体，是按其固有规律无限发展着的。""对立统一规律是唯物辩证法的最根本的规律，是辩证法的实质和核心。"北大朱伯昆教授称《易经》为"易学哲学"，可以说它描述出了整个宇宙变化的缩影，内蕴着整个宇宙的奥秘；其中认为天、地、人既分而为三，又合而为一，即："三才观""阴阳学说""五行学说"，包括现代的"养生学说"等；对宇宙、自然界的认识，都成为中医学形成的基本理论，所引发的哲理也正是中国历代医学家特别重视《易经》的原理。《易经》与中医学说的关系有"易医同源"之说，《黄帝内经》中处处展现的都是《易经》的学说。明代医学家张介宾曾说："不知《易》，不足以言太医。"做一个中医医生一定要学习《易经》。中医学中的阴阳学说、五行学说都与《易经》有渊源，尤其是辩证思维非常丰富而富有哲理。如：阴阳相互对立，阴阳相互依存，阴阳相互消长，阴阳相互转化；五行学说中的相生相克、相乘相侮关系，世间一切事物变化都是遵循"矛盾对立统一"这个规律而存在。其次，国医大师裘沛然老先生常常把医"人"和医"国"相提并论。中国的医学与哲学理念息息相通，哲学有医学的目标，强调关怀人、爱护人；医学有哲学的原理，从宏观整体的角度看人，哲学与医学均被称为"人学"。中医与哲学相通、中医与自然相通、中医与宇宙相通。中医做到了"治身以治天下，寿国以寿万民"。另外，对《易经》中论述的思维方式也要有一定的了解。人的思维基本上是直观思维、形象思维、象数思维、逻辑思维、辩证思维。这是一个从初级到高级的思维过程，它们又有各自认识事物的特点，但它们可以相互为用，以弥补思维上的不足，使我们在临床上认识病证与辩证方面更加全面，更加准确。从社会学讲，人类是一个多样化的社会，决不会是单一模式。作为一名医生既要懂人文社会知识，也要懂天文地理知识，了解大自然和人的关系，树立"天人合一"的观念，才能更好地了解疾病千变万化以及症状发生的原因、规律，为认识疾病的转归提供客观的依据。正如清代徐灵胎云："为医之道，乃通天彻地之学。"

中医的整体观更是体现了哲学的宇宙观。太阳、月亮、地球以及浩宇银河系，它们互相之间有着千丝万缕的联系，它们又各自以自己的规律独立运动着，互相保持着依存关系，中医的五行学说也较客观地描述了五脏之间的关系。过去，曾批判"五行学说"是形而上学的观点，实际上"五行学说"内涵是非常富有哲理的，它们之间的相生相克、相乘相侮关系内涵也是非常丰富的，它是对各脏腑之间和各种证候相互之间关系的描述，与阴阳学说一样是认识证候的理论基础，它能更好地认识证候之间的因果关系，是对阴阳学说的补充。关键是在临床上对各种证候出现以后，能否用整体观的观点去认识和看待各个证候之间相互关联的因素。比如：我曾遇到过一位患者，舌淡，苔白，明明是一派虚象，却有大便黏滞、肛门灼热的感觉，从整体辨证的角度看就是虚寒兼下焦湿热证，是一个虚实夹杂的证候，这是一个慢性溃疡性结肠炎的患者；另一个是糖尿病合并肺癌的患者，出汗多，不冷，却出现手脚心发凉的现象，舌淡，苔白微腻，从整体辨证角度看就是阳气虚损，脾虚自汗。在临床上常见的寒热错杂、虚实错杂等相对不规律、不对称的证候却同时反映在一个人身上。所以，在辨证施治上就要从这个人的整体素质去分析这些证候出现的原因以及病情。例一是真热假寒还是真寒假热？还是湿热黏滞？虽有虚象，但湿热是其真实病机，宜清热燥湿，兼以健脾利湿；例二虽然不冷，但阳气虚损，寒邪入脏却是真实病机，宜益气温阳，健脾固汗。从而制定出治疗方案，分而治之。做到明医理，识病证，精辨证。整体观与辨证观是两个须臾不可分割的思维模式,也是准确认识疾病病因、性质、转归的关键所在,可以克服形而上学、教条主义思维在分析病证上的缺陷。

叁 | 博与专

"学不博无以通其变,思不精无以烛其微"。学习经典应以四大经典为主,博览群书,学习各家学说以及民间名医的经验,扩大自己的知识范围,从而奠定中医理论的基础,进一步明确中医的"理、法、方、药"。俗语说:"秀才学医,笼子里抓鸡。"我国医学界的李时珍、张仲景、成无己、张元素、孙思邈、叶桂、王清任等,他们中有的是秀才出身,有的是祖传,但他们都是有着深厚"国学"基础,从而成为当时的名医,所以说"国学"是我们陶冶中医文化的基础。中医是在"国学"基础上诞生的、具有划时代意义的中华瑰宝,它"治未病"的理论将对人类健康做出不可磨灭的历史贡献。《黄帝内经》是中医理论的基础,学好《黄帝内经》对于认识中医、学好中医是非常重要的,它是形成中医思维的理论基础。从西医角度讲,它既是一部生理学也是一部病理学;《伤寒论》形成了临床辨证理论,六经辨证帮助理顺了认识疾病的变化基本规律以及主证与变证的关系,并提出了各经代表方剂与变证方剂的应用;《金匮要略》是充实了临床治疗杂病的方剂,在理论和临床实践上具有较高的指导意义,尤其是对目前一些慢性病、疑难杂病的治疗,许多方剂至今仍在临床上广泛应用,开拓了治疗疾病的视野;《温病学》对于热性疾病开创了新的思路,"桑菊饮""银翘散""白虎汤"等为当今治疗各种传染性疾病提供了先例,另有许多方剂应用于内伤疾病,如"黄连阿胶汤"应用于心阴虚损引起的失眠症,"青蒿鳖甲汤"应用于不明原因的低热或午后发热症。2003年发生的"重症急性呼吸综合征",2020年发生的"新型冠状病毒肺炎",采用中医治疗效果是非常好的,降低了死亡率,提高了救治率。李东垣的《脾胃论》对于治疗各种慢性疾病、肠胃病确立治疗的原则,并提供了"补中益气丸""调中益气汤""升阳益胃汤"等一系列有效方剂;张锡纯的《医学衷中参西录》为中西医结合开创了先河,如治疗糖尿病的"玉液汤""滋膵饮"等,今天许多感冒药基本都是借鉴了西药解热止痛药加中药清热解毒药而合成的,如VC银翘片、感冒通均含有中药成分,类似于张锡纯老先生用阿司匹林发汗解表作用;王清任的《医林改错》中的"血腑逐瘀汤""补阳还五汤"等为今天治疗心血管、肿瘤等疾病开辟了新的途径。"中医各家学说"也是了解中医各个学派的一本非常有指导意义的临床书籍,可以扩大治疗疾病的视野,丰富临床知识。总之,中医理论已经从认识疾病到治疗方法以及方药治疗形成了一个完整的医疗体系,先辈们在医学上的经验与知识,都应当认真学习和领会,不断地丰富和提高我们认识疾病和治疗的本领,从而造福于当代人民。

四 | 医案与经验

秦伯未曾指出:"医案为中医价值之真实凭据。""医案是中医的特点,实事求是,生动活泼,最适用于中医同道间的观摩,实有广泛征集和及时发表的必要。它是根据临床具体事实做出总结,有理论,有法则,而这些理论和法则又都有一定的根据,因而具有指导性和启发性……多看各家医案作为借镜,也可取长补短,增加智慧,不断提高业务水平。"看医案应以近代张锡纯的《医学衷中参西录》,施今墨老先生的《施今墨临床经验集》,董建华教授主编的《中国现代名中医医案精华》,以及高辉远教授 1974 年整理的《蒲辅周医案》。《蒲辅周医案》总结了蒲老在治疗及立法用药上的经验,如在医案中强调:"一般说治常易,治变难""汗而毋伤,下而毋损,凉而毋凝,湿而毋燥,补而毋滞,消而毋伐",体现了中医"知常达变""阴阳平衡"的根本原则;清代医学家王燕昌曾说:"名医立案,各有心得,流传既久,嘉惠无穷。盖临证多则阅理精,练事深则处方稳,此前贤医案所以可贵也。"钟情于中医的国学大师章太炎指出:"中医之成绩,医案最著,欲求前人之经验心得,医案最有线索可寻,循此钻研,事半功倍。"如张锡纯先生于每一方后均有一医案。他在"十全育真汤"提到一个近五旬的妇人,身热劳咳,脉数几至八至。选用六味地黄丸加减作汤服不效,继用左归饮加减亦不效,改用黄芪、知母而见效,在此基础上又加丹参、当归连服 10 剂痊愈,其中悟到了重用黄芪、知母可治疗阴虚有热的病证。同时论述了:"黄芪温升补气,乃将雨时上升之阳气也,知母寒润滋阴,乃将雨时四合之阴云也。二药并用,大具阳升阴应云行雨施之妙。"这一医案对临床阴虚有热之证开辟了又一新的思路。同时使我对于气虚之病有了进一步的认识,如气虚的腰痛(腰肌劳损)、中气不足的便秘(肠功能下降,推动无力)治疗提供了范例。"因案化方"是通过医案中的有效方剂化裁出更实用的方剂;"由案立法"是在总结医案的基础上重新立法组方。前辈们的医案是最好的临床老师,在以后的治疗中,对于一些慢性疾病、老年病患者特别注意黄芪与知母的配伍,如老年气虚型的高血压患者、偏瘫的气虚血瘀证、脾气虚损的泄泻等,黄芪、知母一阴一阳,相互为用。

在学习医案、跟师学习中一定要注意多临床，实践出真知。正如吴鞠通《温病条辨·自序》所言："瑭进与病谋，退与心谋，十阅春秋，然后有得。"吴氏告诉我们："与病谋"，即多临证；"与心谋"，即多读书。若只"与病谋"而不"与心谋"，以病看病，不思真谛，只是一个治病的工匠；若只"与心谋"而不"与病谋"，如战国时期的赵括，纸上谈兵，理论脱离实践。这句话强调了理论与实践结合的重要性，在长期的学习与实践中，医疗水平将会得到不断的提高。

五 交流与自悟

拜名医：中医的经验传承是非常重要的，我的开门师傅是大同市中医院四大名医之一的韩守辰老先生，以后曾参加了董建华教授主办的"中医高级内科学习班"，其余如张锡纯、施今墨、蒲辅周、黄文东、哈荔田、邓铁涛、朱良春、周仲瑛、路志正等，都是我的医案老师，我是通过学习他们的医案和论著成为他们的隔门徒弟，在我的组方治疗中都留有他们的"痕迹"。拜名医是进入中医殿堂的最好途径和引路人，俗话说"师傅引进门，修行在个人""名师出高徒"。尤其是老中医的医德是中医界人士的传家宝，老中医都有一颗善良之心，思患者之痛苦，急患者之病急，为医者之本分。在跟师学习中什么叫"心领神会"？在学习和行医中时刻保持对意会性知识的警觉性、敏感性，通过诚心讨教、细心实践、精心反思，在名家的言传身教下，悟懂医理、悟透医道，将名家的看家本领和绝活儿学到手。比如各种症象怎么去认识、辨别，比如到底什么样是弦脉、滑脉？什么是舌淡、舌红？什么是苔薄、苔厚腻？正常面色是什么样？什么是黄里透红？辨证的特点，用药的特点，用方剂的特点等，都要从实践中认真学习、钻研。其次，跟师学医，临床跟师时会发现有的医师一开就是小柴胡汤加减或四君子汤加减，或其他方剂加减，还有的以时令为前提加减，或以时辰或以经络流注加减，有的以自己的经验方加减等。但在跟师中主要是学习他的辨证思路，从方中摸索他的辨证施治方案和用药特点。本人在跟随韩守辰老先生学习和实践中，认识到脾胃为后天之本的临床意义及辨证方法，重点掌握了湿热证、脾虚证等的辨证及药物应用，同时遵循了 1 剂方药一般在 12 味左右，重视了药物的选择及相互配伍。如董建华教授认为脾胃病"以通为用"的见解，对于临床治疗脾胃就有非常重要的指导意义，凡是脾胃病一定要注意"通"字，符合腑脏"泻而不藏"的特点；施今墨老先生治疗外感病的"清与解"的比例，三解七清、四解六清（解表药与清里药的比例）等；蒲老对各种疾病治疗有着非常丰富的经验，重视辨证论治，强调治病以胃气为本的观点，重视季节、气候变化因素，临床上"善治常者，亦善治其变"，用药轻灵、药味少、剂量小的特点，尤其在小儿病的治疗中用药特点非常值得学习；从黄文东医案中可以看出他在治疗中特别重视调理脾胃的特点，用药上切记大寒、大苦或大剂补腻之药，同时用药轻灵，方剂一般 10 味左右，对内科病的治疗有独到之处。哈荔田老先生治疗妇科病的经验，如治疗月经病关键在于调理"肝、肾、脾三脏功能紊乱，气、血、冲任二脉失调"。另外，"各家学说"正是体现了中医在诊治过程中的特色，可以说是八仙过海，各显神通，充分体现了中医"顺其自然"的多样性、个体性的特点，它不拘泥一方一药。在学习中要：一看，就是认病证，尤其是区分正常与不正常的现象，如正常舌质、舌苔与不正常的舌质、舌苔；脉象也是如此；二思，就是思辨证，即寒热虚实，什么是热，什么是寒，什么是虚，什么是实等;三悟,就是悟道理,多问几个为什么？尤其是在方剂加减方面要多注意,什么症加什么药,减什么药等。一个病或一个证,十个医生可以开出十个不同的方子。比如董建华医师治胃病方有十几个方子,施今墨老先生治胃病方也有十几个方子,但他们都有各自的辨证及用药特点,相互不抵触,他们都是从自己的实践经验中总结出来,关键是要从中悟出他们各自的特点。如:慢性头痛病:多风、多瘀、多湿,这就是慢性头痛病的病因病机所在。周仲瑛老先生总结的"慢性病治疗的十个特点:疑病多郁,难病多毒,怪病多痰,久病多瘀,急为风火,湿热缠绵,多因复合,病机交错,病实体虚,多脏相关"。这对于我们临床治疗有着非常重要的指导意义。

六 中西医比较

以前,曾有些专家运用现代的系统论、控制论、信息论模式探讨中医的理论和辨证论治来认识中医,但还是有一定的局限性,缺乏对中医基本理论的理解和认识,更缺乏对中医人性化一方面的认识。从哲学角度讲西医就是机械唯物主义,中医是辩证唯物主义,从认识疾病角度讲西医是从微观到宏观,中医是从宏观到微观;从科研角度讲,西医重视在特定环境下实验的重复性,而中医重视的是在"系统证",即"证型"的辨证下的重复性,从而找出规律性的治疗方法;从临床角度讲,西医重视人体生理与病理变化,中医重视临床症状及病证、病机的变化;从治疗角度讲,西医以治病为主,在手段上以切除、消灭、杀死坏的组织、细菌、病毒等达到治愈,中医以治人为主,在手段上以调和、扶正、祛邪尽量维护和促使体内的组织、细胞恢复正常达到治愈；从防病角度讲，西医以生物防病为主，消灭有害生物，补充各种营养物质以保护人类健康；中医以养生保健，饮食结构，生活起居，心态平衡，顺其自然，从而达到健康长寿。其次，在病理学（如检验）上我们也可以做到中西医相互参照，比如一般西医化验三脂高与中医临床上的痰湿体质有着一定的关系。体胖、湿重的人，往往血脂异常，脂代谢紊乱，化湿祛痰，活血化瘀有调节血脂并具有减肥作用；益气养血，补益肝肾，具有调节内分泌功能作用；同时益气养血，活血化瘀具有提高血液质量、改善血氧饱和度及微循环作用。瘀阻络脉与西医的微循环不好描述相似。另有，在检验中发现中医肾阳虚的患者，尿中 17－酮类固醇减低，实验发现用补肾阳的中药可以提高 17－酮类固醇含量。中成药"桂附地黄丸"对于肾阳虚的患者可与激素一同使用，可减少激素用量，也可作为停用激素后的辅助治疗，以免停用激素后出现病情反弹。目前临床治疗上，本人经常采取中西医并用，如高血压病，在用西药控制血压的情况下，可以配合中药汤剂或中成药改善患者的症状，减少服西药所带来的不良反应。经常对一些老年高血压患者（肾虚）加服杞菊地黄丸，大便秘结的服"麻仁滋脾丸"或草决明泡水当茶饮等。对一些糖尿病患者也是采取西药治标、中药治本的方法，以改善患者体质，减少延缓并发症发生，提高患者生活质量，延缓寿命。朱良春老先生说"辨证是绝对的，辨病是相对的""中医辨证为体，西医辨病为用"，由此可以看到中西医结合是有着广泛的前景，它将永远造福于人类。

（一）学习《施今墨临床经验集》体会

施老是京城四大名医之一，贯通中西医，中医理论功底深厚，有着非常丰富的临床经验，值得我们认真的学习和借鉴，下面是作者的一点粗浅体会。

1.施老在对待疾病上的战略思维和战术思维相当清晰，尤其对待一些疑难病证的治疗，总能从全局出发，稳步前进，步步为营，最终使疾病痊愈。例如：内科疾病第一节外感病病例第16湿温案一（肠伤寒），病例第17湿温案二（肠伤寒），虽然病情危急，但他紧紧抓住湿邪致病的特点，以及当下的病机特点，全面衡量疾病正邪相争的量与质的变化，大胆用药，终使疾病转危为安。此两例湿温病案在治疗上分析得细致入微，合情合理，胸有成竹，大起大落，真是耐人寻味，由于施老的深思熟虑，辨证灵活，立法严谨，组方合理，疗效显著。

2.尊古而不泥古，在组方中常以经典方相互组方，将各门派容纳为一体，为我所用，组方灵活，疗效显著。现代医学诊断的神经衰弱多属于中医的肝肾虚损，情志不遂，虚火亢盛方面，本虚标实之证。例如：内科疾病第八节神经衰弱病例第10例，患者患病8年，头晕失眠，四肢麻痹，周身不宁，情绪极度不安。施老先以百合知母汤合甘麦大枣汤加镇静安神之药以调其心肾，安其心志。又以黄连阿胶鸡子黄汤去少阴之火，病情得到有效控制。天有不测风云，患者又因情绪激动，精神失常，在前症的基础上又出现了头胀、语无伦次的现象，施老以甘麦大枣汤合生铁落饮治之,七诊、八诊、九诊以后病情得到了控制。此后,在治愈感冒同时调理脾胃,疏肝健脾通络安神,患者精力得到恢复,前后经历半年多时间,终于得到治愈。在疾病治疗的过程中,病情屡有反复,新病旧病交错,时而脏燥,时而阴虚,乍热乍寒,心火亢盛,施老随症变法,灵活用药,从而使病情一步一步得到缓解,前后共用十二方,"辨证六种,主方十余,几乎集治失眠诸法之大成,可谓典型医案"。

3. 层次分明,先表后里,清解得当,先标后本,紧扣病机,虚实兼顾。如外感病的治疗:外感疾病是临床常见疾病,对常见疾病的治疗是衡量一个医生水平的关键。施老对常见外感疾病的治疗可以说是得心应手,药到病除,所以他的思路与方法值得我们去探讨。在对疾病认识上仍然依据"伤寒"和"温病"两大学说为基本理论基础,遵循六经辨证、卫气营血辨证、三焦辨证基本要素。"邪之所凑,其气必虚",相反,"正气存内,邪不可干",这是基本原则。因外感热病多属于内有蓄热,外感风寒,所以,在治疗时既要解表寒,又要清里热,清解表里用药的比例必须恰当,施老创立的清解比例,对于我们临床认识疾病,掌握用药用量,提高疗效有非常明确的指导意义。仿柴胡汤之意组方是施老一大特点,在解表用药上多用麻黄、桂枝、柴胡、淡豆豉等以解表和营,在清里热用药上多以黄芩、黄连、栀子、生石膏等以清里热。以芦根、竹叶、滑石、荷叶清利而不伤阴,使邪通过汗及二便有所去处,坚持解表和营、清热疏导为基本治疗原则。准确掌握清、解原则,比例合理,辨证准确,用药到位,故外感病治疗疗效显著。

4. 尊重西医,为我所用。从本书的编排中我们就可以看到,他是以西医的病名来编排的,迈出了中西医结合的初步雏形。以西医的人体重要器官为主,将中医医案归入其中,便于我们从身体的某一器官去了解疾病不同的症状，以及在不同时期所表现的不同症状和疾病的性质，从而辨证施治，打破了一般的分型辨证的路子，使我们能更好地了解某一器官的疾病发生和治疗。这对于中西医结合有着非常好的临床指导意义，在神经衰弱一病的治疗中几乎涵盖了所有的脏腑。从而使我们对神经衰弱一病有了一个全面的认识，也使我们的治疗方法丰富起来，提高了临床治疗效果。

5.精辟论点：临症如临阵，用药如用兵；有是症，用是药；有故益损以无损；决不能凑症状以命证，执成方以治病；辨证难，守方更难，病有规律，医有治法，辨证精确，胸有成竹，常见初服无效，再服则效显；补益过早，邪无出路，闭门揖盗，反致他变；治病如用兵，既守法度，又不拘泥等。

施老认为外感疾病有伤寒与温病两类。重点在于辨别气血、虚实和表里。在治疗上仍遵照叶天士"在卫汗之可也。到气才可清气；入营，犹可透热转气……入血就恐耗血动血，直须凉血散血"的原则。从中体会到：

（1）外感热性病多属内有蓄热，外感风寒，小儿外感发热多为内伤饮食，外受风寒。所以在治疗上要注意解表药与清里药的比例。依据病情有七解三清、六解四清、半解半清、四解六清、三解七清，明确提示了治疗方法与用药比例。

（2）给邪以出路，不可闭门逐寇。其出路有三，即发汗、通二便，在表多以汗解，在里多以清二便以泻邪热。

（3）温病中以湿温为难治，注意芳香化浊、淡渗利湿、苦寒泻热、宣气化湿等药物的合理应用，以防因过汗或攻下而出现变症，注意温病三宝的应用。

（4）注意舌苔变化，舌苔薄白而润，其病较轻；白中兼黄，湿已化热;苔白厚腻,湿热黏滞,病情较重;黑苔寒热之辨非常重要,黑而润属寒湿重,黑而燥属热伤津液。其次注意舌质的变化,舌淡、舌红、舌绛表示病情由轻渐重。

施老认为呼吸系统疾病多由外感而引起,首先应以解表、清里为主,以防引起肺部病变,出现咳喘症状,肺热、肺痈病证,从而加重病情。

(1)张石顽论治咳嗽云:"治表邪者,药不宜静,静则留连不解,变生他病,故忌寒凉收敛,经所谓肺欲辛者是也。治里证者药不宜动,动则虚火不宁,燥痒愈甚,故忌辛、香、燥、热,所谓辛走气,气病勿多食辛是也。然治表者,虽宜动以散邪,若形病俱虚者,又当补中益气而佐以和解。倘专于发散则肺气益弱,腠理益疏,邪乘虚入,病反增剧也。"施老对此理非常认同,在临床实践中颇有指导意义。

(2)诊病治疗须分层次,治疗要有步骤,切记在治疗中不宜过早使用寒凉、黏腻之品,如生地、元参、麦冬、三黄、石膏、知母等,引邪入里,病无出路。过早使用收敛黏腻之品,如贝母、款冬花、阿胶、沙参之类,反致久咳难愈。

(3)兼证治疗是非常重要的。西医诊断的慢性支气管炎、肺气肿、肺心病、哮喘等,在发作时往往兼有"实证",标实本虚,需认真潜药。

施老认为糖尿病病机多为气阴两伤之证。临床上以虚证、热证为多,实证、寒证较少,尤以虚热之证常见。在治疗上常以益气养阴清热原则组方。他的几组对药在临床上非常有价值。黄芪配山药,益气止渴,益阴补脾;苍术配玄参,燥湿健脾,滋阴降火;葛根配丹参,升阳生津,活血通络;生地配熟地,滋阴降火,补益肾气。此四对中药均有较好地降血糖的作用,重症糖尿病则应注意健脾补肾,益阳益阴,固脱填髓。

施老对于西医诊断的神经衰弱一病治疗也有独到之处,尤其对失眠一症的治疗,如提出的临床所见失眠的四种情况:①入睡不能;②睡眠时间短,醒即不能再睡;③时睡时醒极易醒觉;④似睡非睡,乱梦纷纭。同时分析了导致失眠的十三种不同因素,并提出了九种不同证型以及治疗方法,为临床治疗失眠指明了方向。在临床用药上有养神、补心安眠的百合与知母、生枣仁与熟枣仁、甘松与鹿角霜等九对中药,有清心安神的酸枣仁与栀子、半夏与夏枯草、栀子与淡豆豉、黄连与阿胶等八对中药,有重镇安神的龙骨与牡蛎、石决明与磁石、珍珠母与磁珠丸等十对中药,在用药上层次分明,疗效可靠。

施老在内科、儿科、妇科以及杂病等方面的经验非常值得学习和研究,对于提高临床治疗效果有着非常重要的指导意义,以上只是我学习的部分体会。

(二)学习张锡纯《医学衷中参西录》收获

这是一部理论联系实践的中医经典著作,是初入中医临床的指导性著作,从病证到辨证,再到立法方药以及用法,都有明确的说明和提示。尤其是融入了西医的药物,洋为中用,对今天的中西医结合有着非常重要的意义。

1.该书共载处方 176 方,每方均有实际病例附后,可谓方方均为经验之方,在临床上可以说是指导意义非凡,我经常思考这些经典方的用药医理及用药思路,变通加减,在临床上屡用屡效,是临床经验之结晶。其中升陷汤系列方(升陷汤及回阳升陷汤、理郁升陷汤、醒脾升陷汤)常用于年老气衰的患者,可以有效地提高老年人机体活力,使患者的精气神得到恢复;从治疗肺咯血的"补络补管汤"中的山茱萸,想到高血压病、动脉硬化、颈动脉斑块等有关脑血管病患者的用药,常于方中加入此药保护心脑血管;从"玉液汤"想到糖尿病的治疗,为临床治疗糖尿病开拓了思路等。如活络效灵丹、镇肝息风汤、寿胎丸、内托生肌散等方以其实实在在的疗效为当时和后世的医家广泛采用，其中，升陷汤、活络效灵丹、镇肝息风汤还被收录到方剂教材中。

从张锡纯所论述的部分病例我们可以看到当时人们发病主要是今天所说的肺结核、肝病、糖尿病等。"资生汤"是治疗阴虚劳热的代表方剂，它的组成有生山药30 g，玄参15 g，白术9 g，生鸡内金9 g，炒牛蒡子9 g；其中对药有：山药与牛蒡子、白术与鸡内金，鸡内金健胃消食还可善化有形郁积，生地凉血退热之功优于玄参，生地善引相火下行，安其故宅；玄参善治女子产乳余疾，且其味甘胜于苦，不至寒凉伤脾胃，故可去上焦之浮热，退周身之烧热；生山药、生白术、生鸡内金三味合用健脾补胃；适应证：治劳瘵赢弱已甚，饮食减少，喘促咳嗽，身热脉虚数者，亦治女子血枯不月。陈宝贵教授对此方有一定的见解：此方对于久病劳瘵重病，非几剂所能建功，要长服一段时间或配成丸剂服用。如肺结核、糖尿病、肺心病、慢性虚弱病及妇女月经量少等疾病，临床辨证为阴虚内热证者皆可用本方加减治疗。如肺阴亏虚甚者，可加沙参、麦冬、紫菀等；脾胃阴伤甚者，可加玉竹、石斛等；津亏便秘者，可加火麻仁、白芍、生地等；月经量少或闭经者，可加当归、生地、丹参等。

2.该书共载单味中药76味，每味中药都有老先生的精辟论述，并附有临床经验，对于临床指导用药有非常重要的参考意义。

(1)石膏一味认为"非大寒，乃微寒也""外感实热，轻证亦必至两许，若实热炽盛，又恒重用至四五两，或七八两，或单用，或与他药同用，必煎汤三四茶杯，分四五次徐徐温饮下，热退不必尽剂"。本人也曾用生石膏30 g治愈过一位半年发热不退的患者。

(2)盖生地能逐血痹，而熟地无斯效也；在治疗老年皮肤瘙痒症时常加玄参、生地润燥祛火止痒；桂枝能调营卫，而肉桂无斯效也；在治疗汗出怕冷时桂枝、白芍等量而伍；心肾不交，虚火扰神而失眠肉桂伍黄连，心气虚衰用肉桂而不用桂枝；山茱萸肉之酸温，亦能逐痹；高血压、脑动脉硬化等脑部病变常用山茱萸，酸味可增加血管壁的韧性，防止血管破裂，并改善脑部血液流动，预防脑梗死。

（3）药性之补、破、寒、热虽有一定，亦视乎服药者之资禀为转移。常权衡黄芪之补力，与三棱、莪术之破力，等分用之原无轩轾。常用三棱、莪术各三钱，治脏腑间一切癥瘕积聚，恐其伤气，而以黄芪六钱佐之，服至数10剂，病去而气分不伤，且愈服而愈强壮者。若遇气分甚虚者，才服数剂，即觉气难支持，必须加黄芪，或减三棱、莪术，方可久服。盖虚极之人，补药难为功，而破药易见过也。若其人气壮而兼郁者，又必须多用三棱、莪术，或少用黄芪，而后服之不至满闷。又常权衡黄芪之热力与知母之寒力，亦无轩轾，等分用之可久服无寒热也。年老之人，精气虚衰，痰血瘀滞乃基本病机变化，常用黄芪补益精气，三棱、莪术破瘀化滞，但其用药比例则深得体会。

（4）山药与牛蒡子最善止咳，如配玄参大能止嗽定喘；甘草与天门冬最善润肺。秋冬常遇燥咳、咽痛等症，此对药配桔梗、杏仁最佳。

（5）半夏与麦冬，一燥一润，辛而敛之，治火逆上气。如遇痰黏不易咳出此配伍可润燥祛痰，以上药物的分析和应用实属可验。

3.医理之理：在六经的论述中充分体现了张锡纯老先生精湛的医术，他临床依据病情变通使用经方的经验值得沉思和研讨，可以说对经方是活学活用。此论中共列有90个论述，特摘录几个论述。如在"调味承气汤方"的应用提到一患者投以大承气汤两剂不下，"单用威灵仙三钱，煎汤服后大便通下，病亦遂愈。""借威灵仙走窜之力以触发之，则硝、黄力之停顿者，可陡呈其开通攻决之本性，是以大便遂通下也。"

从现代药理研究证明威灵仙有促进肠蠕动的作用,在治疗便秘的患者时,尤其是年老的患者,肠蠕动功能低下,在通便方中加适量威灵仙可起到较好地通便作用。小柴胡汤证中如遇"胆中素有积热,偶受外感。即可口苦、心烦、寒热往来,于柴胡汤中加生石膏、滑石、生杭芍各六钱,从小便中分消其热,服后即愈"。另在"论四肢疼痛其病因凉热各异之治法"介绍一病例"左臂常常发热,方用净萸肉一两,当归、白芍各五钱,乳香、没药、续断各四钱,连翘、甘草各三钱,每日煎服1剂,又俾于每日用阿司匹林一瓦分三次服下,数日痊愈"。此乃中西医之结合案例。

(1)《金匮要略》虚劳门,而为要方也;凡治虚劳之症,固不敢纯用补药,然理气药多于补气药则脉即加速,补气药多于理气药则脉即渐缓。此乃用药之经验,不可不思。

(2)劳瘵者多兼瘀血,资生方加当归、丹参。

(3)世俗医者,遇脉数之证,大抵责之阴虚血涸。不知元气虚极莫支者,其脉可至极数。设有人或力作,或奔驰,至气力不能支持之时,其脉必数。乃以力倦之不能支持,以仿气虚之不能支持,其事不同而理其同也。

(4)脉现弦象者,仍肝侮脾,脾土不能滋养五脏,故肺金必然受损,镇肝木,疏脾气,补肺金,乃是正理。

(5)凡人身内外有痛处,皆其气血痹而不通,《神农本草经》谓:"山茱萸主心下邪气、寒热、温中、逐寒湿痹。"是山茱萸不但酸敛,而更善开通。此乃教科书之外之医理,须认真学习体会。

4.医话、医案是临床最好的老师,在阅读医话、医案中受益匪浅。当时社会落后,生活艰难,医疗条件极差,尤其肺病比较多,从描述的临床症状来看基本属于现代的结核病或慢性气管炎一类的疾病,但作为医生,张锡纯老先生以他高尚的医德,精湛的医术,救死扶伤,治愈了许多患者,充分显示了中医在治疗细菌性疾病的长处。常用山药、石膏、生地、知母、玄参、熟地、山茱萸、黄芪等组方治疗阴虚发热的患者,取得了非常好的效果。在治疗高血压即"脑充血"的患者中,常以补益肝肾、降逆等药,尤其在此提出了黄芪在治疗高血压病的施用方法和注意事项。黄芪升气用之则血压可随之而升,但对于脑充血引起的肢体痿废、经络瘀塞不通的患者,此时应以通其血脉,非黄芪辅助不可,但方中须配伍生赭石、牛膝,可防血之上升。牙痛一例的治疗,用药简便,仅四味药,生赭石、怀牛膝、滑石、甘草,两剂而愈。疗效显著,其关键病机在于胃气不降,兼有阳明胃腑有实热者。当时社会由于卫生条件差,痢疾、肝炎等传染性疾病发病率比较高,老先生在这方面治疗的病例比较多,还有许多杂病病例、妇科病例等,有许多临床经验值得学习和探讨。

总之,通过对《医学衷中参西录》的学习,提高了临床观察、辨证论治的能力,遣方用药有了一定的提高,丰富了临床经验。

(三)学习《妇科冰鉴》,应用四物汤治疗月经不调的感悟

"经、带、胎、产"是妇科四大要素,其中月经是妇科疾病的生理与病理变化的主要反映,"妇人以血为本",在治疗上"四物汤"的加减应用非常广泛和重要。临床上月经病经常因气血虚损、肝气郁结、肝肾虚损、宫寒腹痛、血热妄行等因素而影响着月经的正常行使,调理好月经关系到妇女的身心健康。

1.先期而至,脉洪数,喜冷者,为血分有热,属热证,用芩连四物汤加减:虚热,加生地、丹皮、地骨皮;血多不止者,用胶艾四物汤加桑叶;血过多属热者,芩术四物汤加地榆炭、棕榈炭等。血多有瘀者,用桃红四物汤加益母草;血少色赤者,用姜芩四物汤加益母草;肝郁化火者,

用四物汤合丹栀逍遥丸。营卫虚,气血亏而血不止者,用胶艾四物汤加生黄芪、生白术等。

2.过期不至,脉沉涩,瘀血所致,过期饮(四物汤加活血化瘀类药);尺脉微涩兼腹痛,下焦寒凝,香桂四物汤;紫黑有块,热烁血焦,作痛,香连四物汤;若过期不至,血虚不行,切记攻伐,宜四物汤加减类,如八珍汤、双和饮(四物汤加黄芪、甘草);经行发热、经前发热为血热,经后发热为血虚;经前发热用加味地骨皮饮;经后发热用六神汤(四物汤加黄芪、地骨皮);经期体痛,卫气失养,内荣血乏,血脉壅滞,故身痛,宜羌桂四物汤;逆经妄行,经前吐血衄血,为热壅迫血,三黄四物汤;经行带下色赤者,瘀热化,知柏四物汤;白带多,宜于经后十全大补汤加固涩药物;经际伤寒,风伤太阳卫分,桂枝四物汤合小柴胡汤。

3.经闭:3个月以上未来月经,可考虑经闭。肝气郁滞者,宜:逍遥丸加桃红四物汤,刘寄奴、苏木、川牛膝;血滞经闭,气上迫肺,月事不来者,先三和汤(四物汤加大黄、黄芩等);血亏经闭,因胃热烁血,血海干枯者,用玉烛散、八珍汤等;气血亏衰者,用人参养荣汤(四物汤去川芎加人参、白术等);因脾无以生血者,血枯经闭,崩漏吐衄,产多乳少,血无以生者,用人参养荣汤、十全大补汤、八珍汤;严重体虚,疑为脾肾两虚者,宜健脾益肾,先天后天同补。八珍汤酌情加补骨脂、菟丝子、枸杞子、山茱萸、川牛膝等。当归用量可以在 30 g 左右,养血通经。

4.崩漏:崩经漏血治疗,以四君子汤为主方,其次应考虑调理肝脾。若崩漏去血过多,胶艾四物汤止之;血热者,知柏四物汤清之;热微者,荆芩四物汤和之;漏血涩少,间有瘀块者,桃红四物汤加香附破之;崩漏日久,伤血多体乏倦怠,脉息细微,宜温补,宜胶艾八物汤等。其次可考虑酌情加大白术、桑叶、龙牡各自用量,此四味药具有独特的止血作用。

5.月经量少：患者脉濡弱沉细,喜暖为虚寒,脾肾虚者,"圣愈汤",四物汤加人参、黄芪治疗或"八珍汤"加黄芪及温肾补阳的仙灵脾、女贞子、菟丝子、枸杞子、川断等,心脾两虚者,四物汤合归脾汤加减。肝郁脾虚者,四物汤合逍遥丸、健脾丸加减。

6.兼证加减：午后潮热,地骨皮饮;咳嗽成劳,频频不已,资生汤加减;寒热似疟,宜培补,十全大补汤加柴胡、姜炭类。妇人经断复来,出血过多,冲任损,不能固血,十全大补汤或胶艾八物汤。

总之,《妇科冰鉴》在治疗妇科疾病时,均应从血气入手,辨证准确,调肝解郁,脾肾互助,加减得当,简单易懂。

通过学习名医经验,使我学到许多临床经验,临床的治疗水平得到了极大的提高,这也正如秦伯未老先生所说:"一个临床医生,不加强学习是十分可惜的。有的医生年轻时,就在学术或临床方面取得了成就,成为名医;有的人当了一辈子医生,经治的患者也很多,但疗效就是提不高,学术上也缺乏长进,这是为什么？首先是重视学习不够,基础没有打好。不具备勤奋学习的基础,也就谈不上钻研。有些医生,平素也比较注意学习,甚至从古书中抄录了很多的资料,虽然他注意到学术的积累,但由于缺乏探索精神,在诊疗中没有掌握好对这些学术资料如何进行分析、鉴别和实际应用,也就难以取得更多的收获。"他很推崇学习中医的八字方针,即"学习、钻研、积累、探索"。

我的临床经验总结:《孙子兵法》上说:兵无常势,水无常形。我觉得在临床上对疾病的认识也如《孙子兵法》所说的:病无常势,症无常形;我的思路就是:综合症状,灵活辨证,审证求因;有方有药,有药有方,多方合用;灵活用药,对药组合,选药精准;难病疑病,多痰多瘀,久病及肾。

第三章　辨证技巧与应用,临床思维

一 | 病因与病证

中医对病因的认识并不是非常复杂的,主要是基于自然界与七情对人体的影响去研究的,"三因极一论",内因、外因、不内外因,"然六淫天之常气,冒之则先自经络流入,内合于脏腑,为外所因。七情人之常性,动之则先自脏腑郁发,外形于肢体,为内所因。其如饮食饥饱,叫呼伤气,尽神度量,疲极筋力,阴阳违逆,乃至虎狼毒虫,金疮踒折,疰忤附着,畏压溺等,有悖常理,为不内外因。"此段论述说明:①任何一种疾病认识时都是从六淫、七情着手进行来分析致病因素的,其中主要说明了外因与内因致病的因素;②气血的盛衰体现着人体素质强弱,也会成为重要的致病因素(免疫功能低),正如《黄帝内经》所言"正气存内,邪不可干""邪之所凑,其气必虚"之说;③由此所产生的病理产物"湿、痰、瘀、滞"等,也会成为重要的致病因素。所以,关键是在掌

31

握了六淫、七情致病因素的基础上重点在于对其所产生的病理因素：即湿、痰、瘀、滞的性质（寒热）；部位（表里）；程度（虚实）；病势（阴阳）对于人体所产生的影响。从性质、部位、程度、病势的变化中就可以执简驭繁去认识疾病，了解疾病发生、发展，邪正交争所致的病机动态演变的趋势，预示着疾病病情的轻重缓急和疾病的转归。

临床上要注意症状的搜集：①用辩证思维的观点去思考人体与病证的关系，证总是相互对立存在的，即矛盾的对立统一，人体是证的载体和外在表现，每一证都是对立统一规律的表现。如咳嗽，有风寒引起的，也有风热引起的，考虑到了对立面，就能更好地认清疾病的性质，排除误诊。②自然规律与病证的关系，自然界的一切变化都会对人体产生影响，如四季气候的变化对人体的影响：春季多风，易患过敏性疾病，如皮肤病等；夏季湿热，易患肠胃腹泻疾病；秋季干燥，易患咳嗽肺病；冬季寒冷，心脑血管疾病发病率比较高。各种慢性疾病伴随着时令性病证出现的病证就更复杂了，更要引起我们的注意。另外，我国地域辽阔，东西南北地理环境、气候变化差异比较大：南方多湿，多湿热（兼湿寒）；北方多燥多风，多燥热（兼燥寒、风寒），东北三省冬季较长，更是寒湿之邪容易侵袭人体，各地四季情况变化也不同，应随气候变化审查病因，调整治疗方案。其次，民族习俗、生活习惯不一样，也是引起人体不适或疾病的重要因素，如水土不服出现上吐下泻的肠胃病等。③情志活动与病证的关系，精神与物质是哲学界探讨的一个课题，同样也是中医临床探讨的主要课题，哲学上经常谈到的精神的反作用力，即由于七情对五脏的影响而表现出来的各种不同病证，也是中医临床观察的主要内容，尤其在物质生活丰富的今天，由于工作压力大，生活紧张，容易使人们在精神生活上产生焦虑症，从而影响着人们的身体健康。即我们今天所说的"心态"，良好的心态是健康的重要因素。④患者主动叙述的病证是患者的自我感受，是中医获得临床证的关键环节，但是要注意患者所描述病证的真假，具体的性质、部位等变化。曾遇一胸痛患者，疼痛部位在左胸心脏部位稍偏上，患者疑似冠心病，经常服用丹参片或丹参滴丸，但病情始终未得到明显好转，经详细询问病情，发现其疼痛基本上是沿着肋间神经位置，而且疼痛的感觉像触电、针扎样，部位不定，可随即消失，患者试服止痛药后得到治愈。如"胃痛"，有因胃病引起的，也可能是心肌梗死引起的，头痛疑似是肿瘤，腹痛疑似腹腔癌等疾病的鉴别，以及心理因素引起的一些疾病。对于患者所述的病证一定要注意去伪存真。⑤搜集病证一定要注意全面，不要主观地去搜集自己认为需要的病证，而忽视了其他自己认为不需要的病证。其中问诊是非常重要的环节，切不可随意或大意，或犯主观主义、自以为是的错误，详细地问诊与患者的自述结合起来，可以使医生少犯错误。在与老医生学习中观察到，为什么他们能够准确地判断病情，这与他们全面、细致地观察搜集病情是分不开的。尤其初入门学习时更要以严谨的态度去要求自己，不能简单地凭借一两个病证，或某一诊法主观判断，更要注意四诊合参，才能辨证准确无误，方能处方得当，取得疗效，更不至于误诊。

病机与病证

病机学说是指疾病发生、发展、变化、转归的枢机。"病机"一词最早见于《素问·至真要大论》，曰："谨受病机，各司其属，有者求之，无者求之。盛者责之，虚者责之，必先五胜，疏其血气，令其调达，而致和平,此之谓也。"强调谨守病机的重要性,指出临证中无论与病机相应之病证的有、无,均应探求、辨别,更当责究邪正之气的盛衰,以准确把握病机的归属。掌握核心病机是临床辨证论治的关键,是立法的前提。如临床上遇到的慢阻肺、肺心病等引起的心力衰竭患者的病机:"水气凌心"就值得我们分析和思考,这正是西医的心力衰竭之证。《黄帝内经》云:"故治水者必先治气,治肾者必先治肺,肺为水之上源。"此段论述正是对心力衰竭患者病机的分析,方用"苓桂术甘汤"或"葶苈大枣泻肺汤"加减。另外,病证是疾病的发生、发展、转归的外在表现,有其演变的规律。张景岳说:"机者,要也,变也,病变所由出也。"由于气血盛衰产生的主要病理因素:湿、痰、瘀、滞会对人体产生不同的病证现象,这也是观察病机变化的关键因素。在临床上可以看到湿、痰、瘀、滞并不是单一存在,而是相兼或相互并存的,它们都是从属于疾病变化的基本矛盾。就其因果关系的变化而言,可能分许多型,其病机如:痰血互瘀、痰湿困脾、脾虚痰盛、肝郁气滞、肝胃不和、虚实夹杂、寒热夹杂等。虽然辨证立法相差无几,但由于中医个性化的特点,每一个医生都凭借着自己的临床经验判断病机的变化,今天的临床病证分型即是病机的一种表现,辨证分型能使我们更好地掌握病机与临床施治。另外,分型施治也是中西医结合的一种方式,有利于相互交流和提高临床疗效。

三 | 辨证与主证

临床疾病的治疗过程中,应当善于抓住疾病的主要病证与兼证,治疗主次有别，先后有序，整体调理，从而改善疾病病证，提高临床治愈率。主证即抓"病机"，中医的核心是辨证论治，辨病是对辨证论治的补充。仲景《伤寒论》云："伤寒中风，有柴胡证，但见一证便是，不必悉具。"说明了证的重要性。《伤寒论》中都是以"证"的方式作为主证来辨证治疗的，麻黄汤证、桂枝汤证、阳明证、少阳证等。近代以来，中医治疗更进一步继承和发扬了中医的辨证论治的特色，如冠心病、高血压病、脾胃病及各种脏器的肿瘤治疗等，都是采用了辨证分型的方法，便于临床观察和规范治疗模式。什么是主证？刘渡舟教授说："在临床辨证时，应先抓主证。主证是指决定全局而占主导地位的证候，所以主证是纲，纲举目张。"并认为："主证是辨证的核心，只有先抓定主证，才能突出辨证的重点。"所谓主证就是疾病的最主要脉证，是最能体现疾病病理变化的外在表现。同时要注意每一种病证都有它特异性的主证，对于复杂病证的治疗更要注意抓主证。主证可能是一个或两个症状，也可能是一组症候群，这要根据具体的病情来判断。如高血压病患者的肝阳上亢，其主证就是头晕脑胀，兼证有四肢麻木或不利，或一时意识障碍、心悸失眠、脉弦有力等，病机"阴虚阳亢，肝风内动"，治疗"平肝息风"；如脾虚的患者，其主证就是乏力、纳差、大便不成形，兼证有面色萎黄、精神不振、舌嫩、脉软弱。病机"脾气虚弱"，治疗"益气健脾"。如患者是一位糖尿病合并高血压病的患者，从症状上看有头晕、乏力、睡眠差、口干、视力模糊、肢体麻木、行走不稳等，舌胖、淡，脉弦。其主证应是头晕、乏力，其余则为兼证。分析：头晕多由于肝肾不足，脑髓空虚；乏力多由于脾气虚损，精气不敛。此主证与高血压病、糖尿病均有密切关系。兼证与两病相向而行，共而有之。其病机应为脾气虚损，肝肾不足。治疗宜益气健脾，补益肝肾。另外，应注意主证在疾病治疗过程中随时都会发生变化，应随主证变化及时调整方剂的配伍,从而牢牢掌握治疗疾病的主动权。总之,抓住了主证,就是抓住了病机,病机就是立法组方的依据,避免"眉毛胡子一把抓",不失为初学者进行辨证施治的捷径。

四 | 方法与应用

"难者不会,会者不难",我开始学中医时,感到迷惑的是这么多"辨证方法",不知怎么在临床上应用,用学到的辨证方法如何去找病证?怎么找?无从下手。实际上各种"辨证方法"的使用是依据临床出现的病证灵活选用的。比如头痛,那么就要询问头痛发作的时间以辨表里,如偶发的可能是外感头痛,经常发作的可能是内伤性头痛;询问疼痛的性质,刺痛还是抽痛、发紧的痛,以辨血瘀与寒滞筋脉等;询问怕冷或怕热,以及兼风、兼湿对疼痛的影响,以辨寒热及兼证;询问体质状况,以辨病情虚实等,此时"八纲辨证"阴阳已分清楚,就可以综合考虑,如果是表证,运用"六经辨证"或"温病辨证";如果是内伤疾病,就可以考虑运用"脏腑辨证"。总之,以证寻法,以法辨证,以证组方。常用的辨证有脏腑辨证、六经辨证、温病辨证、气血辨证,其次有三焦辨证、经络辨证、运气辨证、体质辨证等。另外,依据症状,尤其是对一些复杂病情,辨证的方法也可以相互参合辨证,灵活运用各种辨证方法。如内伤疾病兼有外感疾病的辨证,既要考虑脏腑虚实的辨证,又要考虑外感风寒或风热辨证,先表后里,以防邪气入里;又如脏腑疾病与妇科疾病的辨证,既要考虑脏腑虚实辨证又要考虑到妇女"以血为本"的特点,两者相互关联等。这么多复杂的辨证法则,关键是注意要从两个方面收集信息：一个是辨别病邪的病因，外在的有风、寒、暑、湿、燥、火；内在的有瘀血、痰饮、食积、情志因素等，无论是外感的还是内伤的，每一个病证的病因都要搞清楚；一个是辨别病变的部位，病变的部位在外、在内，在那一脏，那一腑。选择具体辨证方法时，首先要辨别症状是表证还是里证，外感还是内伤，其次是虚实、寒热，最终是阴阳辨证。一般外感疾病要运用六经、卫气营血辨证；内伤疾病运用脏腑辨证、五行辨证、三焦辨证等。但"八纲辨证"仍是统领，任何辨证都不可替代"八纲辨证"，它是执简驭繁辨证论治的关键，可以掌握疾病的最终转归，避免治疗中出现误诊、误治的问题。如果"表里、寒热、虚实、阴阳"不分，就容易出现误诊、误治的原则问题，"不知阴阳者，不可为医"。从应用辨证法角度讲，"易医"相通，中医有"四诊八纲"就如同《易经》有"四柱八卦"一样，"四诊"信息的收集决定着"八纲"的变化，即预测疾病的盛衰与转归；"四柱"的信息收集决定着"八卦"的变化，即预测人生的命运与前途。其次，中医有各种辨证方法，如"六经辨证""卫气营血辨证""脏腑辨证"等，与《易经》里的各种预测方法一样，如预测方法有"奇门遁甲""梅花易数""测字""抽签"等。另外，在选择辨证方法上，中医是根据患者当时的病证来选择辨证方法的，《易经》在选择预测方法上也是根据预测人当时本身要求的情况来选择预测方法的。"四诊八纲"是中医的主要辨证方法之一，而"六爻"即"四柱八卦"也是《易经》的主要预测方法之一。所以，只要完整、准确地掌握了中医的基本理论及各种辨证方法应用，就能准确地判断患者的疾病盛衰与转归，就能成为一名好的临床医生。

脉诊辨证是临床重要一环,临床上有"舍脉从证,舍证从脉""脉病人不病,人病脉不病"的辨证论治经验,所以对脉的认真研究是非常必要的。一般在临床上如果摸到是弦脉,都要适当配以柴胡或白芍;如果碰到细脉那一定是气血不足,黄芪、当归是其主药。如果是患有高血压病的老年患者碰到此脉,一般轻易不敢用黄芪,怕升高血压,其实不然,如果兼有气短、乏力的病证,此证正是气虚型高血压病,治疗时益气补虚,镇肝息风。在用黄芪的同时可配伍具有清火镇肝的中药,如夏枯草、茺蔚子、代赭石、川牛膝或知母等,使其补中有降,可以有效地缓解病情。浮、沉、迟、数、弦、滑六种脉象是临床上常见的基本脉象,这是必须掌握的;其次更多的是相互兼见的脉象。临床多见:弦脉,此为肝气郁结,肝血不足;弦滑脉为肝郁脾虚或湿热证;细弦,气血不足,肝血虚损;细弦滑脉,此为气血不足,肝郁脾虚;沉细脉,气血两虚;沉滑涩脉,痰血瘀滞;寸弦脉不是受风即是上火等。尤其对兼证脉的辨证尤为重要,结合临床病证就可以得出比较客观的辨证结果。脉象能真实地反映病情的客观指标,切脉时要静心、细心、沉稳,先体会浮、沉,其次体会迟、数,再体会弦、滑,反复体会和琢磨脉象相互兼象,也就是我们常说的"悟性",以微知著,闻一知十,多思考、多临床、多参照、多对比,希望大家能从实践中丰富自己的脉象知识,提高临床诊断水平。

舌诊也是中医诊断病证重要客观依据之一,它是反映气血虚实、脾胃功能以及肝肾、心肺的主要外在表现。从外达里,能主动地掌握疾病的性质及变化,是临床必备的技能。曾见一黑苔患者,苔黑而润,湿郁久化热之象,湿极似黑,方选"三仁汤"加减,配藿香、佩兰、黄芩、柴胡等芳香化湿清热的药,3剂而愈。若苔黑而燥,则为炽热火盛,宜滋阴润燥,清火通腑;花剥苔,俗称地图舌,应属胃阴虚损之症,一般用"麦门冬汤"方之意加减,重用山药、黄精益气养阴,另加健脾健胃的生白术、枳壳祛湿之药治疗有一定的疗效。西医认为是维生素缺乏症,但患者吃维生素却无效,那么问题在哪里呢?重点仍是脾胃的转化功能出现了问题,对维生素的吸收利用功能下降了。苔厚、腻、黄,便秘等湿在脾胃,用燥湿化积通泻的方法,大小承气汤或大柴胡汤均可;苔白厚腻,苔无黄色,便秘的患者,属湿邪困脾,腑气瘀滞,大剂量白术(30～100 g),配以枳实(15～30 g),中医有一味白术治便秘之说正是此病证。另外,对厚腻或燥之苔注意润燥化湿,不要为了化湿大量用燥湿之药,从而出现伤阴之象,同时润燥有利于消除厚腻之苔,如同干硬之土块,用水浸之易化之理;舌胖,齿痕重者,湿重在脾,在机体的组织细胞中,宜用温化利湿的方法,重用生白术、茯苓、泽泻、薏米用量可在 30 g 以上,舌下如有瘀,从西医方面可考虑微循环可能不太好,应适当添加行气活血药。因有湿必有痰,有痰必有瘀,有瘀必然影响气血运行,只有气血运行好了,身体各个功能才能恢复正常。另外,有一些重病患者的舌及舌苔现象对于判断疾病的性质、治疗有着非常重要的诊断意义。苔黄、苔黑、厚腻等现象说明疾病是比较重的,而它的消退说明了病情的好转,舌苔从无到有也说明了病情有所好转;舌质的淡、红、绛、紫、瘀等可以判断患者气血虚实状况,对于疾病的治疗和愈后判断是非常重要的。一般情况下舌苔判断脾胃虚弱,舌质判断气血盛衰。

七 汤方与辨证

所谓的汤方辨证就是以汤方为主证的辨证,如小柴胡汤证、麻黄汤证、桂枝汤证。汤方辨证是中医一大绝活,也是辨证技巧之一。尤其是经典的汤方它具有对疾病代表性的认识和治疗的指导性作用,切不可小视。其中以柯琴、徐大椿为代表的"以方类证"和以尤怡、钱潢为代表的"以法类证",对于"汤方辨证"的思维有极大的启发:"证因方名""方因证立"。徐灵胎所言:"盖方之治病有定,而病之变迁无定,知其一定之治,随其病之千变万化而应用不爽。此从流溯源之法,病无遁形矣。"(《伤寒论类方·序》)。汤方辨证是学习、研究《伤寒论》的重要途径,从《伤寒论》的经方中可以很快掌握六经辨证的规律。在应用时要注意"抓主证",析病机。例如:半夏泻心汤,融合了寒热、升降、补泻、上下等诸多方面的病理状态和治疗模式。也就是说如果在临床上遇到了凡是:中气失和,上下不通,阴阳错位,水火失序,由此形成的"心下痞",皆可取用半夏泻心汤类方治之,临床上脾胃病多用此方加减,它的变方特别多,与小柴胡汤类似。另有乌梅丸虽为治虫疾之方,但也可以应用于各种寒热错杂之病证,正如《素问·异法方宜论》所说："是故圣人杂合以治，各得其所宜，故治所以异而病皆愈者，得病之情，知治之大体也。"这就是经方所以能一方治百病的奥秘，汤方多适用于现代病证的慢性胃肠疾病和肝胆疾病。其次，还要掌握重点证候在汤方辨证诊断中的作用，也是病机所在：①如小柴胡汤"呕"；五苓散的"水肿"；吴茱萸汤的胃中"烧心、反酸"；半夏泻心汤的"心下痞"；②舌红嫩，肝肾阴虚症；③脉弦者，肝也、湿也；④以方测证，以药测证，反之，以证测方，以证测药；⑤汤方辨证是学习、研究《伤寒论》的重要成果；汤方辨证是学习中医的一个捷径，能有效地提高临床治疗水平。

///// 六 ┃ 变方与守方

这也是临床常常遇到的问题。人常说立方容易守方难，确实是这样。变方：方随证变，变方对证这可以说是正常现象；守方：证不变，方亦不变，效不更方易；证变，方亦不变，随证变方难。如何处理好变方与守方这一对矛盾也是对一个医生临床经验的考验。变方的原则关键在于疾病的性质发生了变化，方子就应随病机变化而变化；相反，如果疾病的性质未发生变化，病机未变化，就应注意守方。在治疗中，当方中病之后，守方即为第一要务。守方即是守法，证不变法亦不变，方可收功。效不更方，是为守方要点之一。守方即是守"病机"，识"病证"为要。识证既准，用药又守法度，即可守方勿替，以待病愈。所以第一要务仍然是要识病证、识病机。尤其是在一些慢性疾病治疗的过程中一定要注意守方之重要性，因为慢性疾病往往取效慢，患者、医生容易产生急躁心态，也就容易调整药物。本人曾在治疗一位风湿病患者时就遇到了这种情况,开始时患者面黄,气色虚弱,通过补益气血,补肾壮骨,患者的体质状况有了明显的改善,当患者关节出现了红肿热痛的现象后(旧病新作,多与外邪所引动),病机已发生了变化,属湿热证,本应变换方剂,而患者自己查了一经验方,此方乃活血化瘀、温通血脉,服后病情加重,红肿热痛加剧,证变方变,遂以四妙丸加土茯苓、萆薢、忍冬藤等清热解毒、通利关节的药物予以纠正,使病情得以缓解,经检验类风湿因子明显下降,C反应蛋白测定 0.3 mg/L,血沉降至 11 mm/h。在辨证治疗中要掌握其要素,孙思邈"胆欲大而心欲小,智欲圆而行欲方",胆大心细、组方严谨是中医医生的基本素质。

九 | 辨证五步曲

1.何种原因可以引起或出现这些症状,对所搜集到的症状进行归纳、分析,从中找出真正的主证、病因,以及与身体相关的问题,如头痛、头晕的症状可由于感冒、神经衰弱、脑梗死、脑肿瘤等引起,要注意分析何种疾病引起的,从而找出病因。

2.用排除法逐一排除有关客观因素(即六淫、七情、体质、年龄等),逐一深入病机,找出主要矛盾、次要矛盾,以及相关内容,如年龄对发病的影响、气候环境对发病的影响等。

3.针对病因、病性、病位、病势,运用有关的辨证方法进行综合分析,即病机所在辨证施治,"病机十九条"是临床上非常重要的辨证依据,灵活运用可以使临床辨证简明扼要的明确立法原则。

4.遵循八纲辨证原则,明确阴阳,执简驭繁,依据病机、选择正确的辨证方法,进行立法。

　　5.应严格遵守"君、臣、佐、使"组方,在组方中可以选择一组药或代表方剂,如四物汤为君药,以提高君药的主导作用,臣药也可以选择一组药或几味药服务于君药,依据病情、病机灵活调整方剂非常重要。正如李佃贵教授常说:"辨证要审慎,要建立中医辨证思维。不是简单的一是一、二是二,要动态地看问题,整体地看问题,辩证地看问题。"

第四章　精准施治与用药,药物特性

中药是中医药学的重要组成部分,是珍贵的科学文化遗产,历史悠久,内容丰富。《神农本草经》《本草纲目》等中医药书,为中华民族的繁荣昌盛、繁衍做出了不可磨灭的贡献。从单味中药到复方中药,以及药物炮制、用药方法等方面,展现了中华民族的聪明、智慧。尤其是近代以来,在科研人员的努力下,挖掘祖国医药宝库,研究出了青蒿素、黄连素等一系列中药制剂。相对其他国家的传统医学,中医药历久不衰,正说明了它的合理性、科学性。扩大了人类与疾病作斗争的方法,增加了临床治疗手段,尤其是对一些慢性病、疑难病、肿瘤等治疗,可以有效地改善患者的体质状况,提高患者的生存质量,延长寿命。

一 ‖ 充分了解药物的特性和作用

张锡纯老先生："药性之凉热迥然不同,而汇为一方自能分途施治。""柴胡之调肝在于升提,生麦芽之调肝在于宣通;柴胡伍以芪、术具有升提作用;单味威灵仙三钱可以通大便(大承气汤不下之时),借其走窜之力以发硝、黄之停顿。"所以,要重点掌握一些药物的特性、归经,以及一药多用的特点,如:①黄芪超过 45 g 可产生利水作用;所以,当用到 50～100 g 既可以行气利水,又可以补气,还可以起到固摄作用。黄芪配党参,健脾益胃气;黄芪配太子参,健脾益胃气;黄芪配黄精,益气健脾气;黄芪配人参,大补气陷之气;②威灵仙虽为治风湿骨痛药,用之可以增加肠蠕动功能,加入润肠通便方中可治疗老年人肠蠕动差引起的便秘;③山药与鸡内金可以增加脾胃消化功能;木瓜可醒脾,增加食欲和消化功能,治疗腓长肌痉挛;④肝肾虚损的腰酸痛者:熟地 30 g,细辛 3 g;⑤当归芍药散、芍药甘草汤,两方在养血活血、祛瘀止痛上有相互辅助的作用;⑥偏瘫、语言障碍用生蒲黄;⑦女贞子、川断治女性性不感症;⑧桔梗、白芍、枳实化黏痰;⑨抗肿瘤对药:半枝莲、半边莲、山慈菇、夏枯草、石见穿、石打穿、半夏、胆南星、三棱、莪术,生鳖甲、生龟板,海藻、昆布等;⑩白花蛇舌草、丹参(有对抗雄激素抑制皮脂腺分泌作用),可用于青年女性痤疮;麻黄祛风寒,解表实证,加白术则治风寒湿所致的关节痛(着痹);配杏仁止咳喘,配熟地治寒性的痰核流注等(阳和汤);黄芩配丹皮有较好地抗过敏作用,皮肤病经常用到;降香降气辟秽、散瘀止血定痛,曾碰到三例打呼噜的患者,在治疗中加了 3 g 降香,不打呼噜了;注意应用现代药理研究成

第四章 精准施治与用药,药物特性

果,香附提取物具有抗抑郁的作用;麻仁提取物具有刺激直肠通大便的作用;补肾中药提取物对内分泌功能的影响等,关键是要注意搜集这些新的知识,充实临床应用经验;药物发现与使用一般都是从茎叶开始,其次是根块,再到果实、种子,这是一个用药层次问题,也是药效在不断变化的过程。另外,就是从虫类、动物类用药再到矿物类用药又是一个层次问题;从用药的层次中使人们认识到疾病不断变化的过程,从而在自然资源中寻求、摄取人类需要的物质要素来治疗人类的疾病,这也是自然界对人类健康的无私贡献。

之一 如何准确用药

《黄帝内经》云:"无问其病,以平为期。"掌握病机,指导病情轻重缓急合理用药,药物使用关键在配伍及用量,胡希恕老先生在讲桂枝一味的使用时讲到,桂枝不仅仅是治疗表虚证,其次讲到桂枝的作用:①解外(祛表寒);②解热(表热、内伤发热);③降冲(五脏功能失调);④健胃大小建中汤等;⑤通痹桂枝知母汤。之所以桂枝有如此作用,正是在配伍和用量上依据疾病症状、性质和疾病轻重病机做出了针对性的选择;乌梅丸是治疗寒热错杂之证的方子,方中苦寒温热药并用,辛苦并用,益气补血,但药性是各归其道,病情得愈。这就告诉我们要准确地掌握每味药的特点及应用范围,进行配伍和用量来改善病证。石膏是张锡纯老先生最善用的一味药,曾有一患者发热时间比较长,尤其是背后发热,西医未查出任何原因,本人用白虎汤加苍术、青蒿 3剂,患者反映喝了第 1 剂背部就不发热了,其中生石膏用量 30 g;山茱萸也是老先生常用的一味药，"收涩之中兼具条畅之性，故通利九窍，流通血脉"，虽为温酸之品，它具有保护心脑血管的作用，具有增强血管壁的弹性和韧性，以防止血管破裂，"杞菊地黄丸"具有非常好的保护心脑血管的作用，可作为保健产品使用。在治疗高血压病和糖尿病时我常用它，以防血压升高，引起脑出血，减缓糖尿病并发症；柴胡一味特别关键，它不仅有解表的作用，而且有疏肝解郁，及活血、缓解情绪紧张等作用，但见脉弦、微弦，或有情绪、心理方面的因素即可在方剂中加上一味柴胡，用量在 10～15 g，配枳实、白芍、甘草为"四逆散"，功效为疏肝解郁，以和阴气。总之，每味药物都有各自的特性，要赋予药物灵性，充分发挥每味药物的特性，这味药就用活了。我在国外探亲时遇到一位中国人，他说小便有尿血的现象，医院挂号说是 3 个月以后再来，我听后特别纳闷，怎么 3 个月以后再来？当时我就告诉他，你到超市买一瓶"三金片"，另外喝一些柠檬汁，3 天后告诉我不尿血了，我让他继续再喝一段时间，并嘱咐他饮食注意事项，坚持用药。实际就是一个尿路结石。只要你明白了医理、药理，中医在临床上是非常灵活的，随时随地都可以帮助患者解除痛苦。

⚏ 对药在临床上的应用

对药在临床应用上有着极高的价值。①它是历代医家的临床用药经验总结，切不可妄自菲薄，施今墨老先生的对药极有临床价值；②具有与证、症相符的特点，且具备了临床辨证的意义，对于临床辨证有一定的指导意义，如栀子、淡豆豉治心烦；黄芪、牡蛎治出汗等；③用药简洁,减少了药方的用药及用量;④对药中的相互为用、相互为佐、相互为辅,对于提高治疗效果,起到了画龙点睛和"起沉疴"的作用和疗效;⑤对药是中医学中的又一奇葩,在临床上我经常采用施老的对药,有事半功倍的临床效果,如气阴不足,胃气衰败用木瓜、乌梅,曾有一位癌症患者,化疗后食欲极差,方中加入此两味药后食欲得到改善;肝肾虚损的头晕用制首乌、白蒺藜;咽喉部位的疾病用诃子、桔梗、甘草;糖尿病的四个主要对药:黄芪、山药,葛根、丹参,苍术、玄参,麦冬、玄参;另有李可老先生的肾四味:仙灵脾、菟丝子,枸杞子、补骨脂;肾十味:以上四味再加巴戟、杜仲、骨碎补、川断、仙茅、沙苑子常用于肾精虚损的腰困如折,足膝酸软、头目眩晕,阳痿、遗尿等;另有角药在临床应用上也是有着极高的价值,经方有麻黄附子细辛汤、生脉饮等,临床经验角药有当归、青皮、陈皮对郁怒之症;女贞子、旱莲草、黑豆可用于乌须黑发等。

四 | 对"十八反"与"十九畏"的重新认识

十八反:本草明言十八反,半蒌贝蔹芨攻乌,藻戟遂芫俱战草,诸参辛芍叛藜芦;十九畏:硫黄原是火中精,朴硝一见便相争,水银莫与砒霜见,狼毒最怕密陀僧,巴豆性烈最为上,偏与牵牛不顺情,丁香莫与郁金见,牙硝难合京三棱,川乌草乌不顺犀,人参最怕五灵脂,官桂善能调冷气,石脂相遇便相欺。这是古人在用药中总结出来的经验,应当给予尊重。社会在进步,科学在发展,人们在与疾病作斗争中不断地发现问题,解决问题。所以,对古人流传下来的东西我们也要客观地看待,当时由于科学的不发达,由于认识的局限性,或仅在自己经验范围内遇到过,而不是更科学、广泛地研究和认识它,所以要"尊古而不泥古",既要尊重它,又要科学地分析和大胆地应用它。在临床治疗肿瘤方面"甘草与海藻"应用就比较广泛,自己在临床上对肿瘤、血脂异常患者也经常配伍应用。李可老先生的"三畏方":人参与五灵脂、丁香与郁金、肉桂与赤石脂。其中的人参与五灵脂自己也多次用过,症见心气虚,心血瘀阻较重的患者,均未出现问题,另外在治疗肿瘤中李可老先生大剂量的应用附子加用适量甘草,也值得我们探讨其中的奥秘。注意药物相互之间的作用,对于研究肿瘤及重症的患者治疗有较好地效果。《黄帝内经》云:"药不瞑眩,厥疾弗瘳。"即是药中病所可能出现的情形,可谓至理名言,医者须了然胸中。

五 | 药物的量与效的关系

人常说,中医的疗效关键在药物的用量上,确实也是这样,同一药物用量不同其发挥作用也不同。比如黄芪,用量在 45 g 以上具有利水的作用,黄芪小剂量升血压,大剂量降血压,如"补阳还五汤"用量达 120 g 左右;夜交藤一般用量应在 30～60 g,或许会更多一些,有人一次用量达 120 g;湿气在脾的患者,白术、茯苓常在 30 g 以上,舌头的齿痕会明显的减轻,脾胃功能也会得到明显的提高;还有湿邪困脾的便秘患者,白术用量也在 30 g 以上,白术小剂量止泻,大剂量通便,中医行内有句话"一味白术治便秘",另有"一味熟地治腰痛";根据呕吐程度轻重的不同,选用不同剂量的半夏降逆止呕,半夏止呕效果与剂量成正比,大剂量还可安神催眠;黄连小剂量健胃,大剂量则清热,用量在 10 g 左右具有较好地降糖作用;大黄小剂量活血化瘀、健胃,大剂量通腑泻下;柴胡用于退热,宜重用 20 g 以上,用于疏肝,宜用中等量 6～10 g,用于升提中气,宜用少量 3～5 g;升麻小剂量有升提作用,大剂量则有解毒作用;红花少量活血,大量破血;一些抗肿瘤药物常用量均在 30 g 以上。其次,配伍之间的药量变化也直接影响着疗效,以黄芪、当归为例,气虚(脱症)为主时黄芪用量应大于当归,血虚为主时当归用量应大于黄芪;桂枝配白芍,桂枝大于白芍以发汗为主,桂枝与白芍等量调和营卫,白芍大于桂枝和营敛汗;苍术 4 倍于麻黄,虽无明显发汗与利尿作用,但祛湿作用较强。苍术 5 倍、6 倍于麻黄可祛顽湿,临床遇到舌苔厚腻,顽固积湿不易祛除时常用"苍麻"汤加减,效如桴鼓。老中医秘而不宣的就是用量。在方剂配伍上符合病情的情况下,效果不明显时,一定要考虑重点药物的用量问题。量与效也是辨证的关系,病情变化的性质、程度、体质与用药量有着直接的关系。用量大小均需依据病情而定,不可盲目大剂量用药,浪费资源,增加患者经济负担。

总之,在临床使用中要注意单个中药的作用,也要注意组合药的复合、兼顾作用,以及单味药的个性作用,调兵遣将,达到精准施治,精准用药。

中成药在临床应用上有着方便、廉价、效果好等优势。那么,如何准确、灵活地运用中成药,充分发挥中成药的作用,满足患者临床需求却是值得我们去探讨的。所以,关键是要掌握中成药的配伍原则、组成、主证等特点,就可以灵活、广泛地应用于多种疾病。

1.杞菊地黄丸及地黄类中成药:可常用于高血压、脑组织病变(动脉硬化、痴呆、脑萎缩等)、糖尿病、慢性肺病(麦味地黄丸)、老年人泌尿系炎症(知柏地黄丸),其他肾病均可选择地黄类成药,都具有保护性治疗,以及一些慢性病的辅助治疗,具有软化血管、调节内分泌、改善微循环、抗衰老、提高免疫作用。

2.济生肾气丸:对于淋巴管阻塞性下肢水肿或不明原因的下肢水肿的患者以及肾炎患者轻度的心性水肿有较好地治疗作用,曾用此药治疗过多例下肢水肿的患者。

3.银(羚)翘解毒丸:对于早期的感冒具有非常好的治疗作用,服用时注意咽喉痛(风热)的用白开水送服,咽喉不痛(风寒)的用葱姜水送服。

4.独活寄生丸:对于下肢关节疾病,如风湿性、退行性、增生性关节炎有较好地疗效,也可配合氨糖等保健品。肢体麻木,可交替服用木瓜丸。

5.藿香正气水、藿香正气口服液、藿香正气胶囊等剂型:常用于夏季感冒,但对于湿邪较重的患者也具有较好地疗效。舌苔厚腻的消化不良,湿疹,止呕;外搽治瘙痒、小儿湿疹、蚊虫叮咬等。

6.八珍益母丸:对于一般的气血不足有较好的效果,如果睡眠不好,可加养血安神、镇静安神类成药同服,血虚比较重一些的可加当归片等,心情不好配加味逍遥丸。

7.小柴胡冲剂:实际是 1 剂扶正祛邪的方剂,对于老年人体质下降,抵抗力差,感冒后服用此冲剂最好。比单纯服用速效胶囊、感冒通等西药配方的药稳妥。咽痛可加服板蓝根;咳嗽可加服枇杷止咳颗粒等纯中药制剂,以配合症状变化治疗。

8.养血清脑颗粒:治疗各种脑病也有非常好的疗效,如高血压病、脑动脉硬化引起供血不足头晕症状,如头痛加纯天麻胶囊、睡眠不好加养血安神片、记忆不好加服杞菊地黄丸等。

第五章　活用方剂与经方，方剂特点

　　古人留下的方剂浩如烟海，也是一笔巨大的医疗知识财富，需要认真地去研究与挖掘，取其精华，去其糟粕。目前所谈的经方原则上讲就是《伤寒论》《金匮要略》《温病条辨》里的方剂。尤其是《伤寒论》《金匮要略》里的方剂，也可以说是具有代表性的方剂。所以，中医界有"经方派"之说，另有"时方派"之说。首先要认识到，方剂是伴随着临床病证的治疗而产生的，是临床进一步对辨证论治实践的结果。证方相合，才能取得较好地疗效。其次，各种病证的产生是由于当地的气候环境、工作生活环境、社会经济环境、人体素质等影响而发生变化的。所以，应根据时代变化，疾病谱的变化与时俱进，尊古而不泥古，继承前人的经验，又要有创新治疗的思路与方法，这样才能适应疾病谱的变化，取得较好的临床疗效。

首先要掌握各种证候、病证以及脏腑疾病治疗的基本方剂。经方在历代医家临床治疗中占有举足轻重的地位，如何更好地应用经方解决临床难题也是提高临床疗效的重要措施之一。经方是我们认识中医辨证论治的开山鼻祖，也是我们掌握辨证论治的启蒙基础，经方给人以规矩、原则，即"汤方辨证"。《伤寒论》每一经都有它自己的代表方剂，如太阳病证的"麻黄汤方""桂枝汤方"，由于疾病谱的变化，现在临床上单独应用的非常少了，多数为经方加减方应用。常用的经方：如解肌发表，升津疏筋的"桂枝加葛根汤方"；清宣肺热的"麻黄杏仁甘草石膏汤方"；表里两解，清热止利的"葛根黄芩黄连汤方"；补益心阳，镇惊安神的"桂枝去芍药加蜀漆牡蛎龙骨救逆汤方"；温阳健脾，利水降冲的"茯苓桂枝白术甘草汤方"；建中补脾，调和气血的"小建中汤方"；温阳利水的"真武汤方"；缓急止痛的"芍药甘草汤方"；通阳复脉，滋阴养血的"炙甘草汤方"；化气利水的"五苓散方"；活血化瘀，通下瘀热的"桃核承气方"；泻热消痞的"大黄黄连泻心汤方"；和中降逆消痞的"半夏泻心汤方"；和胃降逆，化痰下气的"旋覆代赭石汤方"。阳明病证辛寒清热的"白虎汤方"；泻热和胃，润燥软坚的"调胃承气汤方"；攻下实热，荡涤燥结的"大承气汤方"；润肠滋燥，缓通大便的"麻子仁丸方"；清热利湿退黄的"茵陈蒿汤方"；温中和胃，降逆止呕的"吴茱萸汤方"；少阳病证的和解少阳的"小柴胡汤方"；和解少阳，兼以表散的"柴胡桂枝汤方"；和解少阳，通下里实的"大柴胡汤方"；和解少阳，通阳泻热，重镇安神的"柴胡加龙骨牡蛎汤方"；太阴病证通阳益脾，活血

和络的"桂枝加芍药汤方";阴实而非阳实者的"桂枝加大黄汤方";少
阴病证的阴盛阳虚,四肢厥逆的"四逆汤方";温经祛寒除湿的"附子汤
方";滋阴清火的"黄连阿胶汤方";疏肝和胃,透达郁阳的"四逆散方";
厥阴病证滋阴泄热,温阳通降,安蛔止痛的"乌梅丸方";苦寒泄降,辛
温通阳的"干姜黄芩黄连人参汤方";养血散寒,温经通脉的"当归四逆
汤方";清热燥湿,凉肝解毒的"白头翁汤方"。以上方剂均为伤寒病
方,在我们掌握它的辨证要点后,实则可以广泛地运用于西医的内科
疾病及慢性疾病。如《金匮要略》是以杂病诊治为主,它为我们临床治
疗内伤疾病提供的各种病证的方剂具有非常重要的临床价值,需要认
真地去学习掌握。治疗颈椎病常用的方剂"葛根汤方"加减;水肿用的
"防己黄芪汤方"加减;各种肿瘤,肝硬化常用的"鳖甲煎丸方";风湿病
常用的"桂枝芍药知母汤方";肢体麻木,筋脉失养用的"黄芪桂枝五物
汤方";治疗神经衰弱,睡眠差的"桂枝加龙骨牡蛎汤方";经常失眠用
的"酸枣仁汤方";寒性哮喘,支气管炎的"射干麻黄汤方";治疗痰湿瘀
滞冠心病的"瓜蒌薤白半夏汤方";脾胃湿热引起的便秘,胃肠功能失
调用的"大柴胡汤方";疏解外邪,和胃止痛的"柴胡桂枝汤方";阳明燥
热的"麻子仁丸方";健脾渗湿,通阳利水的"苓桂术甘汤方";下焦水
逆,化气利水的"五苓散方";补卫固表,利水除湿的"防己黄芪汤方";
湿热蕴结,清泻湿热的"茵陈蒿汤方";脾气虚寒,各种出血的"黄土汤
方";寒热错杂,心下痞满的"半夏泻心汤方";内脏虚寒,寒热错杂的
"乌梅丸方";消瘀化癥的"桂枝茯苓丸方";温补冲任,养血行瘀,扶正
祛邪的"温经汤方";吴鞠通《温病条辨》中的"桑菊饮""连翘散"等。温
病的治疗原则对当代我们遇到的微生物、病毒引起的各种传染病治疗
提供了有益的借鉴,2019年冬至2020年初发生的"新型冠状病毒肺
炎",从各位专家所使用的方剂中就可以看出借鉴了《伤寒论》《温病条

辨》的治疗原则及组方。这里我要推荐刘渡舟教授为第一主编的《经方临证指南》和冯世纶为主编的《胡希恕经方用药心得十讲》，这两本书有极高的临床应用价值。

小柴胡汤应用

小柴胡汤是《伤寒论》中非常有名的一个方剂，有医者专门研究"小柴胡汤"的临床应用。本人常用"小柴胡汤"治疗各种脾胃病，尤其是脾胃湿热证，它是1剂和解少阳证的方子，病机在半表半里之间，而常见的脾胃不和的湿热证、肝胃不和的胃气上逆症、肝脾不和的脾虚泄泻、消化不良的胃功能失调等。可以说消化系统的大部分病证与"小柴胡汤"证有着密不可分的联系。如出现反酸、烧心可以合"吴茱萸汤"加海螵蛸，心下痞满合"半夏泻心汤"，胃痛加"失笑散"或"金铃子散"，胃气上逆、胆汁反流加"丁香柿蒂散"或"旋覆代赭石汤"，肝郁腹泻合"痛泻要方"，脾虚较重合"四君子汤"，兼有口苦的合"龙胆泻肝汤"，可只加小量龙胆草一味；胆囊炎、胆结石病合"三金汤"，一般肝炎合"茵陈栀子"汤，此方能较好地调整肝内胆红素代谢，配伍垂盆草、叶下珠、白花蛇舌草、虎杖等能有效降低各项转氨酶指标。

胃病患者大多胃功能比较差，有些人经常用西药吗丁啉，但长时间用效果不佳，"枳术丸"就具有此药的作用，中药也不会产生耐药性。中医有句话，有是症，用是药。主证抓住，见证用药。对于主证以外的变证也要有足够的重视，可以缓解患者的紧张情绪，有利于疾病恢复。特别是重病、癌症患者更是如此。一般慢性疾病病情都是比较复杂的,虚实夹杂、寒热错杂、阴阳错杂,往往几个方剂合用才能达到治疗的目的,但要注意方剂本身平衡与病情的平衡,平衡是相对的。

以下是一例用小柴胡汤方治疗的案例:

患者:苗某某,男,71岁,运城(农业局),2019－05－13初诊。

主诉:口干、黏,消化不好,大便不成形,睡眠差。胃镜检查示糜烂性胃炎。舌红色暗,脉弦滑。

辨证:肝胃不和,脾胃湿热,心神不宁。

诊断:糜烂性胃炎,消化不良。

治宜:疏肝和胃,清热解毒,养心安神。

处方:柴胡10 g,黄芩10 g,姜半夏10 g,生白术15 g,茯苓20 g,夜交藤30 g,蒲公英15 g,党参15 g,山药30 g,枳壳10 g,陈皮10 g,鸡内金10 g,灵芝20 g,栀子10 g,淡豆豉10 g,炙甘草9 g,沙参15 g。5剂,水煎,早晚分服。

2019－05－20二诊:

病情:好转,大便基本成形,睡眠仍差,口黏,有痰。舌无苔,脉微弦滑。

处方:柴胡10 g,黄芩9 g,白芍15 g,姜半夏10 g,生白术15 g,枳壳10 g,百合30 g,夜交藤30 g,蒲公英15 g,太子参15 g,生山药30 g,鸡内金10 g,五味子10 g,葛根15 g,黄连9 g,陈皮10 g,防风9 g,炙甘草9 g,灵芝20 g,麦冬10 g。6剂,水煎,早晚分服。

2019－06－15随访:病情稳定。

分析:此例为"小柴胡汤"和"四君子汤"合用加安神的夜交藤,消化的鸡内金,黄芩、黄连可以改善肠道内环境,中医叫"厚肠"。另,施老经验"湿热在里,黄连善清湿生之热,黄芩善解热生之湿",蒲公英解毒散结,麦冬配半夏,一阴一燥,滋阴化结,葛根升胃的阳气,防风胜湿,党参提升胃的阳气与太子参滋胃阴气。既可达到益气健脾作用,又可达到清热利湿的功效。"既病防变",年龄大的患者一定要注意保护脾胃,有胃气则生,无胃气则死。

///// 三 ┃ 名医名方应用

《名医名方》一书是学习名老中医经验非常实用的一本书,它搜集了全国许多名医的有效方剂,其中加减运用对于指导临床诊治有非常重要的参考价值和实用意义,认真学习《名医名方》可以有效地提高自己的诊治水平,提高临床疗效和治疗水平。要注意《名医名方》中的组方原则、配伍规律、用药特点,尤其是要注意方剂的药物加减,可以从中悟出其中的奥妙,触类旁通,融会贯通,提高自己临证用药的经验。这里我选了李寿山老中医治疗胃病的一组方剂,以供相互学习。

1. 健中调胃汤

组方:党参 15 g,白术 10 g,姜半夏 9 g,陈皮 9 g,降香 10 g,公丁香 9 g,海螵蛸 15 g,炙甘草 9 g。

功能:益气健中,调胃止痛,敛疡制酸。

主治:消化性溃疡、慢性胃炎。

症见:胃痛、嘈杂、泛酸,空腹尤甚,得食则减,喜暖喜按,噫气矢气,大便或溏或燥。舌质淡红,苔白滑,脉沉细或弦。

证属:中气不足,寒凝气滞。

加减运用:胃中冷痛较重者加良姜、毕澄茄,脘腹胀满、噫气矢气多者加佛手、香橼,泛吐清水或胃有振水音者加茯苓、生姜、三七粉(另冲服)。

2.补中消痞汤

组方:黄芪 15 g,党参 15 g,枳实 10 g,桂枝 10 g,炒白芍 15 g,丹参 15 g,炙甘草 10 g,生姜 10 g,大枣 5 枚,白术 15 g。

功能:益气温中,导滞消痞。

主治:萎缩性胃炎、浅表性胃炎。

症见:胃脘痞满,空腹隐痛,得食稍缓,喜暖喜按,嗳气矢气,纳呆食少,口淡乏味,倦怠消瘦,便溏,舌淡,脉弦等。

证属:脾胃气虚,中焦虚寒。

加减运用:嗳气矢气不畅者加佛手,脘中隐痛明显者加元胡、香橼皮,胸脘拘急、气逆咽梗者加香附、苏梗,胁背胀痛者加广木香、郁金,食少难消者加鸡内金、炒谷麦芽,大便溏泻者加茯苓,大便秘结者加肉苁蓉,贫血者加加当归、枸杞子。

3.和中消痞汤

组方:党参 15 g,制半夏 10 g,黄连 3 g,丹参 15 g,蒲公英 15 g,白芍 15 g,炙甘草 9 g,干姜 3 g。

功能:益气健胃,辛开苦降,和中开痞。

主治:浅表性胃炎、反流性胃炎、萎缩性胃炎等病。

症见:胃脘闷胀,或脘腹痞满,嘈杂不舒,似痛非痛,饭后饱胀明显,纳呆食少,口苦口黏,大便不畅,舌苔厚腻,脉弦滑等。

证属:脾胃湿热,湿浊阻肠。

加减运用:胃痛明显者加元胡、香橼皮,胃中冷倍者加干姜、肉桂,灼痛口干者干姜易炮姜,加石斛;嗳气矢气不畅者加佛手、枳壳,食少难消者加鸡内金、炒谷麦芽等。

4. 清中消痞汤

组方：太子参15 g,麦冬15 g,制半夏8 g,柴胡9 g,生白芍10 g,炒栀子8 g,丹皮8 g,青皮10 g,丹参15 g,甘草9 g。

功能：养阴益胃,清中消痞。

主治：浅表性胃炎、反流性胃炎、萎缩性胃炎等病。

症见：胃脘痞塞,灼热似痛,似饥不欲食,口干不欲饮,五心烦热,纳呆食少,大便燥秘,舌红少津或光剥龟裂,脉细或数。

证属：胃阴虚损,肝气不舒。

加减运用：泛恶欲吐者加竹茹、茯苓,口干舌燥者加黄连、生地,太子参易沙参;嗳气矢气不畅者加佛手,气逆咽梗不适加旋覆花、生赭石,食少难消者加鸡内金、炒谷麦芽、乌梅,大便溏薄者加山药、扁豆,减栀子、丹皮量;头眩目涩者加枸杞、甘菊,去柴胡。

另有刘河间的"六味地黄丸"系列产品对于肾阴虚、肾阳虚均有非常好的作用,阴虚内热用"六味地黄丸",偏阳虚用"桂附地黄丸",肾气不足、小便不利用"金匮肾气丸",肾虚下肢水肿用"济生肾气丸",肺阴虚损,咳嗽用"麦味地黄丸";肝肾虚损,头晕耳鸣用"枸杞地黄丸",加磁石、石决明降压效果好。李东垣的"补中益气汤"治疗内脏下坠,本人配伍黄芩炭、荆芥炭等治痔疮下血;现在临床诊治单一用经方的相对比较少了,大多是加减变方,借方之意组方(意寓而药异),如"四君子汤"可视病情将党参改为太子参,但仍不失"四君子汤"之意;多方组合应用,如"八珍汤"即"四君子汤"合"四物汤"。《名医名方》中有许多"经验方"都是由多方组合的,犹如打"组合拳",临床实战经验值得学习。

临证鉴论：医案辨证分析

四 | 汤方辨证应用

汤方辨证也是方剂使用重要方面，汤方辨证是从《伤寒论》衍生而来的，它的学术思想应基于《伤寒论》的理论指导于临床，它是汤方的主证作为辨证论治的前提，给了我们因繁执简的启示，汤方辨证是临床辨证的进一步升华，也是研究《伤寒论》的重要成果。所以，在临床上只要抓住了主证就是抓住了病证的病机，从而更好地施治于临床，以有效方剂适当加减即可取得较好地疗效。方剂"当归六黄汤"应用于气血虚损，湿毒炽盛。如复发性口腔溃疡、慢性前列腺炎、妇科炎症或更年期火盛汗出之证等，只要符合其病机者均可使用；"当归四逆汤"应用于手足血脉瘀滞的手脚不温，肢体怕冷，其病机为气血不足，血脉流动受阻，致使筋脉失养而引起的末梢循环障碍，此症与西医诊断的末梢神经炎相符。总之，重在分析病机，以弥补汤方辨证的不足之处，不可拘泥笼统的汤方辨证原则。遵循"同病异治，异病同治"的辨证论治原则，依法治病而非以方求病，可以广泛应用于各种疾病的治疗。

五 | 注意验方的应用

民间验方比较多，如《串雅内外编》《千家妙方》《实用专病专方临床大全》《中华偏方大全》等，另有各地方搜集的验方不计其数，内容丰富,资料极为可贵,不可不读。俗话说"单方气死名医",如果用之得当,效如桴鼓,可极大地提高临床疗效,可以启迪和开拓我们治疗的思路。曾报道砒霜、轻粉、蟾酥治疗白血病,最终发现了砒霜(三氧化二砷)对治疗急性早幼粒细胞白血病效果非常好,青蒿素的发现也是基于对民间验方的发掘。本人临床上也经常用验方治病,方子简单,经济实惠,患者也易于接受。希望大家纵览古今,丰富临床思路,充分发挥民间验方作用,造福于患者。

毛德西老先生认为:"经方为先,时方为续,验方创新。"临床上要注意:①以方寻证,以证寻方;②熟读经方,掌握验方,酌情加减;③经方给予规矩;变方、验方给予疗效;④抓主证,重兼证,在方剂配伍上做到有方有药、有药有方、方中有药、药中有方,不要有药无方、有方无药。

六 | 角药特点与作用

角药作为中医药的奇葩,具有极可靠的临床效果,下面特别介绍角药的应用。

角药是老一辈在临床实践中摸索出来的经验,具有极好的临床应用价值。角药在某种情况下代表了它的临床疗效是稳定的,具有极可靠的临床效果,犹如数学中的"三角"稳定性,是中医药又一精华,是古代的传统文化和哲学思想的体现,应该很好的继承和发扬。这里所摘录的有《伤寒论》《金匮要略》中的角药以外,还有毛西德、辛智科、唐远山等老先生的,他们在角药的应用中做出了杰出的贡献,这里也有自己在临床中应用相似的角药。

1. 麻黄、桂枝、杏仁:止咳平喘,解表散寒。

2. 麻黄、附子、细辛:温经扶阳,解表散寒。提高心率,可加滋阴药,以防过热。

3. 麻黄、杏仁、石膏:散寒解表,平喘清热。

4. 大黄、桃仁、水蛭(经方,抵挡汤):泻热破瘀,推陈致新。

5. 大黄、芒硝、桃仁:软坚活血,通腑降浊。

6. 大黄、附子、细辛:祛寒通便,除积滞。合平胃散对腹痛、便秘、胁下痛,手足逆冷,腹部冰凉者,寒积用之。

7. 大黄、茵陈、栀子:清利湿热,利水退黄。

8. 大黄、防己、椒目(防己椒目葶苈大黄丸的核心配方):逐饮通便,化气行水。

9. 大黄、枳实、厚朴:泻热通便,祛积滞。合竹叶石膏汤治便干硬者,对老年性便秘常与四物汤、生脉饮三方合用。

10. 桂枝、茯苓、甘草(经方,茯苓桂枝白术甘草汤、桂苓五味甘草汤、茯苓甘草汤等核心配伍):通阳利水,健脾益气。

11. 桂枝、生姜、枳实:散寒消痞,降逆除满。

12. 桂枝、芍药、知母:滋阴温经,散寒通痹。

13. 干姜、半夏、黄连(经方,半夏泻心汤、甘草泻心汤、黄连汤等核心配伍):清热和胃,消痞散结。

14. 干姜、细辛、五味子(小青龙汤角药,苓甘五味姜辛汤;苓甘五味加姜辛半夏杏仁汤等配方):散寒饮,敛肺气,止咳平喘。

15. 柴胡、黄芩、半夏:平肝和胃,利胆散痞。

16. 柴胡、麦芽、佛手:保护心肌,预防心律失常。

17. 柴胡、白芍、枳实:调肝理气,健脾,合越鞠丸。

18. 当归、白芍、川芎：补营养血，冲任得满，经水自调，圣愈汤组方。

19. 当归、贝母、苦参：血虚热郁，孕妇二便难。

20. 当归、陈皮、青皮：怒火伤肝，气逆动火，导致的烦热、胁痛等症。

21. 甘草、小麦、大枣：补益心神，宁心安神。

22. 人参、甘草、大枣：健脾益胃，扶正祛邪。

23. 夜交藤、炒枣仁，五味子：养血安神，镇静除烦，常用于神经衰弱患者，脾虚的患者可将炒枣仁改为灵芝。

24. 合欢花、合欢皮、丹参：养血解郁，镇静安神。

25. 夜交藤、石菖蒲、远志：养血化痰，定志安神。

26. 夜交藤、女贞子、五味子：养血滋阴，益肾宁心。

27. 人参、麦冬、五味子：加保元汤（黄芪、肉桂、炙甘草、人参）加四逆汤抗休克，治疗心力衰竭。

28. 丹参、赤芍、川芎：冠心病，活血通脉。

29. 红景天、茶树根、甘松：活血，提高脑供氧，改善血循环。

30. 酸枣仁、柏子仁、合欢皮：加莲子心、焦栀子除烦安神。

31. 石菖蒲、远志、郁金：开窍，语言迟钝者；痰瘀失眠（丹参）。

32. 茯苓、杏仁、甘草：胸痹，气短，咳喘，眩晕，苔白腻为要。

33. 元胡、川楝子、九香虫（加味金玲子散）：心绞痛，胃痛。

34. 莱菔子、苏子、白芥子（三子养亲汤）：消食祛痰。

35. 葶苈子、苏子、白芥子：慢性心力衰竭，肺心病，胸腔积液。

36. 良姜、荜拨、川椒（小宽胸汤）：凡是寒凝脉络引起的心绞痛，背痛彻心，手足发青冷，四指发紫，口唇发紫，遇寒加重。

37. 杜仲叶、桑叶、怀牛膝（二叶降压汤）：适用于眩晕，耳鸣，腰酸软,站立不稳等症,一般用量在 20～30 g。

38.黄芪、赤芍、防风:适用于心脑血管病有肢体麻木,酸困行走不利者。

39.黄芪、白术、防风:玉屏风散。

40.西洋参、三七、苦参:调节心律,苦参不宜超过 10 g,过缓加桂枝、附子等,过速加丹参、赤白芍。

41.白术、茯苓、当归:健脾胃,养气血四君子合四物调和气血。

42.白术、香附、川芎:肝气舒畅,气血通调,活血,理气,化痰。

43.三棱、香附、赤芍:理气,散结,活血,合四物汤治疗经久闭、积块。注:三棱有抑制血小板的功能。

44.黄连、半夏、瓜蒌:清热散结,心下痞,合小陷胸汤或柴胡陷胸汤,尤其对胆胃不和者,痰热较甚者有效验。

45.诃子、桔梗、甘草:利咽,慢性咽炎(梅核气)。

46.丁香、柿蒂、半夏:降逆止呃,温胃和中,偏热加枇杷叶、竹茹;偏寒加生姜,胃脘嗳气,呃逆与旋覆代赭石汤化裁合用治疗贲门痉挛。

47.丹参、檀香、砂仁:行气健脾,化瘀止痛,合柴芍六君子汤,舌质紫暗者。

48.小茴香、丁香、木香:温胃散寒,行气止痛,调和肠胃,小腹冷痛,下焦虚寒。

49.沙参、麦冬、石斛:养阴益胃,生津润燥之力更强,脾胃阴精亏损者,口舌燥,便秘,舌红少苔。

50.吴茱萸、川楝子、木香:辛散苦降,寒热相佐,增强顺气散寒,止痛之力,常用于胃脘腹胀满,胁下隐痛,小腹冷痛,合加减导气汤。

51.乌贼骨、浙贝、煅瓦楞子:制酸止痛,化痰消积,收敛止血,为制酸之要药,常见胃炎、溃疡、烧心、泛酸、出血等。

52.女贞子、旱莲草、黑豆:具有补肾,乌须黑发的功效。

53.忍冬藤、半枝莲、薏米仁:解毒排脓,用于癌肿。

54.羌活、薄荷、天麻:祛风除湿,通利关节。

55.淡竹叶、白茅根、忍冬藤:心火上炎,口舌生疮。

56.地骨皮、熟地、炒枳壳:阴虚血热,淋漓不尽。

57.角药合用:①葛根汤包含了桂枝、芍药、甘草和桂枝、麻黄、葛根;②半夏泻心汤包含了干姜、半夏、黄连和干姜、黄芩、黄连;③鳖甲煎丸包含了大黄、桂枝、芍药和大黄、桃仁、庶虫角药及大黄、桃仁、芒硝。

第二部分

临床病案分析

当我坐在诊室的时候，才找到了我人生的真正价值。不为良相，则为良医。我是一个有抱负的人，但不拘泥于自我抱负之中，顺应社会，以实现人生价值为目的。少一些索取，多一些贡献。

——张军

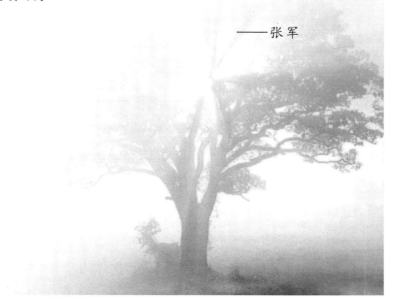

第六章　常见病证治疗经验方案

////// 一　便秘

便秘是临床常见病之一,时常困扰着患者。治疗便秘的药及方法非常多,长期使用开塞露,以及大黄、芦荟、番泻叶类通便药刺激肠道会造成直肠排便功能下降,尤其是老年人,随着年龄变化,反而会出现严重地排便困难,所以,如何调理好肠胃功能是非常重要的。

1.如何预防便秘?平时要注意食物搭配,蔬菜,主、副食比例要均衡,一般来讲各三分之一,老年人蔬菜四份,主、副食各三份,老年人尤其要注意副食的调理。

2.食疗方面,适量的蜂蜜冲水再加一点盐(类似糖盐水的口感),每晚喝 200 mL 左右;适当增加含有纤维素的蔬菜,如芹菜、韭菜等;其次,南瓜、菠菜。再就是适当增加水果类,如香蕉、梨、苹果等,但不可过量,过量容易造成泄泻。

3.治疗方面

（1）一般年轻人实证比较多见，舌苔黄腻，口舌生疮，大便秘结等，有泻火通便的三黄片、黄连上清丸、牛黄解毒片等。

（2）老年人因脏腑功能下降，肠蠕动差，肠道缺乏滑润，有润肠通便的麻仁滋脾丸。

（3）单方药：草决明、麻仁、杏仁、桃仁，生首乌、制首乌、肉苁蓉具有较好的通便作用，单味药有大黄、草决明、番泻叶等。

4.顽固性便秘多由于肠功能低下，蠕动乏力，直肠水液代谢紊乱引起。治疗上以补气润燥通便。即：①中气不足，大便无力，用补中益气丸加润肠的麻仁、郁李仁等；②肾气虚损，大便不通，用地黄丸加麻仁、郁李仁、肉苁蓉；③脾肾两虚，宜益气补肾的脾肾两助丸加通便的麻仁及加适量行气之药；④大柴胡汤加减通泻药物也不失为一个有效方剂。

5.经验方剂

（1）老年人便秘方

组方：黄芪 30 g，银花 20 g，威灵仙 10～20 g，白芍 20 g，麻仁 20 g，肉苁蓉 20 g，厚朴 10 g，当归 20 g，枳壳 10 g，酒大黄 10 g，用量可自调。

功能：益气养液，润肠导滞。

用法：酒大黄不必后下，此方可连续使用。

加减运用：大便连日通畅减酒大黄，便燥严重者加元明粉 5 g 左右，气虚重者加党参 20 g，腹胀加木香 10 g，腰腿酸软者加杜仲 10～15 g，牛膝 10～15 g。

（2）济川煎（老人肾虚便秘方）

组方：肉苁蓉 10 g，当归 15 g，牛膝 10 g，泽泻 10 g，升麻 9 g，枳壳

10 g,白芍 15 g。

功能:补肾润肠。

主治:老年体虚的便秘。

加减运用:气虚者加人参,有火者加黄芩,肾虚者加熟地。

(3)大小承气汤及调味承气配伍麻仁、杏仁、桃仁、黄芩等。

6.药物:威灵仙具有刺激肠道蠕动的作用,不可用量过大;麻仁不仅具有润滑作用,而且具有刺激肠道蠕动的作用;芒硝对便燥如羊粪蛋样粪便具有明显泻下作用,老年人气虚的慎用。

7.注意:辨证时要分清虚实,对于虚证一定要缓泻,不要急于通泻。对于实证(阳明腑实证)应及时通泻,以缓解病情。

8.病案选摘

(1)郭某某,女,63 岁,运城,2018-07-05 初诊。

主诉:便秘,口苦,睡眠差,头痛。舌淡红,脉细弦。

辨证:中气不足,肝肾虚损。

诊断:功能性便秘。

治宜:益气养血,温肾通便。

处方:黄芪 30 g,银花 20 g,威灵仙 15 g,白芍 20 g,麻仁 20 g,肉苁蓉 20 g,川朴 10 g,当归 20 g,制大黄 10 g,党参 15 g,枸杞 15 g,黄芩 10 g。6 剂,水煎,早晚分服。

2018-07-12 二诊:

病情:口苦稍好,其他无明显变化。

处方:黄芪 30 g,银花 20 g,威灵仙 15 g,白芍 20 g,麻仁 20 g,肉苁蓉 20 g,当归 20 g,生大黄 10 g,党参 15 g,郁李仁 15 g,生甘草 10 g,枳实 15 g。6 剂,水煎,早晚分服。

2018－07－19 三诊：

病情：大便基本正常，用麻仁滋脾丸收功。

分析：患者虽有口苦，但脉细弦，实则气虚，肠功能减弱，无力推动粪便下行。所以治予益气养血，温肾润肠，清热通便。黄芪、党参、当归、白芍益气养血润燥，川朴、大黄仿承气汤之意通腑降浊，银花、黄芩清热解毒，清理肠中浊气；肉苁蓉、枸杞补肾润肠，威灵仙有刺激肠蠕动的作用，麻仁配合以上诸药润肠泻下，便秘症状得到改善。

（2）李　某，女，54 岁，运城，2019－10－12 初诊。

主诉：便秘，便臭，口微苦，食欲好，乏力。舌胖，脉细弦滑。

辨证：肝胃不和，湿热困脾，气虚肠燥。

诊断：功能性便秘。

治宜：疏肝和胃，清热利湿，益气润肠。

处方：柴胡 10 g，黄芩 15 g，生白术 30 g，枳壳 15 g，麻仁 15 g，白芍 20 g，茯苓 20 g，郁李仁 15 g，杏仁 10 g，瓜蒌 10 g，党参 15 g，黄芪 30 g，制大黄 9 g。6 剂，水煎，早晚分服。

2019－10－18 二诊：

病情：较前好转，痰多、黏。

处方：柴胡 9 g，黄芩 10 g，半夏 10 g，陈皮 10 g，白术 30 g，枳实 15 g，槟榔 10 g，杏仁 10 g，紫菀 15 g，百部 30 g，桔梗 10 g，炙甘草 10 g，麻仁 20 g，当归 15 g，白芍 15 g，黄芪 30 g。6 剂，水煎，早晚分服。

2019－11－02 三诊：

病情：前症已转好，右臂疼痛。

处方：柴胡 9 g，黄芩 10 g，姜半夏 10 g，葛根 15 g，羌活 10 g，白术 30 g，枳实 15 g，槟榔 10 g，杏仁 10 g，紫菀 15 g，百部 30 g，桔梗 10 g，

炙甘草 10 g,黄芪 30 g,当归 15 g,白芍 15 g,丹参 15 g,茯苓 15 g。6 剂,水煎,早晚分服。

分析:患者脉细弦滑,从脉象可以看到气虚、肝郁、痰阻,从舌象看是脾虚,这是一个虚实夹杂的病情,合用了小柴胡汤以疏肝和胃清热。黄芪、党参、白术、益气健脾,枳壳、槟榔化积通便,杏仁、桔梗、瓜蒌、紫菀、百部等开肺泻火通便,当归、麻仁等润肠通便,诸药合力,各司其职,便秘缓解。

(3)常某某,女,56 岁,运城(芮城),2017－08－31 初诊。

主诉:便秘,月经未潮,腰困,患有阴道炎。舌淡、胖,脉弦。

辨证:肝脾失约,肠燥。

诊断:功能性便秘。

治宜:调理肝脾,润燥通便。

处方:柴胡 10 g,黄芩 10 g,杏仁 10 g,白芍 15 g,生白术 30 g,枳实 15 g,麻仁 15 g,生黄芪 30 g,当归 20 g,肉苁蓉 15 g,炙甘草 10 g,熟军 15 g,郁李仁 10 g,桃仁 10 g。10 剂,水煎,早晚分服。

另:苦参 15 g,黄柏 10 g,蛇床子 10 g,丹参 15 g,生薏米 30 g,蔓头回 15 g。5 剂,水煎,外用,冲洗阴道。

分析:脉弦多为肝气郁滞,柴胡、白芍、枳实、甘草为四逆散;气郁必然导致血气瘀滞,当归、桃仁、杏仁、麻仁、郁李仁活血润肠;枳实、熟军、炙甘草仿承气汤之意;舌淡、胖证明脾气仍然不足以推动肠的蠕动,所以加黄芪以提高肠胃功能;肉苁蓉温肾润肠,合力达到通便之目的。

✍ 肠胃病

肠胃病是一种常见病、多发病。小柴胡汤是 1 剂治疗肠胃病的首选方。小柴胡汤出自张仲景《伤寒论》少阳病篇,由柴胡、黄芩、半夏、党参、甘草、生姜、大枣 7 味药组成,有和解少阳、调理肝脾、协调阴阳之功,是和解少阳病之主方。《临证指南》一书中:"临床医家,若能领悟少阳为枢之奥义,掌握小柴胡汤解郁利枢的作用,反复实践,逐渐体会,即可以执柴胡剂而治百病,起沉疴,去顽疾。"

1.经方选用

(1)痰湿重的小柴胡汤合半夏泻心汤加减,"心下痞"为其主证,临床可见恶心呕吐,多属痰气郁结之症,患者常诉说胃脘堵塞或向上顶的感觉。苔白,脉弦滑。

(2)寒湿重的小柴胡汤合生姜泻心汤,"心下痞"为其主证,但以水饮停滞为其主要病机,临床可见腹胀,小便不利,大便溏泻。苔腻、水滑,脉弦滑等。

(3)脾胃虚的小柴胡汤合甘草泻心汤,病机为脾胃中气不足,内生虚热,临床症见口舌糜烂,心烦不安,或胃中嘈杂,苔腻,脉弦等虚热之证。此三方为治疗寒热错杂的脾胃病开辟了有益的探索途径。

2.小柴胡汤合方经验

(1)小柴胡汤合大小承气汤、大黄泻心汤、黄连汤、黄芩汤通腑降浊,治疗肠胃湿热证。

(2)小柴胡汤合四君子、六君子汤健脾和胃,增进食欲。

(3)小柴胡汤合越鞠丸、香附丸、四逆散、旋覆代赭石汤可以解肝郁,治疗肝胃不和、肝脾不和、胃气上逆等症。

（4）小柴胡汤合吴萸汤用于肝经虚寒,肝胃不和而引起的呕吐酸水等症。

（5）小柴胡汤合失笑散、丹参饮治疗胃溃疡引起的胃痛或血气瘀滞的冠心病等症。

3.小柴胡汤应用是非常广泛的,是异病同治的典范,可用于消化道疾病,如慢性胆囊炎、慢性胰腺炎、胆汁反流性食管炎、慢性表浅性胃炎、萎缩性胃炎、幽门螺旋菌感染、肝炎、肝硬化、附件炎、阑尾炎、胸膜炎、老年人习惯性便秘等,疗效显著。

总之,肠胃病以湿热证,多寒多湿,郁证多见。治疗原则上腑气以通为用,以和为用,通腑降浊,推陈出新,流水不腐,户枢不蠹,正是对脏腑功能最好地诠释。

4.病案选摘

（1）程某某,女,53岁,运城,2019－05－16初诊。

主诉:口中黏、苦,大便时秘。曾检查诊断:糜烂性胃炎。舌淡,苔白,脉弦。

辨证:湿热蕴中,肝胃不和。

诊断:糜烂性胃炎。

治宜:清热燥湿,调肝和胃,通便。

处方:柴胡10 g,黄芩10 g,龙胆草9 g,生白术15 g,枳壳10 g,生地10 g,清半夏10 g,白芍15 g,茯苓20 g,制大黄10 g,川朴10 g,生甘草9 g,蒲公英15 g,丹参15 g。6剂,水煎,早晚分服。

2019－05－23二诊:

病情:感觉明显好转。

处方:柴胡10 g,炒黄芩10 g,龙胆草9 g,生白术30 g,枳壳15 g,

清半夏 15 g,白芍 20 g,茯苓 20 g,草决明 10 g,川朴 10 g,蒲公英 15 g,丹参 15 g,炙甘草 10 g,党参 15 g,当归 15 g,陈皮 10 g。6 剂,水煎,早晚分服。

分析:此例以肝经湿热为主,仿小柴胡汤合龙胆泻肝丸之意,加以清热解毒的蒲公英,丹参修复胃黏膜糜烂。另,脉弦合四逆汤平肝和胃,川朴、大黄、甘草仿小承气汤通腑降浊。湿热得除,便秘得解,同时顾护了胃黏膜的修复。

(2)贾　某,女,59 岁,运城,2020－09－04 初诊。

主诉:口干,睡眠差,胃热,身热,乏力,欲哭,曾服中药 1～2 个月无效。苔白燥、微黄,脉弦(关)。

辨证:肝胃不和,心气虚损,阴虚有热。

诊断:慢性胃炎,抑郁症。

治宜:疏肝和胃,益气养心,滋阴清热。

处方:柴胡 10 g,黄芩 10 g,半夏 10 g,白芍 15 g,栀子 10 g,淡豆豉 10 g,小麦 30 g,甘草 10 g,丹皮 15 g,丹参 15 g,知母 10 g,黄柏 10 g,夜交藤 50 g,凌霄花 30 g,生山药 30 g,大枣 5 个。5 剂,水煎,早晚分服。

2020－09－10 二诊:

病情:有所好转,睡眠仍差。

处方:炒枣仁 30 g,知母 10 g,川芎 10 g,丹参 20 g,灵芝 30 g,夜交藤 50 g,葛根 15 g,白芍 20 g,五味子 10 g,柴胡 10 g,枳壳 10 g,炙甘草 10 g,珍珠母 30 g(先煎),栀子 10 g,黄芩 10 g,黄精 20 g。6 剂,水煎,早晚分服。

2020－09－24 三诊:

病情:稳定,两上肢酸困,不适,睡眠差。苔白微腻,脉微弦。

处方:黄芪 30 g,当归 15 g,柴胡 10 g,白芍 15 g,黄芩 10 g,姜半夏 10 g,茯苓 20 g,生白术 15 g,党参 15 g,炙甘草 10 g,丹参 15 g,夜交藤 50 g,合欢皮 15 g,合欢花 15 g,羌活 9 g,葛根 15 g,片姜黄 10 g。6 剂,水煎,早晚分服。

分析:此例为肝胃不和,兼有阴虚之症,所以在治疗中既要清热利湿,调肝和胃,又要兼顾阴虚之症。"胃不和,睡不宁",随症用药。以小柴胡汤清热利湿,四逆汤调理肝胃不和;知母、黄柏滋阴清热,配以夜交藤、凌霄花、珍珠母静心安神,解除思想恐惧(思伤脾),便于胃功能恢复。三诊时考虑到两上肢酸困,方中加入了羌活、葛根、片姜黄。

(3)曲某某,男,31 岁,运城(霍州),2018－10－15 初诊。

主诉:饭后心下痞满,舌胖,脉弦。

辨证:肝胃不和,胃气不降。

诊断:浅表性胃炎。

治宜:疏肝理气,化痰降逆。

处方:柴胡 10 g,炒黄芩 9 g,姜半夏 12 g,白术 15 g,茯苓 20 g,枳壳 15 g,党参 15 g,白芍 15 g,夜交藤 30 g,炙甘草 10 g,香橼 10 g,佛手 10 g,生姜 3 片,大枣 5 个。10 剂,水煎,早晚分服。

2018－10－26 二诊:

病情:较前略有好转,仍感心下痞,纳差。

处方:柴胡 10 g,黄芩 10 g,半夏 10 g,茯苓 15 g,白术 10 g,枳壳 15 g,干姜 5 g,党参 30 g,旋覆花 15 g(包煎),代赭石 30 g(先煎),炙甘草 10 g,陈皮 10 g,大枣 3 个,夜交藤 30 g,鸡内金 15 g,山药 30 g。10 剂,水煎,早晚分服。

2018－12－04 三诊:

病情:服上方后以上症状基本痊愈,再拟方以巩固疗效。

处方:党参 30 g,白术 15 g,茯苓 20 g,炙甘草 9 g,半夏 10 g,丁香 9 g,柿蒂 10 g,陈皮 10 g,山药 30 g,川朴 10 g,香附 10 g,柴胡 10 g,鸡内金 15 g,夜交藤 30 g,枳壳 15 g,良姜 10 g。10 剂,水煎,早晚分服。

分析:此例患者年轻,在外地工作,可能由于工作忙或情志不遂,故而形成肝气郁滞,影响脾胃功能,气机失调。主证明显,方剂得当,仅服 10 剂后明显好转。前方理气药到位,但降逆之力稍差,后方用小柴胡汤合旋覆代赭石汤加减,配以香橼、佛手理气宽胃,配以山药、鸡内金助消化,良姜温胃助功能恢复。两方合用,加减适当,平肝降逆,痞满消除。

三 | 妇女更年期调理

妇女一般在 45～50 岁会出现内分泌紊乱的现象,严重的会形成神经衰弱、抑郁症、高血压等病证。中医多为肝肾阴虚、气血不足、肝血虚损等病证。

更年期常见的主要症状:头晕、心烦、睡眠差、烘热、出汗、乏困、失眠、烦躁、欲哭等症状,中医认为肝、脾、肾三脏是调理更年期的关键。

1.治疗更年期病证的方药

(1)肝血虚损:当归芍药散合逍遥汤。

(2)肝气郁结:逍遥汤合甘麦大枣汤。

(3)血热妄行:知柏地黄汤合二至丸或四物汤。

(4)经行不止:归脾汤合芐根汤。

（5）心血虚损：归脾汤合酸枣仁汤或龙骨牡蛎汤。

（6）肾阳不足：二仙汤合杜仲丸。

（7）肝肾不足：六味地黄汤或左归丸。

2.症状治疗

（1）出汗后怕风：合玉屏风散，汗后怕冷的合桂枝汤、六味地黄丸、牡蛎散。

（2）烘热：栀子、凌霄花，知柏地黄丸，二至丸。

（3）失眠：合酸枣仁汤、黄连阿胶汤。

（4）烦躁：合栀子豉汤、黄连阿胶汤。

（5）欲哭：加味逍遥丸合甘麦大枣汤。

3.更年期高血压治疗

（1）肝肾虚损：杞菊地黄丸、二至丸配夏枯草、茺蔚子，天麻、钩藤，磁石、石决明，益母草、丹参。

（2）痰湿困脾：六君子汤、半夏白术天麻汤、二陈汤、泽泻汤配益母草、丹参，车前草、车前子。

（3）肾阳虚损：二仙汤、桂附地黄丸配天麻、钩藤，葛根、丹参，制首乌、白蒺藜。注意：更年期高血压病如果治疗得当，可以避免长期服用降压药。初期最好用珍菊降压片，或复方罗布麻片协调汤药治疗。

4.病案选摘

（1）陆某某，女，51岁，运城，2018－12－27初诊。

主诉：身热，晚上较重，烦热，绝经2年。舌红、裂纹，脉微弦。

辨证：肝肾阴虚，气阴不足。

诊断：更年期综合征，胃炎。

治宜：补益肝肾，益气清热，安神。

处方：生熟地各20 g，生山药30 g，山茱萸20 g，茯苓20 g，泽泻

15 g,丹皮 10 g,凌霄花 15 g,丹参 15 g,炒栀子 10 g,淡豆豉 10 g,银柴胡 10 g,沙参 15 g,石斛 15 g,知母 15 g,黄柏 10 g,生黄芪 15 g。6 剂,水煎,早晚分服。

2019－01－03 二诊：

病情:身热减轻,睡眠正常,口干已愈,患者感到基本已痊愈。

处方:生熟地各 20 g,生山药 30 g,山茱萸 20 g,茯苓 20 g,泽泻 15 g,丹皮 10 g,凌霄花 15 g,丹参 15 g,炒栀子 10 g,淡豆豉 10 g,银柴胡 10 g,沙参 15 g,石斛 15 g,知母 10 g,黄柏 10 g,生黄芪 15 g,地骨皮 10 g。6 剂,水煎,早晚分服。

分析:此例为妇女更年期表现。中医的肝肾不足实则为西医的内分泌功能失调。以六味地黄丸加减,佐以祛虚热的银柴胡、知母、黄柏,同时适当补益黄芪、沙参、石斛阴阳之气固表润燥;栀子、淡豆豉清热除烦安神,诸症缓解,患者安康。

(2)耿某某,女,53 岁,运城(新绛),2020－04－16 初诊。

主诉:高血压,血压 150/105 mmHg,乏力,烘热,大便不成形。舌体胖大,苔白,脉沉微弦。

辨证:肝肾阳虚,痰湿阻络。

诊断:更年期综合征,高血压。

治宜:温补肝肾,祛痰通络。

处方:仙灵脾 15 g,仙茅 10 g,当归 10 g,知母 10 g,巴戟 10 g,黄柏 10 g,天麻 15 g,钩藤 15 g(后下),白术 15 g,泽泻 20 g,益母草 30 g,夏枯草 30 g,生黄芪 30 g,牡蛎 30 g(先煎),川牛膝 15 g,杜仲 15 g。3 剂,水煎,早晚分服。

2020－04－23 二诊：

病情:低压降至 95 mmHg 左右。

处方:生白术15 g,天麻15 g,半夏10 g,茯苓20 g,黄芩10 g,木瓜15 g,生麦芽15 g,生黄芪30 g,知母10 g,钩藤15 g,丹参15 g,牡蛎30 g,仙灵脾15 g,益母草15 g,女贞子15 g,旱莲草15 g,泽泻15 g。5剂,水煎,早晚分服。

2020—05—04 三诊:

病情:大便已经正常,出汗多,梦多,气短。舌胖,脉沉。

处方:生白术20 g,天麻15 g,半夏10 g,茯苓20 g,黄芩10 g,木瓜15 g,生黄芪30 g,知母10 g,钩藤15 g,丹参15 g,牡蛎30 g(先煎),仙灵脾15 g,浮小麦30 g,麻黄根15 g,泽泻15 g,五味子10 g。6剂,水煎,早晚分服。

2020—05—21 四诊:

病情:血压基本稳定。出汗多,汗后身冷,睡眠差,凌晨1:00—3:00醒后不容易入睡。苔白,脉微沉。

辨证:卫气虚损,阳气不足,湿邪聚痰,瘀阻脉络。

治宜:益气护卫,温阳祛寒,化湿通络。

处方:生白术20 g,天麻15 g,清半夏10 g,茯苓20 g,黄芩10 g,木瓜15 g,黄芪30 g,知母10 g,钩藤15 g,牡蛎30 g(先煎),仙灵脾15 g,夜交藤50 g,炒枣仁20 g,刺五加15 g,桂枝10 g,白芍15 g,甘草9 g,防风9 g。6剂,水煎,早晚分服。

2020—07—20 随访:血压稳定。更年期症状基本消失。

分析:更年期高血压病也是临床常见的疾病。患者虽有肝阳上亢之象,但大便不成形,舌体胖大,苔白,脉沉之象,实属脾肾两虚之象,方选二仙汤加减,附以益气养阴之品,以补肝肾,高血压病得到缓解。二诊方以半夏白术天麻汤化湿健脾祛痰为主,配以夜交藤、炒枣仁、刺五加、五味子改善睡眠,黄芪配牡蛎、浮小麦配麻黄根敛汗;黄芪、白术、防风为玉屏风散,桂枝、白芍、甘草为桂枝汤,知母、黄柏滋阴清肾中的热,内分泌得以调整,其他症状也得到了较好地治疗。

(3)焦某某,女,49 岁,运城(平陆),2017－08－05 初诊。

主诉:睡眠差,炸汗,乏力,怕冷。舌淡、微胖、质红,脉沉弦。

辨证:肝肾虚损,气血不和。

诊断:更年期综合征。

治宜:补益肝肾,益气和血。

处方:生黄芪 30 g,知母 10 g,女贞子 15 g,旱莲草 15 g,茯苓 30 g,茯神 30 g,山药 30 g,五味子 10 g,碧桃干 10 g,当归 15 g,白芍 20 g,炙甘草 10 g,牡蛎 20 g(先煎),夜交藤 30 g,熟地 15 g。6 剂,水煎,早晚分服。

2017－08－15 二诊:

病情:症状好转。

处方:黄芪 30 g,知母 10 g,熟地 20 g,山茱萸 20 g,山药 30 g,茯苓 20 g,茯神 20 g,郁金 10 g,白芍 15 g,柴胡 10 g,浮小麦 30 g,麻黄根 15 g,炙甘草 10 g,枳壳 10 g,香附 10 g,夜交藤 30 g,栀子 10 g,淡豆豉 10 g。6 剂,水煎,早晚分服。

2017－09－01 三诊:

病情:稳定。

处方:生薏米 30 g,茯苓 20 g,白术 15 g,枳壳 15 g,荷叶 10 g。10 剂,水煎服。

分析:这是一例以失眠为主的更年期综合征,重点在于舌淡、胖,脉沉,本质上属脾虚,肝肾不及之证,方宜选用了黄芪当归汤、二至丸之意,益气养阴固汗。同时,以茯苓、茯神利湿健脾安神,黄芪、牡蛎、五味子、碧桃干益气固汗,夜交藤、栀子养心清火安神。二诊方选用了六味地黄丸为重予以补肾阴,四逆汤疏肝解郁,栀子、淡豆豉、夜交藤清热除烦安神,浮小麦、麻黄根敛汗。肝、脾、肾三脏共同调理,患者更年期症状好转,稳定。

四 | 高血压病

高血压病的发病率近年持续升高,严重影响中老年人的生活质量。但首先还是以预防为主,减少高血压病的"后备军",仍然要从个人的生活、饮食、锻炼、心态等方面去提高人们的健康意识。

1.高血压发病分析:中青年高血压病患者,多由于饮食不节,暴饮暴食,生活不规律,运动量小,易形成脂肪肝,血脂异常,体重增加,与此同时造成脾胃功能负担过重,伤及后天之本,致使脾胃运化失职,水湿代谢紊乱,容易形成痰湿瘀滞之证。中老年高血压病患者,多由于前期健康意识差,预防知识欠缺,已形成的痰湿体质未能得到更好的调理,致使病情变异,多容易形成痰血互瘀病证、气虚痰瘀病证、肝肾两虚病证。

2.临床治疗经验

(1)要求患者改善生活习惯,合理膳食,加强运动,减轻体重,配合治疗。

(2)合理配方,合理用药,选择有效方剂及单味中药。

(3)治则:①痰湿瘀滞的患者,宜健脾化湿,化痰降浊,平肝清火;②痰血互瘀的患者,宜化湿祛痰,活血通络,通腑泻浊;③气虚痰瘀的患者,宜益气健脾,化湿祛痰,养血通络;④肝肾两虚的患者,宜补益肝肾,平肝潜阳,息风镇痉。

3.方剂选择:①半夏天麻钩藤饮;②龙胆泻肝丸;③镇肝息风汤;④天麻钩藤饮;⑤杞菊地黄丸;⑥济生肾气丸;⑦二仙汤;⑧逍遥丸。

4.用药经验

常用药物:活血利水降压的常用泽泻与泽兰、车前草与车前子、地龙与水蛭、益母草与猪苓,清火降压常用夏枯草与茺蔚子、槐米与黄芩、龙胆草与黄芩、菊花与桑叶,通络降压常用夜交藤与鸡血藤、赤芍与丹参,补益肝肾降压常用枸杞与菊花、女贞子与旱莲草、熟地与山茱萸,头痛、头晕常用制首乌与白蒺藜、天麻与钩藤,肢体麻木常用豨莶草与臭梧桐、木瓜与寄生、夜交藤与忍冬藤,痰血互瘀的常用葛根与丹参、半夏与白术、天麻与钩藤、益母草与泽泻,平肝潜阳的常用石决明与磁石,肾阳虚的常用紫石英与龙齿,阳虚的常用角药仙灵脾、补骨脂、川牛膝,阴阳两虚的常用杜仲、川断、寄生,以上均有舒张血管、保护血管、降压的作用。

5.临床注意事项:阴阳两虚、寒热错杂、痰血互瘀的患者,要视病情注意药物配伍的比例及特殊用药,如:便秘的用大黄通腑降浊,制大黄、草决明、罗布麻等。其次,妇女更年期高血压,她是阶段性的,更年期症状消失以后,血压有可能趋于正常。

6.经验方:五草四藤汤

组成:益母草15 g,车前草15 g,夏枯草15 g,豨莶草15 g,旱莲草15 g,夜交藤30 g,鸡血藤15 g,钩藤15 g,忍冬藤15 g。

功能:养血活血,祛瘀通络,利水化痰,滋阴清热,平肝息风。

主治:各类高血压。

用法:每日1剂,水煎,早晚分服;另外,可长期间断服用。

方解:中老年人多正气不足,脏腑亏损,气血虚衰,机体失于濡养,故生理功能低下,机体生化不及,精乏气少,则脏腑功能易损,脏腑虚损尤以脾、肾改变最为突出。易引起气血运行及津液化生输布障碍,继而出现气血失和、血阻成瘀,或痰浊内生之证。这些病理产物形成之后,又能直接或间接作用于人体某一脏腑组织,发生多种病证。高血压病的病机中医认为主要是由于痰血互瘀所致,常伴有肝肾虚损,虚阳上浮之象,故依此作为认识病机的切入点和组方依据。益母草、鸡血藤养血活血、祛瘀通络,夜交藤、豨莶草养心(血)安神、祛风通络,钩藤、旱莲草滋阴养血、平肝息风,夏枯草、车前草、忍冬藤具有清热解毒、利水化痰。全方所选方药据现代药理学研究成果证实,均具有扩张血管、减低血液黏滞、改善微循环和降压的作用。此方药源充足,经济实惠,疗效可靠,简便易用,便于普通群众使用。

加减:方药用量可随病情增减,但方药可加不可减,血脂异常加山楂、何首乌、泽泻,痰湿过重、体胖、大便不爽加白术、枳实、大黄、荷叶,头晕头胀加天麻、石决明、牡蛎、白芍、菊花,腰膝酸软、腿困加杜仲、寄生、茺蔚子,舌红无苔加熟地、山茱萸、枸杞,畏寒肢冷加仙茅、仙灵脾、巴戟,气短、乏力、虚汗多加黄芪、人参,舌下静脉瘀阻、面色青加丹参、赤芍等,血压持续不降加全蝎、蜈蚣、地龙。

7.病案选摘

(1)冯某某,男,79 岁,运城,2020-04-24 初诊。

主诉:血压高,服降压药(具体不详),头重脚轻,走路不由自主地往前冲,好似要跌倒,大便干,睡眠一般,糖尿病。舌淡瘀,脉弦。

辨证:肝肾虚损,虚火上浮。

诊断:高血压病。

治宜:补益肝肾,滋阴清火。

处方:夏枯草 15 g,茺蔚子 10 g,枸杞 15 g,菊花 10 g,制首乌

15 g,熟地 20 g,山茱萸 15 g,茯苓 20 g,泽泻 15 g,豨莶草 15 g,白蒺藜 10 g,山药 30 g,丹参 15 g,白芍 15 g,杜仲 30 g,寄生 30 g。6 剂,水煎,早晚分服。

2020—05—08 二诊:

病情:明显好转,走路稳了。舌淡、瘀,脉弦。

处方:夏枯草 15 g,茺蔚子 10 g,枸杞 15 g,菊花 10 g,制首乌 15 g,熟地 20 g,山茱萸 15 g,茯苓 20 g,泽泻 15 g,豨莶草 15 g,白蒺藜 10 g,山药 30 g,丹参 15 g,白芍 15 g,杜仲 30 g,寄生 30 g。6 剂,水煎,早晚分服。

分析:本病出现的血压高、头重脚轻的现象实属肝肾虚损,虚阳上浮之象。夏枯草、茺蔚子活血降压清浮火;杞菊地黄丸加杜仲、寄生补肝肾,平肝阳,稳定血压;白蒺藜、制首乌平肝息风,降血压,治头晕、头痛;豨莶草通络降压;丹参、白芍养血活血通络。血气通,百病消。

(2)邵某某,女,55 岁,运城,2016—05—23 初诊。

主诉:高血压(180/100 mmHg),睡眠差,苔白,两边无苔,质红,脉细弦。甘油三酯偏高,轻度脂肪肝。

辨证:肝肾虚损,肝阳上亢。

诊断:高血压病,高血脂症。

治宜:滋补肝肾,滋阴潜阳。

处方:沙棘 20 g,熟地 15 g,山茱萸 15 g,山药 30 g,茯苓 20 g,泽泻 20 g,益母草 20 g,枸杞 15 g,菊花 15 g,葛根 15 g,丹参 15 g,地龙 20 g,生龙牡各 30 g(先煎),灵芝 30 g,怀牛膝 30 g,天麻 15 g。5 剂,水煎,早晚分服。

2016—05—27 二诊:

病情:稳定。

处方:沙棘 20 g,熟地 15 g,山茱萸 15 g,山药 30 g,茯苓 20 g,泽泻 20 g,益母草 20 g,枸杞 15 g,菊花 15 g,葛根 15 g,丹参 15 g,地龙 20 g,生龙牡各 30 g(先煎),灵芝 30 g,怀牛膝 30 g,天麻 15 g,当归 15 g,白芍 15 g。5 剂,水煎,早晚分服。

2016-06-03 三诊:

病情:低压偏高,141/104 mmHg,头顶有闷胀感。

处方:沙棘 15 g,熟地 15 g,山茱萸 15 g,山药 30 g,泽泻 30 g,茯苓 20 g,枸杞 15 g,菊花 10 g,夜交藤 50 g,黄芪 30 g,知母 15 g,夏枯草 15 g,茺蔚子 15 g,紫石英 15 g,磁石 15 g,草决明 15 g,丹参 15 g,川楝子 10 g。5 剂,水煎,早晚分服。

2016-06-09 四诊:

病情:血压 144/94 mmHg。

处方:熟地 30 g,山茱萸 15 g,山药 30 g,泽泻 20 g,茯苓 20 g,丹参 15 g,枸杞 15 g,菊花 10 g,夜交藤 30 g,黄芪 30 g,灵芝 30 g,夏枯草 15 g,茺蔚子 15 g,葛根 15 g,草决明 15 g,地龙 20 g,寄生 15 g,杜仲 15 g。5 剂,水煎,早晚分服。

2016-06-17 五诊:血压 124/81 mmHg,改中成药,杞菊地黄丸、养血清脑颗粒。

2019-07-15 来咨询,血压基本正常,建议照五诊中成药继续用。

分析:此患者为肝肾虚损,舌质红,脉细气血不足之象,以杞菊地黄丸补益肝肾,丹参、葛根活血扩张血管,缓解脑血管紧张;夜交藤、灵芝合用可以缓解患者的精神焦虑;用紫石英、磁石以镇肝潜阳,老年人多有气虚之症,用黄芪益气补虚,知母对黄芪也有一定的平衡作用,以防阳气上升,血压升高。老年人一定要注意气虚型的高血压病,所以,辨证论治是非常重要的,不要一见高血压病就忌用黄芪。

(3)郭某某,男,39岁,运城,2016－04－18初诊。

主诉:头闷、晕,体胖,乏力,血压150/100 mmHg,右腿麻木,腰椎间盘突出。舌胖,苔白,脉滑弦。

辨证:脾虚不运,痰湿阻络,虚火上炎。

诊断:高血压病,腰椎间盘突出。

治宜:健脾利湿,化痰通络,清火平肝。

处方:黄芪30 g,白术15 g,枳壳15 g,茯苓30 g,党参15 g,山药30 g,夏枯草30 g,茺蔚子15 g,葛根20 g,丹参20 g,枸杞15 g,菊花10 g,半夏10 g,天麻15 g,菖蒲10 g,胆南星10 g。5剂,水煎,早晚分服。

2016－04－25二诊:

病情:血压下降至130/97 mmHg,头晕减轻,舌中有苔,舌微胖,脉弦。

处方:黄芩15 g,柴胡10 g,白芍20 g,茯苓30 g,半夏10 g,胆南星10 g,夏枯草30 g,茺蔚子15 g,山药30 g,葛根25 g,丹参25 g,天麻15 g,钩藤15 g,石决明30 g(先煎),杜仲20 g,寄生20 g,地龙15 g,豨莶草30 g,川牛膝20 g,山茱萸20 g。10剂,水煎,早晚分服。

2016－05－05三诊:

病情:稳定。

处方:黄芩15 g,槐米15 g,夏枯草15 g,茺蔚子15 g,泽泻20 g,益母草20 g,生白术30 g,葛根25 g,丹参25 g,天麻15 g,钩藤15 g,胆南星10 g,石决明30 g(先煎),黄芪30 g,枳壳15 g,制首乌30 g,半夏10 g,白蒺藜15 g,牛膝30 g,白芍20 g。10剂,水煎,早晚分服。

2016－05－20 四诊：

病情：血压较前降低，但低压仍然在 90 mmHg 以上。

处方：黄芪 30 g，白术 30 g，枳壳 15 g，茯苓 30 g，夏枯草 15 g，茺蔚子 15 g，益母草 15 g，葛根 25 g，丹参 25 g，地龙 20 g，生首乌 30 g，山楂 15 g，天麻 15 g，钩藤 15 g，菖蒲 10 g，胆南星 10 g，荷叶 15 g，牛膝 15 g，泽泻 20 g，车前草 15 g。10 剂，水煎，早晚分服。

分析：此例患者体胖，乏力，湿重，舌胖，脉弦滑，实为脾虚，湿痰阻络，引起肢体麻木，兼以肝气郁结，病情虚实夹杂，比较复杂。综合调理是其主要思路，但以健脾利湿，化痰通络为主组方。黄芪、党参、白术、茯苓、泽泻、车前子等益气健脾利水降压，菖蒲、半夏、胆南星、天麻、钩藤、豨莶草等化痰通络降压，柴胡、白芍疏肝解郁降压，夏枯草、茺蔚子、何首乌、白蒺藜、牛膝、地龙、石决明平肝降压，荷叶升清降浊，益母草利水降压。全方共同作用，血压恢复平稳。

///// 五 | 冠心病

冠心病临床发病率逐渐年轻化，所以预防和治疗冠心病是提高人类健康的主要措施之一。冠心病多发生于 50 岁以后的人群，男性多于女性，这与个人的生活习惯、饮食习惯、心情心态、工作压力等有着直接的关系。其次，据临床观察，与家庭遗传也有一定的关系。

1.预防措施：改善个人生活习惯，合理安排好自己一日生活，合理搭配食物比例，注意多吃新鲜蔬菜，保持良好的心态，合理安排好工作，不要打疲劳战，同时规划出每天锻炼的时间，放松工作压力。

2.必要的药物预防:目前市面上常用的有复方丹参片、银杏叶片、血塞通、急救的丹参滴丸,其次还有牛黄安宫丸、苏合香丸等。

3.临床常见病证及治疗:①痰湿瘀滞的瓜蒌薤白半夏汤合丹参饮;②血气瘀阻用丹参饮合黄芪当归补血汤;③血瘀的血府逐瘀汤加减;④血虚的四物汤加减;⑤心气虚的生脉饮;⑥脾虚的人参健脾丸;⑦心律不齐的炙甘草汤;⑧肾气虚的桂附地黄丸。

4.常见兼证及配伍:①祛痰的胆南星、半夏、薤白、瓜蒌;②活血的丹参、赤芍、蒲黄、桃仁、红花、泽兰等;③益气的黄芪、人参、黄精;④养心补肾的熟地、酸枣仁、柏子仁、灵芝;⑤水肿的茯苓、泽泻、猪苓、车前子;⑥高血压的夏枯草、茺蔚子、益母草、川牛膝;⑦强心的葶苈子、地黄、红景天;⑧心律失常的甘松、苦参、黄连;⑨心悸的龙牡、枣仁、柏子仁。

5.小验方:①丹参、三七、水蛭各等量研面冲服,适用于血气瘀滞;②黄芪、人参、丹参各等量研面冲服,适用于心气不足;③制首乌 30 g,丹参 15 g,山楂 10 g,适用于血脂异常;④白术 15 g,枳壳 15 g,丹参 30 g,泽泻 30 g,适用于脾虚湿重;⑤葛根 15 g,丹参 15 g,三七 15 g,适用于血压偏高。注:可作为病情稳定情况下的保健兼治疗用药,方便患者。

6.病案选摘

(1)胡某某,女,75 岁,运城,2016-03-28 初诊。

主诉:口干,乏力。3 年前曾做心脏搭桥手术,体胖,大便不成形,血糖高,血压 140/70 mmHg,服施慧达(具体剂量不详)。舌胖、淡红,脉沉微弦滑。

辨证:心气不足,脾虚湿盛。

诊断:冠心病,心肌梗死。

治宜:补益心气,健脾利湿。

处方:黄芪 30 g,当归 10 g,白芍 15 g,茯苓 30 g,生晒参 10 g,麦冬 10 g,丹参 15 g,五味子 10 g,泽泻 30 g,桂枝 10 g,薤白 10 g,炙甘草 10 g,车前子 10 g(包煎),山药 30 g,生白术 15 g。5 剂,水煎,早晚分服。

2016—04—07 二诊:

病情:胸闷明显好转,仍感气短,血糖空腹 6~7 mmol/L。苔少,口干,脉弦微滑,左微弦。

处方:黄芪 50 g,生晒参 10 g,当归 10 g,白芍 15 g,柴胡 10 g,郁金 10 g,丹参 15 g,麦冬 10 g,五味子 10 g,桂枝 10 g,薤白 10 g,炙甘草 10 g,山药 30 g,车前子 15 g(包煎),威灵仙 10 g,生白术 15 g。7 剂,水煎,早晚分服。

分析:患者 3 年前曾做心脏搭桥手术,年龄大,体虚,大便不成形,脉沉,心气不足是其主要症候,且血糖高,精气虚损,所以益气养血为主。黄芪、当归合生脉饮,加桂枝以强心气,加薤白化痰宽胸,车前子利尿强心,诸药合用,病情得以缓解。

(2)陈某某母亲,女,65 岁,内蒙集宁,2016—05—12 初诊。

主诉:冠心病(家属代述)。

辨证:心气不足,痰血互瘀。

诊断:冠心病。

治宜:益气强心,化痰活血。

处方:西洋参 10 g,瓜蒌 10 g,薤白 10 g,枳壳 10 g,三七 10 g,檀香 10 g,沉香 9 g,水蛭 10 g,炙甘草 10 g,葛根 15 g,丹参 15 g,砂仁 9 g,山楂 10 g。5 剂,研面做丸,适量蜂蜜,每丸 10 g,每日 2 次,早晚分服。

2018－12－15 儿子来电话反映效果好,让抄方再用。

分析:此患者诊断为冠心病,此方为瓜蒌薤白半夏汤加减方,西洋参益气养心,配以理气活血的药物,做成丸剂方便患者服用,也可作为患者的保健药品,间断长期服用,以稳定病情。

(3)樊某某,女,61 岁,运城(闻喜),2016－04－06 初诊。

主诉:心下痞满,时有头昏,心慌,手指麻木,震颤。舌胖,苔白、色暗、淡,右脉弱弦,左弦。

辨证:心气虚损,肝血不足。

诊断:冠心病,动脉硬化。

治宜:补益心气,养血平肝。

处方:黄芪 30 g,当归 15 g,白芍 15 g,鸡血藤 15 g,天麻 10 g,僵蚕 10 g,钩藤 10 g,熟地 20 g,砂仁 9 g,桂枝 10 g,丹参 15 g,郁金 10 g,炙甘草 10 g,太子参 10 g,麦冬 10 g,五味子 9 g。10 剂,水煎,早晚分服。

2016－04－20 二诊:

病情:前症略有好转。

处方:黄芪 30 g,当归 15 g,白芍 15 g,鸡血藤 15 g,天麻 10 g,僵蚕 10 g,钩藤 15 g,熟地 15 g,砂仁 9 g,桂枝 9 g,丹参 15 g,郁金 10 g,小麦 30 g,威灵仙 10 g,炙甘草 10 g,大枣 5 个,生晒参 10 g,麦冬 10 g,五味子 9 g。10 剂,水煎,早晚分服。

分析:患者心下痞满看似实证,实则是虚证,右脉弱,舌胖,苔白,心慌皆为虚证,切记不可妄下,以免伤气。故以黄芪、当归、白芍、丹参、鸡血藤、郁金、桂枝合生脉饮,益气养心通脉,稳定心率;熟地、天麻、钩藤、僵蚕益肾养血治头晕;砂仁宽胸理气健胃,消满。诸药合力,病情稳定。

口腔溃疡是一种多发性疾病,经常影响着人们饮食。口腔溃疡的发病原因是比较复杂的,一般与饮食有直接的关系,其次与本身的体质代谢也有一定的关系。从西医来讲缺乏维生素 B_2,复发性口腔溃疡更是难治之病。所以治疗口腔溃疡的方子也比较多,临床上脾胃湿热证多见,其次气血虚损、肝肾虚损的也多见。还有各种相互兼证,如气血虚兼有湿热、肝肾虚兼有湿热等。

1.常用中成药:黄连上清丸、甘草泻心汤(丸)、清胃黄连丸、连翘败毒丸、牛黄解毒片等,主要针对脾胃湿热证而引发的口腔溃疡。

2.对复发性口腔溃疡:①气血虚兼有湿热症者用当归六黄汤加减;②肾阴虚兼有湿热者用知柏地黄丸加减;③寒湿较重(苔白)者用甘草泻心汤加减;④胃阴虚兼有湿热者用百合汤加减。

3.药物选择:①燥湿解毒的常用黄芩、黄连、黄柏等;②清热解毒连翘、银花、白花蛇舌草、七叶一枝花、蒲公英、半枝莲等;③滋阴解毒的生地、玄参、知母、天花粉;④利湿解毒的泽泻、土茯苓、生薏米;⑤活血止痛的赤芍、丹参、当归;⑥祛风止痛的白芷;⑦清胃火的生石膏、竹叶;⑧通泻解毒的用大黄(制大黄)、草决明等。

4.注意:口腔溃疡多由湿毒引起,湿为阴邪,毒为阴毒,适当地配伍温热药会起到意想不到的效果,其次注意寒凉药的比例。

5.病案选摘

(1)古某某,男,51岁,运城,2019—02—18初诊。

主诉:口腔溃疡,长期反复发作,中西医药均用过,治疗效果不佳,便秘。舌胖质淡红,苔白,脉关弦。

辨证:脾胃湿热,中焦寒湿。

诊断:口腔溃疡,便秘。

治宜:燥湿解毒,温胃化湿。

处方:黄芩 9 g,黄连 9 g,姜半夏 10 g,赤芍 15 g,白术 15 g,党参 15 g,茯苓 20 g,柴胡 10 g,干姜 5 g,吴茱萸 5 g,炙甘草 10 g,连翘 15 g。6 剂,水煎,早晚分服。

2019-02-25 二诊:

病情:较前好转,脉已不弦了,苔薄白。

处方:黄芩 9 g,黄连 9 g,姜半夏 10 g,赤芍 15 g,白术 15 g,党参 15 g,茯苓 20 g,柴胡 10 g,干姜 5 g,吴茱萸 5 g,炙甘草 10 g,连翘 15 g,枳壳 10 g,白及 5 g,银花 10 g。6 剂,水煎,早晚分服。

2019-03-11 三诊:

病情:自服药以来口腔溃疡未发生,苔白,脉微弦。

处方:炒黄芩 9 g,炒黄连 9 g,姜半夏 10 g,炒薏米 20 g,赤芍 15 g,白术 15 g,党参 15 g,茯苓 20 g,柴胡 10 g,干姜 5 g,吴茱萸 5 g,炙甘草 10 g,连翘 15 g,枳壳 10 g,银花 10 g,川朴 10 g。6 剂,水煎,早晚分服。

此后以生白术 100 g,枳壳 100 g,黄芩 50 g,甘草 50 g。研面冲服,每次 10 g,每日 2 次,饭后服用。

分析:此例是一位脾胃寒湿夹杂的患者,兼有湿郁久化热之证,单纯的清热化湿不足以使病情好转,唯有温补脾阳、益气扶正方可使病情好转。方选半夏泻心汤、吴茱萸汤,苦寒药中使用了干姜、吴茱萸温阳以扶正气,连翘、银花清热解毒,白术、枳壳、川朴健脾化湿,柴胡解湿中的郁滞,从而取得好的效果。

2021-03-08 询问,患者未有复发。

(2)杜某某,男,47岁,运城,2020-08-10 初诊。

主诉:口腔溃疡经常发作,疼痛,吃饭困难,体胖。舌胖淡,苔白微腻,溃疡突起部淡红,脉沉弦。

辨证:寒湿化热,郁久成毒。

诊断:复发性口腔溃疡。

治宜:苦温燥湿,清热解毒。

处方:黄芩 10 g,黄连 10 g,干姜 10 g,生甘草 15 g,赤芍 15 g,连翘 20 g,银花 20 g,半夏 10 g,土茯苓 30 g,丹参 15 g。5 剂,水煎,早晚分服。

2020-08-22 微信随访,已愈,建议再用几天银翘解毒片。

分析:此例是一位长期脾虚的患者,体胖,舌淡胖,时有口腔溃疡发生。湿郁久化热,进一步则化毒,所以用半夏泻心汤温补燥湿清热的同时,用土茯苓、连翘、银花祛湿解毒是非常重要的,湿郁久化热、化毒。用银翘解毒片善后。

(3)李某某,女,46岁,运城,2016-12-29 初诊。

主诉:复发性口腔溃疡,睡眠差,曾服牛黄解毒片、三黄片、输液(消炎),均无效,反而病情加重,疼痛加重。苔白,舌尖红,脉沉。

辨证:气阴虚损,湿毒侵脾。

诊断:复发性口腔溃疡。

治宜:益气养阴,祛湿解毒。

处方:生黄芪 30 g,当归 10 g,赤芍 15 g,熟地 10 g,生地 15 g,黄芩 10 g,黄连 10 g,黄柏 10 g,生甘草 9 g,生薏米 30 g,土茯苓 15 g,板蓝根 15 g。3 剂,水煎,早晚分服。

1年后随访,已愈。

分析:此例是一位气血亏损,兼有湿热证的患者。所以用当归六黄汤作为基本方加以土茯苓、板蓝根、生薏米化湿解毒之品,此方为扶正祛邪之方,3剂即取得了好的效果。

七 | 前列腺病

前列腺病是困扰老年男性患者的一大难题。此病多由于年老肾气虚损或湿热下注引起,西医诊断为前列腺肥大、慢性前列腺炎等。患者常出现小便困难或小便失禁的现象。常伴有睡眠差,腰困,乏力,小便无力,小腹胀满或尿血等症状,有的转变为肿瘤(癌症)。注意不要憋尿,适时排尿,饮食清淡,少食辛辣食物,保持心情愉快,加强锻炼。

1.常用方剂:前列舒通、前列康、肾气丸、知柏地黄丸、通关散等中成药。

2.常用方剂加减:①肾气虚衰者常用六味地黄丸或桂附地黄丸加减;②中气虚损、小便无力者用补中益气汤或人参健脾丸加减;③湿热下注者用四妙散或萆薢分清饮加减;④恶性肿瘤应以扶正祛邪治疗为原则,用黄芪当归汤或金匮肾气丸加减。

3.常用药物配伍:①偏寒者加附子、肉桂、补骨脂、骨碎补等;②血气瘀滞者加王不留行、川牛膝、桃仁、红花、赤芍、丹参等;③偏热者加知母、黄柏、车前草、泽泻、萆薢、益母草、石韦、车前子等;④血压高者加夏枯草、茺蔚子、黄芩、川牛膝等;⑤肝肾虚损者加杜仲、寄生、川断、川牛膝等；⑥肿瘤患者加白花蛇舌草、蚤休、蒲公英等；⑦癃闭加穿山甲、琥珀、莪术等；⑧小便失禁者加益智仁、芡实、金樱子、桑螵蛸等；⑨脾虚湿重者加白术、茯苓、薏米、苍术等。

4.病案选摘

(1)陈某某，男，56岁，运城，2017—02—18初诊。

主诉：小便不利，少腹胀痛，右侧腹股沟压痛，下腰围整体不适，酸困。苔白、瘀，脉弦滑。

辨证：湿热下注，肝经瘀阻。

诊断：前列腺肥大。

治宜：清利湿热，行气化瘀。

处方：苍术15 g，黄柏15 g，生薏米30 g，川牛膝20 g，蒲公英30 g，枳壳10 g，橘核10 g，荔枝核10 g，白术15 g，丹参15 g，王不留行10 g，生甘草10 g，寄生20 g，川断20 g。6剂，水煎，早晚分服。

2017—02—25二诊：

病情：左侧腰下不适，憋尿时胀痛，肛门下坠感。苔白，脉微弦、稍沉。

处方：黄芪30 g，熟地30 g，山茱萸15 g，山药30 g，泽泻15 g，茯苓20 g，丹皮10 g，黄柏10 g，怀牛膝30 g，木通10 g，当归15 g，白芍15 g，生甘草10 g，元胡10 g，川楝子10 g。7剂，水煎，早晚分服。

2017—03—04三诊：

病情：少腹变软，但腰周围仍不适，小便时两侧少腹不适。

处方：黄芪30 g，熟地15 g，山茱萸15 g，山药30 g，泽泻15 g，茯苓20 g，丹皮10 g，黄柏10 g，路路通10 g，威灵仙10 g，当归15 g，白芍20 g，香附10 g，柴胡9 g，乌药10 g，生甘草9 g，王不留行10 g，橘核12 g。7剂，水煎，早晚分服。

2017－03－11四诊：

病情：明显好转，小便畅通，大便秘结。

处方：黄芪 30 g，熟地 15 g，山茱萸 15 g，山药 30 g，泽泻 15 g，茯苓 20 g，丹皮 10 g，黄柏 15 g，知母 10 g，当归 15 g，白芍 30 g，麻仁 15 g，香附 10 g，柴胡 9 g，乌药 10 g，生甘草 9 g，荔枝核 10 g，橘核 12 g。7 剂，水煎，早晚分服。

分析：此例患者一诊方以湿热下注症候为主，用四妙丸合橘核丸；二诊方以益气补肾，化瘀通络，利尿组方；三诊方延续了二诊方，从中可以看出本例患者实则是肾气虚为主证，给予益气活血、清热解毒、化瘀散结而取得疗效的。

（2）张某某，男，75 岁，运城，2017－10－19 初诊。

主诉：前列腺肥大，走路不稳，曾出现手无力现象，血压不稳。舌微胖、淡，脉弦。

辨证：肝肾虚损，小便不利。

诊断：前列腺肥大。

治宜：补益肝肾，活血通利。

处方：熟地 20 g，山茱萸 25 g，山药 30 g，茯苓 20 g，泽泻 15 g，丹皮 10 g，川牛膝 15 g，车前子 10 g（包煎），葛根 15 g，丹参 15 g，天麻 15 g，肉桂 3 g，黄柏 9 g。3 剂，水煎，早晚分服。

2017－10－28二诊：

病情：咽干，舌胖，脉弦微数。

辨证论治：疑似感冒，兼顾原治疗原则。

处方：柴胡 9 g，黄芩 9 g，赤芍 15 g，茯苓 20 g，山药 30 g，荆芥 10 g，防风 10 g，杏仁 10 g，生甘草 9 g，王不留行 10 g，黄柏 9 g，肉桂 3 g。3 剂，水煎，早晚分服。

2017-11-02三诊：

病情：症状有所好转，坚持原治疗原则。

处方：熟地 15 g，山茱萸 15 g，山药 30 g，茯苓 15 g，泽泻 10 g，丹皮 10 g，肉桂 3 g，黄柏 9 g，王不留行 10 g，知母 9 g，楮实子 15 g，威灵仙 9 g，益母草 10 g。3 剂，水煎，早晚分服。

2017-11-06四诊：

病情：病情稳定，照上方续服 6 剂。

分析：此例是一位肾气虚损为主的患者，中间有一次因感冒换方，但仍然选用了通关丸辅助治疗，后又仿初诊方，六味地黄丸加通关丸而使病情稳定。楮实子、威灵仙为李可老先生的化铁丸，益母草活血利尿降压作用，王不留行《本草纲目》记载有活血、利小便的作用。

(3)原某某，男，81 岁，运城，2018-09-17初诊。

主诉：小便不畅，西医诊断前列腺肥大、高血压。舌淡、红嫩，脉弦。

辨证：肾气虚损，下焦湿热。

诊断：前列腺肥大，高血压。

治宜：温补肾气，清热利湿。

处方：熟地 20 g，山药 30 g，山茱萸 15 g，茯苓 30 g，丹皮 10 g，泽泻 15 g，川牛膝 15 g，莪术 15 g，黄柏 10 g，肉桂 9 g，知母 10 g，益母草 30 g。5 剂，水煎，早晚分服。

1 年后随访，病情再未复发。

分析：此例与上例类似，只是选用了六味地黄丸加益母草和川牛膝作为活血利尿之品，莪术散结化瘀之品。肥大者用莪术较好，肾气旺则水利。

火 ｜ 失眠

失眠是一种常见的精神、神经系统的病变,表现比较复杂,治疗起来比较棘手。西医常常诊断为神经衰弱、精神抑郁症、轻度精神分裂症等。常用神经镇静剂治疗,长期服用后患者往往出现精神萎靡、呆滞、记忆力减退或烦躁不安等症状,从而严重地影响患者的正常生活,给患者带来许多负面效应,中医治疗可以减少西药带来的负面效应。所以,探索中医治疗失眠病证是非常有临床价值的。

1. 在这里首先我要推荐的是施今墨老先生对药中的宁心安神类失眠药。他对治疗失眠用药分清了层次,首先是养神、补心安眠,其次是清心安神,第三是重镇安神。他为我们用药提供了有益的参考,具有非常好地临床指导意义,其次他在《施今墨临床经验集》中论述神经衰弱一节中论述了十余种导致失眠的病因,值得参考。

2. 失眠虚证多见:①心脾两虚:方选归脾汤加夜交藤、炒枣仁、五味子,对于心神不宁、出汗多、失眠者较好;②脾虚便溏:方选脾肾两助丸加刺五加、夜交藤、五味子,对于长期心神失养者较好;③肝气郁结:方选加味逍遥丸加夜交藤、炒枣仁、合欢花、合欢皮、珍珠母,对于心烦失眠者较好;④肝肾阴虚:方选杞菊地黄丸加夜交藤、五味子、灵芝、磁石,对于头晕、头痛失眠者较好;阳虚加甘松、鹿角霜;⑤肝血虚损:方选逍遥丸合四物汤加夜交藤、炒枣仁、五味子、丹参,对于心血虚损者较好;⑥心肾不交:用阿胶黄连汤、交泰丸加减;⑦头痛较重者酸枣仁汤加制首乌、白蒺藜、夜交藤;脑胀加夏枯草、茺蔚子;⑧兼有心烦者加淡豆豉、栀子各 10 g,夜交藤一般用量应在 30～60 g,朱良春认为夜交藤在诸多安神药中催眠效果最佳。

3.病案选摘

(1)路某某,男,53岁,运城(临猗),2020-05-18初诊。

主诉:失眠,头闷,下肢出汗,舌淡红,脉沉弦。

辨证:肝郁化火,血不养神。

诊断:神经衰弱。

治宜:解郁清火,养血安神。

处方:夜交藤50 g,柴胡10 g,白芍15 g,枳实10 g,甘草10 g,炒枣仁15 g,知母10 g,川芎10 g,珍珠母30 g(先煎),栀子10 g,丹参20 g,五味子10 g,女贞子15 g,旱莲草15 g。6剂,水煎,早晚分服。

2020-08-15随访,好转。未再服药。

分析:此例患者头闷,脉沉弦,属于肝气郁结,肝血不足引起的失眠,方用四逆散合酸枣仁汤解郁安神,二至丸滋补肾阴,珍珠母潜阳安神;重用夜交藤养心安神,改善睡眠,失眠得到好转。

(2)郭某某,女,61岁,运城,2016-11-12初诊。

主诉:睡眠极差,便秘,左腿不适,舌淡,脉细弦。

辨证:心阴不足,阴阳失衡。

诊断:神经衰弱,便秘。

治宜:滋补心阴,平衡阴阳。

处方:夜交藤30 g,炒枣仁30 g,五味子10 g,灯心草9 g,柏子仁15 g,丹参15 g,生白术15 g,枳壳15 g,山药30 g,炒栀子10 g,甘松10 g,鹿角霜10 g,生地10 g,元参10 g,生甘草9 g。5剂,水煎服。

2016-11-19二诊:

病情:睡眠略有改善。

处方:夜交藤30 g,炒枣仁30 g,五味子10 g,柏子仁30 g,丹参

15 g,山药 30 g,生麦芽 15 g,合欢皮 15 g,合欢花 15 g,生龙牡各 30 g
（先煎）,炒栀子 10 g,炙甘草 10 g,枸杞 15 g,制首乌 15 g,菊花 10 g。
6 剂,水煎服。

分析:此例患者属心阴不足,心火亢盛引起的失眠,同时兼有肝气
不舒,郁火扰心之症,其中有角药,炒枣仁、柏子仁、五味子养心安神;
对药:合欢皮、合欢花解郁,夜交藤、丹参养血安神,甘松、鹿角霜健脑
安神,枸杞、菊花补肾清热,生地、元参凉血养阴,合重镇药生龙牡,诸
药共凑,睡眠得到改善。其次,老年人失眠多属虚证,肝郁多见。

（3）崔　某,女,51 岁,运城,2018－12－01 初诊。

主诉:失眠,潮热出汗,头痛,头晕,舌胖淡,脉细滑。

辨证:肝肾虚损,虚火扰神。

诊断:更年期综合征,神经衰弱伴头痛。

治宜:补益肝肾,清火安神。

处方:夜交藤 40 g,炒枣仁 30 g,五味子 10 g,合欢皮 15 g,合欢花
19 g,生黄芪 30 g,牡蛎 30 g（先煎）,木瓜 15 g,女贞子 20 g,旱莲草
20 g,浮小麦 30 g,丹参 20 g,制首乌 15 g,白蒺藜 15 g,防风 10 g。
6 剂,水煎,早晚分服。

2018－12－08 二诊:

病情:明显好转。

处方:夜交藤 30 g,炒枣仁 30 g,五味子 10 g,合欢皮 15 g,合欢花
15 g,生黄芪 30 g,牡蛎 30 g（先煎）,木瓜 15 g,女贞子 20 g,旱莲草
20 g,浮小麦 30 g,丹参 20 g,制首乌 20 g,白蒺藜 20 g,防风 10 g,黄
芩 10 g,生甘草 9 g,桔梗 10 g。6 剂,水煎,早晚分服。

分析:此例患者为更年期肝肾虚损引起的失眠,重在补益肝肾,解
肝郁,清虚火合玉屏风散,其中制首乌、白蒺藜为施今墨老先生的对

药,具有祛风止痛的功效。黄芪配牡蛎止汗,另,夜交藤、五味子、炒枣仁为角药;合欢皮、合欢花,女贞子、旱莲草为对药。全方配合严谨,环环相扣,故疗效较好。

九 | 糖尿病（消渴病）

糖尿病（消渴病）是目前临床上常见的一种代谢性慢性疾病,严重的困扰着中老年患者的健康。但预防仍然是第一位,治疗是第二位,饮食不节、膏粱厚味仍然是发病的主要原因。从中医角度讲,糖尿病的本质是气阴两虚,其次有痰湿困脾或脾肾两虚之证。

1. 治疗总体思路上仍然遵循和推荐施今墨老先生的治疗思路及原则。"治疗糖尿病,除滋阴清热外,健脾补气为关键一环"。滋阴清热为治标,健脾补气为治本。其次,久病及肾。许多治疗糖尿病的中药配方基本都是遵循着这个原则,但临床上如何灵活运用却是需要我们认真去研究和琢磨的。

2. 主方即四对基本中药:黄芪、山药,苍术、元参,葛根、丹参,生地、熟地。

3. 配方

（1）脾气虚损:加党参、白术、茯苓、甘草、陈皮、半夏、芡实、金樱子、五味子。

（2）阴气虚损:加黄精、太子参、沙参、麦冬、石斛、天花粉、山茱萸、五味子。

（3）痰湿重厚:加陈皮、半夏、茯苓、甘草、白术、枳实、泽泻、荷叶、

临证鉴论·医案辨证分析

决明子。

（4）肾阴虚损：加熟地、山茱萸、女贞子、五味子、菟丝子、枸杞子、金樱子。

4.随症加减：餐后血糖 10 mmol/L 以上加黄连 10 g，口渴、食欲旺盛加生石膏 30 g，夜尿多加桑螵蛸 15～30 g，肾阳不足加仙灵脾、补骨脂各 15～30 g。

5.病案选摘

（1）柴某某，女，65 岁，运城，2016－12－05 初诊。

主诉：糖尿病多年，用长效胰岛素、短效胰岛素等，空腹血糖仍在 8 mmol/L 左右，餐后血糖 17 mmol/L 左右。少苔裂纹、淡、瘀，脉弦滑。

辨证：气阴两虚，脾肾失约。

诊断：糖尿病。

治宜：益气健脾，补肾敛精。

处方：黄芪 30 g，生山药 30 g，牡蛎 30 g（先煎），苍术 15 g，元参 15 g，葛根 15 g，丹参 15 g，黄连 10 g，党参 15 g，白术 10 g，枳壳 10 g，山茱萸 15 g，生熟地各 15 g，当归 10 g，金樱子 15 g，枸杞 15 g，菊花 10 g，天花粉 15 g。6 剂，水煎服。

2017－01－14 二诊：

病情：病情大有好转，空腹血糖已从 9 mmol/L 降为 8 mmol/L，餐后血糖已从 15 mmol/L 降至 10 mmol/L 左右，精神也好多了。鉴于目前血糖状况，应该继续加强降低血糖的药物。

处方：黄芪 80 g，山药 50 g，生白术 15 g，苍术 15 g，元参 15 g，炒黄连 15 g，党参 30 g，黄精 30 g，枸杞 30 g，天花粉 30 g，茯苓 30 g，灵芝 30 g，夜交藤 30 g，女贞子 20 g，山茱萸 30 g，干姜 5 g，苏梗 10 g，甘

松 10 g。6 剂,水煎,早晚分服。

2017—01—21 三诊:改散剂。

处方:生黄芪 150 g,生晒参 100 g,黄精 10 g,山药 100 g,枸杞 100 g,制首乌 100 g,鸡内金 50 g,香橼 100 g,沉香 30 g,丹参 100 g,泽泻 100 g。研面冲服,每次 10 g,饭前冲服。

2017—02—11 四诊:

病情:餐前血糖 8 mmol/L 左右,餐后血糖 9 mmol/L 左右,较前明显好转。体质明显增强,虽遇风寒,但怕风怕冷症状较前明显好转。舌淡,苔白,脉细滑。

处方:黄芪 100 g,山药 50 g,丹参 30 g,苍术 30 g,元参 20 g,生晒参 20 g,茯苓 30 g,生白术 30 g,枳壳 15 g,黄精 30 g,枸杞 30 g,灵芝 30 g,甘松 15 g,鹿角霜 10 g,女贞子 30 g,天花粉 30 g,防风 9 g,熟地 30 g。6 剂,水煎,早晚分服。

2017—10—14 来诊,询问病情非常稳定。

注:经过近 2 个月的调理,服药约 6 个疗程,血糖基本正常,稳定。

分析:从中可以看出病机为气阴两虚,脾肾虚损,兼湿浊;治疗原则基本上是益气滋阴,健脾补肾,燥湿祛火,"孤阴则不生,独阳则不长",适当配以补阳之品,阳气升则胰岛功能得到了一定的恢复。使患者的血糖得到了有效地控制,症状得到了明显的改善。甘松、鹿角霜乃施老的对药,功效为阳虚精少,气机不畅,可有效地调整脾肾功能。方中的沉香具有降气调中,温肾助阳的功效,可谓画龙点睛。对胰岛功能的恢复,糖的代谢利用可能有一定的作用,值得研究。

(2)王某某,女,55 岁,运城,2018—09—07 初诊。

主诉:糖尿病,口干,乏力。

辨证:气阴两虚,肝肾受损。

诊断:糖尿病。

治宜:益气养阴,养肝补肾。

处方:黄芪 100 g,山药 100 g,葛根 100 g,丹参 100 g,天花粉 200 g,枸杞 100 g,制首乌 150 g,山楂 100 g。研面冲服,下次方中加泽泻 150 g。

2018－10－29 二诊:

病情:血糖基本正常。

2019－01－05 三诊:

病情:稳定,方便用药,宜散剂冲服。

处方:黄芪 150 g,生山药 150 g,葛根 100 g,丹参 100 g,天花粉 300 g,枸杞 100 g,制首乌 200 g,山楂 100 g,泽泻 150 g。研面冲服,每次 10 g,每日 3 次,饭前服。

2019－05－17 四诊:

病情:血糖基本控制在正常范围,餐前在 6 mmol/L 左右,餐后不超过 8 mmol/L。

处方:黄芪 150 g,生山药 150 g,葛根 100 g,丹参 100 g,天花粉 200 g,枸杞 100 g,制首乌 200 g,山楂 100 g,泽泻 150 g,黄精 150 g。1 剂,研面冲服。每次 10 g,每日 3 次,饭前服。

2019－11－09 五诊:

病情:稳定。

处方:黄芪 150 g,生山药 150 g,葛根 100 g,丹参 100 g,天花粉 150 g,枸杞 100 g,制首乌 150 g,泽泻 150 g,黄精 150 g。1 剂,研面冲服。每次 10 g,每日 3 次,饭前服。

2020－01－04 六诊:

病情:血糖稳定。

处方:照上方再做 1 剂,另加莲子 500 g,自用。

分析:糖尿病本是气阴两虚的一种证候,施今墨的糖尿病对药,焦树德老先生也使用过,具有非常好的疗效。此方既可控制血糖,又可改善心血管系统,预防糖尿病并发症发生。如果适当配合降糖的西药,疗效更好。

(3)杨某某,男,67 岁,运城,2020—08—08 初诊。

主诉:糖尿病约 15 年,踝关节上下皮肤发黑,冰凉无感觉。打胰岛素、服降糖药等,自己控制不了饮食,经常偷食甜食,致使病情加重。舌淡胖嫩,脉弦。

辨证:脾肾两虚,血脉瘀滞。

诊断:糖尿病并发症(形成下肢溃疡)。

治宜:益气健脾补肾,温补肾阳,通血脉。

处方:黄芪 30 g,党参 20 g,白术 15 g,山药 50 g,桂枝 10 g,川牛膝 15 g,当归 15 g,毛冬青 30 g,鸡血藤 15 g,赤芍 15 g,黄连 10 g,葛根 15 g,丹参 15 g,制附子 10 g,山茱萸 20 g,茯苓 30 g,泽泻 15 g。6 剂,水煎,早晚分服。

2020—08—20 随访效果好,嘱咐患者照方继续服用。

分析:这是一例严重的糖尿病并发症患者。治宜益气养血,温阳通脉,活血解毒。黄芪、党参、白术、山药、茯苓、泽泻益气利水,健脾扶正;当归、赤芍、鸡血藤、丹参、葛根活血凉血,通络;桂枝、制附子、山茱萸温补肾阳;川牛膝引药下行。此方以健脾为主,控制血糖;活血通脉,温补肾阳,改善下肢血液循环。组方有仿当归四逆汤和阳和汤之意。黄连具有较好的降糖功效,同时可祛湿解毒改善病情。其中毛冬青常用于脉管炎患者,具有非常好的解毒通络作用,本人曾重用此药配方治疗两例下肢发黑的脉管炎患者。黄芪与山药、葛根与丹参为糖尿病常用对药。

  血脂异常是心脑血管疾病发生的重要病因之一,控制好血脂的指标能更好地预防心脑血管疾病的发生,同时可降低糖尿病并发症的发生。当然,饮食不节制是其主要原因,但也有不是绝对饮食引起的,也有长年吃素食出现高血脂的人。所以,调节血脂是必要的,但也不是绝对的,对此不必恐慌。西医认为血脂异常是体内脂质代谢紊乱所造成的。中医认为是由于痰湿困脾所以造成的,中医认为的痰血互瘀证与西医的高血脂症在临床上非常吻合。

  目前调节血脂的药品、保健品也比较多,有纯中药组方的、有药食同源组方的,也有中西药合方的、单纯食疗的、纯西药的等。中药及食疗一般没有什么不良反应,而纯西药的往往对肝肾功能有一定的影响,在服用期间要定期做肝肾功能检查,以防顾此失彼。

  1.临床常见的血脂异常患者多属体胖、超重、饮食不节的人群,多伴有高血压、冠心病、动脉粥样硬化、糖尿病等疾病。因此,节制饮食、减轻体重就成为早期预防和治疗的主要手段。

  2.防治总则:利湿化痰,活血化瘀,益气健脾。

  3.常用方剂:六君子汤、导痰汤、泽泻汤、大柴胡汤等,临床上自拟的方子就更多了。

  4.配伍用药:草决明、大黄、制首乌、泽泻、丹参、山楂、黄芪、党参、虎杖等。

5. 作者研制的"紫菀牌沙乌胶囊"于 2014 年获得国家食药局批准,批准文号(20041605),其配方:制首乌、沙棘、丹参、人参、泽泻、枸杞、山楂,同年投入市场,获得了社会认可。此批文已转让河南厂家生产、销售。

6. 降脂小方剂:①白术、枳壳、草决明;②首乌、丹参、虎杖;③黄精、首乌、山楂;④泽泻、决明子、党参(甘油三酯高);⑤黄精、人参、黄芪(提高高密度脂蛋白);⑥荷叶、白术、枳壳。

7. 兼证配伍:血压高者可配伍夏枯草、茺蔚子、益母草、天麻、钩藤等,糖尿病患者可配伍黄芪、山药、丹参、葛根、女贞子、黄连等。

8. 病案选摘

(1)贾某某,男,41 岁,运城,2017—03—31 初诊。

主诉:血脂高,血压 140/90 mmHg,舌胖淡,脉沉弦。

辨证:痰湿困脾,肝肾虚损,痰瘀脉络。

诊断:高血脂症,高血压病。

治宜:健脾化湿,补益肝肾,祛痰通络。

处方:制首乌 20 g,山楂 10 g,丹参 15 g,枸杞 20 g,泽泻 20 g,沙棘 20 g,夏枯草 15 g,半夏 10 g,草决明 15 g,荷叶 10 g,生白术 15 g,枳壳 15 g。10 剂,水煎,早晚分服。

2017—04—08 二诊:

病情:较前感到身轻了许多。

处方:制首乌 30 g,山楂 10 g,丹参 20 g,枸杞 20 g,泽泻 20 g,沙棘 20 g,夏枯草 30 g,半夏 10 g,草决明 15 g,荷叶 10 g,生白术 15 g,枳壳 15 g,菊花 10 g,葛根 20 g,牡蛎 30 g(先煎)。10 剂,水煎,早晚分服。

2017—06—08 随访:病情基本稳定,血脂基本正常,血压稳定。

分析:此例患者的病机与肝、脾、肾三脏均有密切的关系,处方采用了"紫菀沙乌胶囊"为基本方加减而成,重点加强了健脾化痰饮的枳术丸,荷叶升清降浊,同时用葛根、丹参扩张血管,降低血压,改善症状。此例患者所用的制首乌、泽泻、沙棘等,从现代药理学研究,均有较好地降低血脂的作用。

　　(2)赵某某,女,88岁,运城,2016－05－12初诊。

　　主诉:脑梗死,血脂异常,最近才出院,服西药降压药、心脑颗粒等(家属代述)。

　　辨证:气血两虚,玄府瘀阻。

　　诊断:高血压病,脑梗死,血脂异常。

　　治宜:益气养血,活血化瘀。

　　处方:生黄芪 100 g,当归 50 g,赤芍 50 g,地龙 50 g,水蛭 50 g,丹参 100 g,葛根 100 g,天麻 100 g,三七 50 g,制首乌 100 g,草决明 100 g,寄生 50 g。研面冲服,每次 10 g,每日 2～3 次。

　　2016－11－26 二诊:

　　病情:右脚轻度水肿。

　　处方:生黄芪 100 g,当归 50 g,赤芍 100 g,地龙 50 g,水蛭 50 g,丹参 100 g,葛根 100 g,天麻 100 g,三七 50 g,制首乌 100 g,草决明 100 g,寄生 100 g,桂枝 50 g,泽泻 100 g。研面冲服,每次 10 g,每日 2～3 次。

　　2017－08－26 三诊:

　　病情:稳定,希望继续服药。

　　处方:生黄芪 100 g,当归 50 g,赤芍 100 g,地龙 50 g,水蛭 50 g,丹参 100 g,葛根 100 g,天麻 100 g,三七 100 g,制首乌 150 g,草决明 150 g,寄生 100 g,桂枝 50 g,泽泻 100 g,茯苓 100 g。研面冲服,每次

10 g,每日2～3次。

2018－09－15 四诊：

病情：上方服用较好，照方加量。

处方：生黄芪 200 g，当归 50 g，赤芍 100 g，地龙 100 g，水蛭 50 g，丹参 150 g，葛根 150 g，天麻 150 g，三七 100 g，制首乌 200 g，草决明 150 g，寄生 150 g，桂枝 50 g，泽泻 150 g，茯苓 150 g。研面冲服，每次 10 g，每日2～3次。

分析：此是一例脑梗死患者，高龄老人，服药不便，特采取粉剂内服的方法。方剂是以补阳还五汤作为基本治疗思路。给予益气活血，通便降浊，利湿化痰的方法改善了患者的病情。对于长期服用降脂西药患者可以较好地改善和保护肝脏，有利于患者康复。

（3）秦某某，女，58 岁，运城，2020－07－04 初诊。

主诉：睡眠一般，头晕（早上重），血压高，血脂异常，大便不爽，口苦，乏力，血压 170～180/80～110 mmHg。舌淡、胖，脉沉细弦。

辨证：痰湿阻滞，肝肾虚损，血脉失养。

诊断：血脂异常，高血压病，神经衰弱。

治宜：化痰祛湿，补益肝肾，益气养血。

处方：天麻 15 g，钩藤 15 g，杜仲 20 g，怀牛膝 20 g，桑叶 15 g，生白术 15 g，茯苓 30 g，泽泻 20 g，柴胡 9 g，白芍 15 g，姜半夏 10 g，黄芩 10 g，葛根 15 g，丹参 15 g，生黄芪 30 g，磁石 30 g（先煎），夜交藤 30 g。6 剂，水煎，早晚分服。

2020－07－11 二诊：

病情：感觉较前好转，血压基本正常。

处方：天麻 15 g，钩藤 15 g，杜仲 20 g，寄生 20 g，怀牛膝 20 g，生白术 15 g，茯苓 30 g，泽泻 20 g，柴胡 10 g，白芍 15 g，黄芩 10 g，枳壳

10 g,葛根 15 g,丹参 15 g,磁石 30 g(先煎),夜交藤 30 g,益母草 15 g,清半夏 10 g。4 剂,水煎,早晚分服。

2020－09－10 随访:病情稳定。

分析:这是一例因脾虚、痰湿阻络而引起的血脂异常,从而导致的高血压病。处方采用半夏白术天麻汤配以茯苓、泽泻健脾化痰,杜仲、寄生补肾健脑,葛根、丹参、柴胡、白芍活血通络,疏肝解郁;另柴胡、黄芩、半夏、白术、白芍和胃降逆,改善肠胃功能;益母草活血利水降压;夜交藤、磁石安神,重镇降压达到了稳定病情的目的。

十一 ▎肿瘤(癌)

目前肿瘤(癌)发病率比较高,而且唯一病因很难确定,所以,治疗的方法也就比较多。西医常见的有手术、化疗、放射、各种抗肿瘤药及靶向药等。中医有以毒攻毒、扶正祛邪、攻补兼施、先攻后补等,各有所长,但就其治疗结果也是各有差异。但中西医结合治疗具有较好地前景,尤其是近期提出的与瘤共存的观点与中医的顺其自然的观点极为相似,疾病永远伴随着人类生存与发展,应该积极的研究中西医对肿瘤(癌)的治疗,提高人类自身免疫非常必要,但对于选择中医或西医要根据患者的病情来选择。

1.健康的生活方式,生活理念,饮食结构,食物质量,工作环境,良好的心态是健康的前提。尤其是在现代社会保持良好的心态是非常重要的,其次是饮食的节制、健康的生活方式。

2.治疗指导思想:首先以保护性治疗为主,扶正祛邪。其次,依据患者病情、体质状况采取以毒攻毒或攻补兼施的方法。患者在放、化疗或服抗肿瘤药物后一般都会出现脱发、食欲不振、乏力、贫血、虚脱等症状，这实际上就是正气所伤，不利于疾病的恢复。所以，此时关键还是健脾扶正，顾护胃气。"有胃气则生，无胃气则死"这是中医的基本思路和原则，也是中医"治未病"思想的体现。邪气盛时可以酌情采取以毒攻毒的方法，挫其锐气也是必要的，但以不伤正气为原则。对肿瘤的防治关键是要掌握其治疗原则和特点。各地都有许多名老中医治疗肿瘤的经验，都值得我们去学习、探讨和应用。

3.方剂的选择：无固定方可选，但经验方比较多。一般初选时方法如下：①可以随脏腑来选择，比如食管癌选通幽汤，肺癌选苇茎汤、清燥救肺汤等，脾虚气血亏损的归脾汤加减、补中益气汤加减等，肾气亏损的六味地黄汤加减、桂附地黄汤加减；②以症状表现来选择的，比如舌苔厚腻、痰湿互瘀的二陈汤加减，疼痛症状为主的丹参饮、金铃子散，小便尿血的膀胱癌选择八正散加减，肝癌疼痛选择的逍遥丸加减等；③名老中医经验方，如张士舜的抗鳞癌方，组方：冬凌草5～20 g，半枝莲10～20 g，白花蛇舌草10～20 g，紫草5～30 g，广豆根10～20 g，蟾皮10～20 g，炙甘草5 g。功用：清热解毒，散瘀化结。主治：食管癌、肺癌、宫颈癌、病理分型为鳞癌的肿瘤等。胃癌方，组方：半夏15 g，黄连10 g，黄芩10 g，生姜10 g，红参15 g，代赭石15 g，旋覆花15 g（包煎），枳实15 g，乌贼骨15 g，浙贝15 g，冬凌草30 g，白英30 g，炙甘草9 g，大枣20枚。每日1剂。

4.病案选摘

(1)晋某某，男，79岁，运城(盐化)，2021－10－11初诊。

主诉：吞咽困难，吃饭第一口吞咽困难，再吃有所好转，胃镜检查贲门，胃底溃疡（癌），大便前干后稀，因年龄大，又患冠心病，不宜手术,建议保守治疗,曾患哮喘病。舌淡、瘀,脉弦小。

辨证:痰血瘀滞,肠胃失调,热结脏腑。

诊断:胃癌,肠胃功能差。

治宜:化痰祛瘀,活血通络,清热通便。

处方:柴胡 10 g,黄芩 10 g,白芍 15 g,姜半夏 15 g,枳实 30 g,当归 20 g,白术 30 g,威灵仙 10 g,黄芪 30 g,白花蛇舌草 30 g,生甘草 15 g,桃仁 10 g,红花 10 g,麻仁 15 g,桔梗 10 g,半枝莲 20 g。6 剂,水煎,早晚分服。

2021-11-04 二诊:

病情:吞咽正常,大便干。舌淡红,苔较前减少,脉微弦。

处方:柴胡 10 g,黄芩 10 g,白芍 15 g,姜半夏 15 g,枳实 15 g,当归 15 g,白术 30 g,威灵仙 10 g,黄芪 30 g,白花蛇舌草 30 g,生甘草 15 g,桃仁 10 g,红花 10 g,麻仁 20 g,肉苁蓉 15 g,八月札 15 g,半枝莲 30 g。6 剂,水煎,早晚分服。

2021-11-26 三诊:

病情:大便不干,但便意感觉不到,咳嗽,有痰,色白。舌淡,少量苔,脉弦。

辨证:中气虚损,脏腑失运。

治宜:益气补虚,健脾健运。

处方:生黄芪 40 g,当归 15 g,白芍 20 g,生白术 30 g,枳壳 15 g,枳实 15 g,威灵仙 15 g,炙枇杷叶 20 g,桑叶 10 g,菊花 10 g,麻仁 30 g,党参 15 g,制大黄 15 g,蝉蜕 10 g,僵蚕 10 g,姜黄 10 g,生甘草 10 g,杏仁 10 g,黄芩 10 g,桃仁 10 g。6 剂,水煎,早晚分服。

分析:此例患者重点在于改善生活状态,提高机体功能,减轻患者痛苦。初诊以小柴胡汤的方子为主方,加桃仁、红花、麻仁活血润肠通便,黄芪、当归益气养血;威灵仙刺激肠功能,提高排便功能;桔梗开肺气,通便;白花蛇舌草、半枝莲解毒抗癌。因排便不畅,三诊加升降散,增强通腑作用。患者情况得以缓解。

(2)孙某某,女,57岁,运城,2021—03—26初诊。

主诉:肺癌,2019年10月做了手术,有转移。口中无味,打嗝。舌胖,苔白腻,脉细弦。

辨证:痰湿困脾,热毒蕴肺。

诊断:肺癌。

治宜:化痰祛湿,解毒散结。

处方:柴胡10 g,黄芩10 g,白芍15 g,白术15 g,枳壳15 g,姜半夏10 g,太子参15 g,茯苓30 g,白花蛇舌草30 g,石见穿30 g,山慈姑15 g,浙贝15 g,海藻30 g,甘草10 g,海浮石30 g,山药30 g。6剂,水煎,早晚分服。

2021—11—29询问病情,长期服用上方,效果好,病情稳定。

分析:此例患者手术后主要表现在肠胃功能差。小柴胡汤是一个调和肝、脾、胃的有效方剂,"有胃气则生,无胃气则死",调整患者脾胃功能,提高患者的抗病能力,同时配伍解毒散结、化痰散结、软坚散结的药物,从而提高患者的生存质量。

(3)武某某,女,66岁,运城,2019—02—25初诊。

主诉:肺癌,兼糖尿病,服靶向药,面部发紧,口唇干。舌淡红、瘀,寸脉弦。

辩证:肺阴虚损,痰气瘀滞。

诊断:肺癌,糖尿病。

治宜:益气滋阴,润肺化痰,散结。

处方:太子参15 g,生山药30 g,玄参15 g,浙贝15 g,沙参15 g,

麦冬 10 g,黄精 15 g,生麦芽 10 g,生枇杷叶 15 g,生甘草 9 g,桑叶 15 g,柴胡 9 g。6 剂,水煎,早晚分服。

2021－05－07 初诊:

主诉:肺癌,患病 5 年有余,服靶向药,糖尿病,乏力,口微干,睡眠差,食欲差,小便次数多。舌淡红、瘀,脉弦滑。

辨证:气阴两虚,肝胃失调。

治宜:益气养阴,调肝健胃。

处方:生黄芪 30 g,生山药 30 g,太子参 15 g,黄精 15 g,葛根 15 g,丹参 15 g,鸡内金 15 g,木瓜 15 g,生白术 15 g,枳壳 10 g,生麦芽 15 g,炙枇杷叶 20 g,浙贝 15 g,山茱萸 15 g,升麻 9 g,柴胡 9 g。6 剂,水煎,早晚分服。

2021－11－16 二诊:

主诉:最近化疗后引起消化功能下降,食欲差。舌淡,少苔,光面舌,微暗,脉弦。

辨证:胃气虚损,脾气受损。

治宜:益气健胃,滋阴健脾。

处方:党参 15 g,太子参 15 g,生麦芽 15 g,生山药 30 g,生白术 15 g,枳壳 15 g,黄芩 10 g,柴胡 10 g,白芍 15 g,生甘草 10 g,焦三味各 10 g,姜半夏 10 g,生枇杷叶 15 g,麦冬 10 g,茯苓 15 g,丹参 15 g。6 剂,水煎,早晚分服。

2021－11－25 三诊:

病情:饮食较前好转。

处方:党参 15 g,太子参 15 g,生麦芽 15 g,生山药 30 g,生白术 15 g,枳壳 15 g,黄芩 10 g,柴胡 10 g,白芍 15 g,生甘草 10 g,焦三味各 10 g,鸡内金 15 g,生枇杷叶 15 g,麦冬 10 g,茯苓 15 g,丹参 15 g,

沙参 15 g,白花蛇舌草 30 g。6 剂,水煎,早晚分服。

2021-12-04 四诊:

病情:食欲稍差。

处方:党参 30 g,太子参 15 g,生麦芽 15 g,生山药 30 g,生白术 15 g,枳壳 15 g,黄芩 10 g,柴胡 10 g,白芍 15 g,生枇杷叶 15 g,木瓜 15 g,焦三味各 10 g,白花蛇舌草 30 g,生甘草 10 g,半枝莲 30 g,生黄芪 30 g。6 剂,水煎,早晚分服。

2021-12-13 五诊:

病情:饮食稍有好转,但仍不理想,乏力。舌淡,脉弦。

处方:党参 20 g,太子参 15 g,生麦芽 15 g,生山药 30 g,鸡内金 15 g,生白术 15 g,枳壳 15 g,生枇杷叶 20 g,木瓜 15 g,乌梅 10 g,焦三味各 10 g,生谷芽 15 g,茯苓 15 g,丹参 15 g,生黄芪 20 g,当归 10 g,甘草 9 g,陈皮 10 g,郁金 10 g,柴胡 9 g。5 剂,水煎,早晚分服。

2021-12-23 六诊:

病情:饮食好转,小便次数多。

处方:柴胡 10 g,黄芩 10 g,白芍 15 g,生白术 15 g,枳壳 15 g,生山药 30 g,鸡内金 15 g,生杷叶 20 g,木瓜 15 g,乌梅 10 g,焦三味各 10 g,生黄芪 30 g,当归 15 g,生谷芽 15 g,党参 20 g,太子参 20 g,泽漆 30 g,桑螵蛸 15 g,益智仁 15 g。6 剂,水煎,早晚分服。

2021-12-31 七诊:

病情:口苦,干,食欲仍差,大便正常。

处方:党参 20 g,太子参 15 g,生麦芽 15 g,生山药 50 g,鸡内金 15 g,生白术 15 g,枳壳 15 g,生杷叶 20 g,木瓜 15 g,乌梅 15 g,茯苓 20 g,丹参 15 g,生黄芪 30 g,当归 15 g,郁金 10 g,柴胡 9 g,生谷芽 15 g,焦山楂 10 g,生甘草 10 g。6 剂,水煎,早晚分服。

2022—01—10 八诊：

病情：饮食较前好转，此方以巩固疗效。

处方：党参 20 g，太子参 15 g，生麦芽 15 g，生山药 50 g，鸡内金 15 g，生白术 15 g，枳壳 15 g，生杷叶 20 g，木瓜 15 g，乌梅 15 g，茯苓 20 g，丹参 15 g，生黄芪 30 g，当归 15 g，郁金 10 g，柴胡 9 g，生谷芽 15 g，焦山楂 10 g，生甘草 10 g，白花蛇舌草 30 g。6 剂，水煎，早晚分服。

2022—01—18 九诊：

病情：服上方疗效稳定，考虑到慢病慢治的原则，其次考虑到患者的经济负担，嘱咐患者，另抓 10 剂，蜂蜜适量，以膏方维持疗效。

分析：此例患者于 2016 年 8 月发现患病，近年来一直依靠靶向药物控制病情，同时伴有糖尿病，控制血糖又会影响脾胃功能，影响患者的抗病能力。所以，总体上以控制血糖，调理脾胃，增强患者抗病能力为主。患者原本不想化疗，在医生的建议下进行了化疗，但在化疗后严重的影响食欲，方剂选用四君子汤和小柴胡汤加减组方，木瓜、乌梅，生麦芽、生谷芽，鸡内金、山药以及生枇杷叶等可增加食欲，并配伍黄芪、当归以扶正气。健脾益气控制血糖，改善患者体质，提高患者的生存质量，方中也曾配伍解毒抗癌药物，以防癌细胞扩散。

5.药物选择提示

(1)行气散结

1)八月札：疏肝理气，常用于胸胁疼痛，肝胃气痛，睾丸肿痛。另用于瘰疬、乳腺癌、消化系统癌肿。

2)绿萼梅：疏肝解郁，治疗痰郁互结的梅核气。

3)薤白：温中通阳，下气散结，常用于痰饮胁痛，胸痹。

(2)化湿散结

1）半边莲：利水消肿，解毒。用于大腹水肿，面足水肿，可配半枝莲。

2）葫芦壳：毒蛇咬伤，胃、直肠、肝癌。

3）泽漆：利水消肿，化痰散结，杀虫。用于大腹水肿，面目、四肢水肿；瘰疬结核，痰饮喘咳；淋巴肉瘤，常与黄药子、蛇六谷配伍。

（3）化痰散结

1）化寒痰散结：①半夏：降逆止呕，燥湿化痰，消痞散结。半夏化痰，以脾不化湿，聚而为痰者，入脾、胃经。②天南星：燥湿化痰，祛风解痉，燥湿祛顽痰，入肺、肝、脾经。③白芥子：祛痰利气，散结消肿，入肺经。④桔梗：宣肺祛痰，排脓散结，利咽，入肺经。

2）化热痰散结：①川贝母：止咳化痰，清热散结，入心、肺经。②浙贝母：清火化痰，消瘰散结。③瓜蒌：清肺化痰，宽胸散结，润燥滑肠，入肺、胃、大肠经，常用于肺部肿瘤。④海浮石：清肺化痰，软坚散结，入肺经。⑤海蛤壳：清肺化痰，软坚散结，入肺、肾经。⑥瓦楞子：消痰，散结，入肺、胃、肝经。⑦昆布：消痰散结，化瘿瘤，入肝、胃、肾经。⑧海藻：消痰结，散瘿瘤，入肝、胃、肾经。⑨黄药子：化痰消瘿，止咳，止血，入肝、心经。临床上常用于食管癌、胃癌、乳腺癌、甲状腺肿瘤等，有毒，不可久服。

（4）理血散结

1）三棱、莪术：破血祛瘀，消积止痛，治疗各种癌症，对宫颈癌有效。

2）虻虫：破血祛瘀，散结消癥。用量1～3 g。

3）土元：破血。

4）急性子：用于食管癌，常与威灵仙、瓜蒌、生牡蛎、半枝莲等配伍。

5)石见穿:活血止痛,用于食管癌、胃癌、直肠癌、肝癌等,常与蛇六谷、半枝莲、白花蛇舌草等配伍。

(5)解毒散结

1)连翘:清热解毒,消肿散结,常用于疮疡肿毒瘰疬,常与银花、夏枯草、象贝母配伍。

2)蒲公英:清热解毒,散结,常用于胃肠胆息肉。

3)八角莲:清热解毒,活血散瘀,常用于乳腺癌、食管癌等。

4)夏枯草:清热解毒,散结。

5)青果:清热解毒,利咽喉,化痰。

6)山慈菇:清热解毒,水肿散结。用于食管癌、淋巴肿瘤等。常与急性子、制半夏、土元、石见穿配伍治疗食管癌,与昆布、海藻、夏枯草、象贝配伍治疗淋巴癌。

7)漏芦:清热解毒,消肿,下乳汁,用于各种肿瘤,常与半枝莲、半边莲、石见穿等配伍治疗肝肿瘤。

8)七叶一枝花:用于各种肿瘤。

9)半枝莲:用于肺癌、胃肠道癌,常与蜀羊泉、寻骨风、鱼腥草配伍治疗肺癌,与白花蛇舌草、石见穿、八月札、半边莲配伍治疗胃肠道癌。

10)龙葵:清热解毒,散结,利尿。用于治疗癌肿,常与蛇莓、白花蛇舌草、白英等配伍,治昏睡,每次用量为 10～15 g。

11)蛇莓:清热解毒,散结,用量 10～30 g。

12)白花蛇舌草:清热解毒,消肿,用于各种癌症。

13)天葵子:清热解毒,消肿散结。用于肝癌、乳腺癌、淋巴癌等癌症,常与七叶一枝花、八月札等配伍。

14)藤梨根:清热解毒,祛风利湿。用于各种癌症,尤其是胃肠道肿瘤,常与半枝莲、半边莲、白茅根、葡萄藤等配伍。

第七章　常见病案选摘及分析

////// 一 | **呼吸与感冒**

感冒是一种常见疾病，如果处理不当可引起其他多种病变，尤其是侵犯肺部发病。发病原因多由季节变化（外因）、素体差异（内因）而引起。常见症状有头痛、怕冷、咳嗽、痰多、发热、咽痛、鼻塞、流涕等，由于有风寒、风热、挟湿、挟暑及体虚、体实等因素，在治疗原则上以疏风解表为主，兼以祛寒、清热、化湿，消暑；其次先表后里，防止引邪入里。另外，要注意解表与清里热用药比例。常用辨证方法有六经辨证、卫气营血辨证、三焦辨证。常用方剂有桑菊饮、连翘散、小柴胡汤、止嗽散等加减。另外，还要注意患者体质的气血虚实，以及高血压、糖尿病等慢性疾病合并感冒对治疗的影响，即"旧病新作多于邪所引动"。小儿感冒俗语常说：外受风寒，内伤饮食。小儿为稚阳，用药要清灵精准，注意解表，重在清里，点到为止，蒲老的小儿用药经验值得学习。

1.姚某某,女,68 岁,运城,2018－07－07 初诊。

主诉:咳嗽一月余,有痰,时有感冒发生,即出现咳嗽,偶有怕冷,某中医院曾按哮喘病治疗,效果不佳。苔腻,脉弦。

辨证:卫气虚损,痰湿阻肺。

诊断:感冒,支气管炎。

治宜:益气护卫,化湿祛痰。

处方:黄芪 30 g,白术 10 g,防风 9 g,紫菀 15 g,百部 15 g,枇杷叶 15 g,紫苏梗 10 g,桔梗 10 g,半夏 10 g,茯苓 20 g,生甘草 9 g,枳壳 10 g,杏仁 10 g,麦冬 10 g,莱菔子 10 g,丹参 15 g。6 剂,水煎,早晚分服。

2018－07－13 二诊:

病情:咳嗽已愈。

处方:黄芪 30 g,白术 10 g,防风 9 g,紫菀 15 g,百部 20 g,枇杷叶 15 g,紫苏梗 10 g,桔梗 10 g,半夏 10 g,茯苓 20 g,生甘草 9 g,杏仁 10 g,瓜蒌 10 g,麦冬 10 g,丹参 15 g,枳壳 10 g。6 剂,水煎,早晚分服。

2018－07－21 三诊:

病情:服完十二剂后基本痊愈,以巩固疗效。

处方:黄芪 30 g,白术 10 g,防风 9 g,紫菀 15 g,百部 20 g,枇杷叶 15 g,紫苏梗 10 g,桔梗 10 g,半夏 10 g,茯苓 20 g,麦冬 12 g,生甘草 9 g,杏仁 10 g,瓜蒌 10 g,丹参 15 g,枳壳 10 g,黄芩 9 g,生姜 3 片,大枣 3 个。6 剂,水煎,早晚分服。

分析:此例患者咳嗽时间较长,年龄偏大,时有感冒发生,身体怕冷等症状,可以考虑此例实际是一位卫气虚损、阳气不足的患者。所以,治宜益气扶正,健脾化痰,温肺止咳,从而使病情得到了有效的治疗。方用玉屏风散合止嗽散之意组方。方配以半夏、麦冬、桔梗、生甘草、枇杷叶清肺利痰利咽;白术、枳壳、莱菔子、苏梗行气宽中,健脾消食;丹参活血清肺,改善肺部血液循环,有利于慢性咳嗽疾病快速恢复。

2.王某某,女,79岁,运城,2018-07-28初诊。

主诉:痰多,口干,高血压病。苔白腻,质暗,脉弦。

辨证:痰血互瘀,阴津不足。

诊断:支气管炎,慢阻肺。

治宜:化痰活血,滋阴润喉。

处方:诃子10 g,桔梗10 g,生甘草9 g,姜半夏10 g,麦冬10 g,丹参15 g,茯苓20 g,沙参10 g,生山药30 g,陈皮10 g,桃仁9 g,红花9 g,柴胡9 g,砂仁9 g。6剂,水煎,早晚分服。

2018-08-04二诊:

病情:较前有明显好转,但仍有痰,咽喉不利,睡眠差。苔白腻,脉微弦。

处方:诃子15 g,桔梗10 g,生甘草9 g,陈皮10 g,姜半夏15 g,麦冬15 g,丹参15 g,沙参15 g,桃仁10 g,红花10 g,益母草20 g,茯苓20 g,夜交藤30 g,五味子10 g,天麻10 g。6剂,水煎,早晚分服。

2018-08-11三诊:

病情:痰较前减少,无咽喉痛,上腭有点干。苔仍有腻、燥,舌下瘀,脉弦。

处方:诃子15 g,桔梗10 g,生甘草10 g,射干10 g,陈皮10 g,姜半夏15 g,麦冬15 g,丹参15 g,沙参5 g,益母草20 g,夜交藤50 g,炒枣仁15 g,天麻10 g,桃仁10 g,红花10 g。6剂,水煎,早晚分服。

分析:这是一位高龄患者,患有高血压病,心脏功能不全,脉弦,湿重,痰阻气机,采用了桔梗汤祛痰利咽,因苔白腻用二陈汤,配砂仁健脾化痰;舌质暗说明气血瘀阻,心肺循环功能受阻,不利于机体恢复,桃仁、红花、丹参活血化瘀,改善气血循环通路,同时有利于排出痰湿;麦冬、沙参、五味子可以益气养阴,润燥化痰;益母草活血利水,降压,配天麻可起到稳定血压的作用;诃子、桔梗、生甘草是施老的经验方。

3.侯某某,女,65岁,运城(平陆),2016-12-05初诊。

主诉:咳嗽,痰多(开始发黄,现在是白色),易感冒,纳差,脚部水肿。花剥苔,脉弦。

辨证:脾虚湿盛,痰浊壅肺。

诊断:慢阻肺,慢性支气管炎。

治宜:益气健脾,滋阴祛痰。

处方:生黄芪30 g,知母10 g,山药30 g,生白术10 g,鸡内金10 g,玄参10 g,生地10 g,牛蒡子10 g,麦冬10 g,五味子9 g,紫菀15 g,百部30 g,沙棘15 g,桔梗10 g,生甘草10 g,丹参10 g,炒麦芽10 g,炒谷芽10 g,夜交藤30 g。5剂,水煎,早晚分服。

2016-12-10二诊:

病情:痰明显减少,咳嗽、睡眠均明显好转。

处方:生黄芪30 g,知母10 g,山药30 g,生白术10 g,鸡内金15 g,麦冬15 g,五味子9 g,紫菀15 g,百部30 g,焦三味各10 g,半夏10 g,炙枇杷叶30 g,炒黄芩10 g,炙甘草9 g,牡蛎20 g,夜交藤30 g,陈皮10 g,茯苓15 g。6剂,水煎,早晚分服。

分析:此例仍然是年龄比较大的一位患者,此患者心功能不全,花剥苔,脾胃阴气失养,慢性气管炎是她的基础病。治宜益气强心,补肺健脾,祛痰敛气,采用的处方是张锡纯的资生汤,以健脾补肺;黄芪、丹参、麦冬、五味子仿生脉饮益气强心；桔梗汤合牛蒡子利咽祛痰；其次夜交藤合丹参改善睡眠；麦芽、谷芽帮助消化，综合调理，病情得到缓解。

4.梁某某,女,69岁,运城(阳泉),2020－09－01初诊。

主诉:干咳无痰十余年,多处求治无果,便秘。舌淡红、瘀,脉细弦。

辨证:木火刑金,肺阴虚损。

诊断:慢性支气管炎,神经衰弱。

治宜:调肝补肺,滋阴清火。

处方:乌梅10 g,诃子10 g,桔梗10 g,生甘草10 g,没食子10 g,炙枇杷叶15 g,杏仁10 g,金莲花15 g,麻仁20 g,黄芩10 g,柴胡9 g,白芍20 g。6剂,水煎,早晚分服。

2020－09－07二诊:

病情:略有好转,睡眠较差。

处方:乌梅15 g,诃子15 g,桔梗10 g,生甘草10 g,没食子10 g,炙枇杷叶20 g,杏仁10 g,麻仁20 g,黄芩10 g,柴胡9 g,白芍20 g,太子参15 g,柏子仁15 g,炒枣仁15 g,夜交藤30 g,丹参15 g。6剂,水煎,早晚分服。

2020－09－14三诊:

病情:咳嗽已愈,仍感到口干,睡眠差。

处方:乌梅15 g,诃子15 g,桔梗10 g,生甘草10 g,没食子10 g,炙枇杷叶20 g,杏仁10 g,麻仁15 g,黄芩10 g,柴胡9 g,白芍15 g,太子参15 g,金石斛10 g,炒枣仁15 g,夜交藤50 g,丹参15 g,珍珠母30 g(先煎)。6剂,水煎,早晚分服。

分析:此例患者干咳时间比较长,干咳致肺阴损失严重,兼有便秘,虚实夹杂,仿施今墨老先生诃子、桔梗、甘草方配太子参、乌梅益气润肺、温肺止咳;柴胡、白芍、黄芩清肝火,以防肝木侮金;麻仁、杏仁开肺通便,配夜交藤、枣仁、柏子仁、丹参养血安神,润肠通便,可缓解患者精神紧张状态。全方合力,十余年干咳得以治愈。

5.卫某某,女,61岁,运城,2018—10—13初诊。

主诉:每年交九时就开始咳嗽,直到来年5月过后即停,约10年,经各种治疗均未获效,乏力。舌微胖,脉沉弦滑,其他无异常感觉。

辨证:肺肾虚损,卫气失养。

诊断:过敏性咳嗽。

治宜:益气补肾,和营护卫。

处方:黄芪30 g,白术10 g,防风9 g,桂枝10 g,白芍15 g,杏仁10 g,黄芩9 g,乌梅10 g,蝉蜕10 g,枇杷叶15 g,僵蚕10 g,当归10 g,炙甘草9 g,女贞子15 g,旱莲草15 g,紫河车10 g,地龙15 g。6剂,水煎,早晚分服。

2018—10—20二诊:

病情:基本稳定。

处方:黄芪30 g,白术10 g,防风9 g,桂枝10 g,白芍15 g,杏仁10 g,黄芩9 g,乌梅10 g,蝉蜕10 g,枇杷叶15 g,僵蚕10 g,当归10 g,炙甘草9 g,女贞子15 g,旱莲草15 g,紫河车10 g,地龙15 g,山茱萸15 g。6剂,水煎,早晚分服。

2018—10—26三诊:

病情:稳定。

处方:黄芪30 g,白术15 g,防风9 g,桂枝10 g,白芍15 g,杏仁10 g,黄芩9 g,乌梅10 g,枇杷叶15 g,僵蚕10 g,当归15 g,炙甘草9 g,紫河车10 g,山茱萸15 g,地龙15 g。6剂,水煎,早晚分服。

2019—03—15 随访:未再复发。

分析:此例患者为季节性咳嗽,西医诊断为过敏性咳嗽,延续十余年,实属罕见。乏力,舌胖,脉沉,久咳伤及脾、肺、肾三脏,所以,治宜益肾健脾,补肺敛气。方用玉屏风散合桂枝汤,益气健脾护卫固表;黄芩、乌梅、蝉蜕等仿王琦教授过敏方,加僵蚕清热祛风,消除过敏源;女贞子、旱莲草、山茱萸、紫河车补肾敛肺气,病情得到治愈,此方有提高人体免疫力的功能。

6.段某某,女,52 岁,运城,2016—09—23 初诊。

主诉:咽喉不利,慢性咽炎。苔白腻,脉沉弦。

辨证:脾气虚损,痰湿瘀滞。

诊断:慢性咽炎。

治宜:健脾化湿,化痰化瘀。

处方:陈皮 12 g,姜半夏 15 g,茯苓 20 g,生甘草 9 g,桔梗 10 g,绿萼梅 10 g,桃仁 10 g,红花 10 g,生黄芪 15 g,白术 15 g,枳壳 15 g,党参 10 g。5 剂,水煎,早晚分服。

2016—09—30 二诊:

病情:略有改善,仍有痰。

处方:陈皮 12 g,姜半夏 15 g,茯苓 20 g,生甘草 10 g,川朴 10 g,桔梗 10 g,绿萼梅 10 g,桃仁 10 g,红花 10 g,生黄芪 15 g,山药 30 g,熟地 15 g,山茱萸 15 g,泽泻 15 g,丹参 10 g。5 剂,水煎,早晚分服。

2016—10—07 三诊:

病情:前症好转,但咽仍干,苔稍减,脉弦滑。

处方:沙参 15 g,麦冬 15 g,陈皮 10 g,姜半夏 10 g,茯苓 15 g,生甘草 9 g,桔梗 10 g,绿萼梅 10 g,桃仁 10 g,红花 10 g,生黄芪 30 g,当归 15 g,柴胡 9 g,炒黄芩 9 g,白芍 15 g。5 剂,水煎,早晚分服。

2016—12—08来诊时询问此病已愈。

分析:此是一例慢性咽炎的患者,以二陈汤、桔梗汤加川朴、绿萼梅化痰利咽;桃仁、红花活血化瘀,可改善支气管表皮细胞新陈代谢,促进组织细胞炎症愈合;黄芪、党参、白术益气健脾;久病及肾,熟地、山茱萸、山药、泽泻补益肾气;后期咽干,肺阴不足,加以沙参、麦冬滋养肺阴;脉弦滑配柴胡、当归、白芍、黄芩柔肝泻火,注意平肝泻肺法在临床上的应用。

7.杜　某,男,23岁,运城,2019—03—23初诊。

主诉:感冒一个多月以来,体温总在37℃左右,鼻涕微黄,曾服夏桑菊等清热解毒中药无效,背部、颈部有红色丘疹。

辨证:风热感冒,夹湿。

诊断:感冒,鼻炎。

治宜:清热解毒,燥湿。

处方:连翘15 g,银花15 g,生薏米30 g,苍术15 g,黄柏10 g,知母10 g,丹皮15 g,黄芩10 g,柴胡10 g。5剂,水煎,早晚分服。

2019—04—06二诊:

病情:鼻涕多,舌中左侧有一小块没有舌苔。

处方:苍术15 g,苍耳子10 g,乌梅10 g,黄芩10 g,丹皮10 g,白术20 g,茯苓20 g,枳壳15 g,生甘草9 g,荆芥9 g,防风9 g,桑叶10 g。6剂,水煎,早晚分服。

2019—04—13三诊:

病情:仍有少量鼻涕,舌苔正常。

处方:苍术15 g,苍耳子15 g,乌梅10 g,黄芩10 g,丹皮10 g,白术30 g,枳壳15 g,茯苓20 g,荆芥9 g,防风9 g,泽泻15 g,薏米15 g。6剂,水煎,早晚分服。

2019－04－20四诊：

病情：已不流鼻涕了，体温基本正常。

处方：苍术 15 g，苍耳子 10 g，乌梅 10 g，黄芩 10 g，丹皮 10 g，白术 30 g，枳壳 15 g，茯苓 20 g，荆芥 10 g，防风 10 g，桑叶 15 g，生甘草 9 g。6 剂，水煎，早晚分服。

2019－10－12五诊：

病情：脾胃湿重。

处方：生白术 15 g，枳壳 15 g，荷叶 10 g，茯苓 15 g。10 剂，水煎，当茶饮。

分析：此患者感冒一个多月体温不能恢复正常，实属湿邪做怪，"湿性黏滞"。单用清热解毒之品则难以治愈，应在清热解毒的连翘、银花中加以祛湿之品生薏米、苍术、茯苓、泽泻，燥湿解毒的黄芩、黄柏，疏风化湿的荆芥、防风等，全方合力从而使体温恢复正常。鼻涕多用苍耳子散配伍王琦教授的过敏方黄芩、乌梅、丹皮方，以枳术丸方加荷叶、茯苓升清利湿以善其后。

8.白某某，女，58 岁，运城，2018－10－22初诊。

主诉：近来头痛，头晕，服降压药，脊椎炎。舌淡、瘀，脉弦细。

辨证：风热感冒，旧病新作。

诊断：感冒，高血压。

治宜：清热疏风，平肝止痛。

处方：桑叶 10 g，菊花 10 g，荆芥 10 g，防风 10 g，桔梗 10 g，枳壳 10 g，白芍 15 g，川芎 10 g，炙甘草 10 g，蔓荆子 10 g，白术 15 g，柴胡 9 g，白蒺藜 10 g，制首乌 15 g。3 剂，水煎，早晚分服。

2018－10－26二诊：

病情：头痛好转，脉仍略弦大，余邪未尽。

处方:桑叶 10 g,菊花 10 g,荆芥 10 g,防风 9 g,桔梗 10 g,枳壳 10 g,白芍 15 g,川芎 10 g,炙甘草 10 g,制首乌 15 g,白蒺藜 15 g,生山药 30 g,蔓荆子 10 g,天麻 10 g,钩藤 10 g(后下)。5 剂,水煎,早晚分服。

2018－11－08 三诊:

病情:头痛,头胀,血压高。舌淡有裂纹(地图舌),脉弦。

处方:桑叶 10 g,菊花 10 g,荆芥 10 g,防风 9 g,蔓荆子 15 g,夏枯草 15 g,茺蔚子 10 g,生山药 30 g,制首乌 15 g,白蒺藜 15 g,天麻 15 g,白芍 20 g,川芎 15 g,熟地 15 g,山茱萸 15 g,石决明 15 g,灵磁石 30 g,柴胡 9 g。5 剂,水煎,早晚分服。

2018－11－19 四诊:

病情:头痛已愈,但血压仍不稳,不按时服降压药,血压即刻上去。

处方:夏枯草 20 g,茺蔚子 20 g,草决明 15 g,熟地 20 g,山茱萸 20 g,枸杞 15 g,制首乌 20 g,山药 15 g,茯苓 20 g,泽泻 20 g,白蒺藜 10 g,丹参 15 g,菊花 10 g,石决明 15 g,磁石 30 g。6 剂,水煎,早晚分服。

分析:患者本有高血压病,容易与外感病症状混为一谈,常常以为血压升高了,其不正是"旧病新作多于外邪所引动"。初诊、二诊采用桑菊饮主方,加蔓荆子、川芎等疏风解表,清热解痉治头痛,新病已去,原发疾病即可缓解;外感已解,因血压升高,旧病发作。三诊、四诊采用桑菊饮、杞菊地黄丸加减方,治疗重在清热泻火,补益肝肾;夏枯草、茺蔚子,制首乌、白蒺藜,石决明、灵磁石为施老对药清热降压,缓解头痛;柴胡、白芍柔肝降压,血压基本稳定。其中有夏枯草、茺蔚子,制首乌、白蒺藜,石决明、磁石均为施老在治疗高血压病方面的对药,效果可靠。

9.郭某某,女,64岁,运城,2021-01-26初诊。

主诉:咳嗽,少量痰,干咳,咽喉痛,服多种中西药不见好转,早上起床服药后有恶心感觉,下午胃胀,纳差,大便正常。2019-12肺肿瘤切除,2020-02甲状腺结节切除。舌淡,苔薄白,脉微弦、左细弦。

辨证:燥邪伤肺,热毒未清。

诊断:支气管炎,肺肿瘤,甲状腺结节。

治宜:滋阴清燥,解毒利咽。

处方:柴胡9g,清半夏10g,黄芩9g,桔梗10g,生甘草10g,麦冬10g,沙参10g,生白术15g,枳壳10g,白芍15g,杏仁10g,牛蒡子10g,焦三味各10g,太子参10g,茯苓15g,炙枇杷叶15g。3剂,水煎,早晚分服。

2021-02-01二诊:

病情:好转。

处方:柴胡9g,清半夏10g,黄芩8g,桔梗10g,生甘草10g,麦冬10g,沙参10g,生白术15g,枳壳10g,白芍15g,杏仁10g,牛蒡子10g,焦三味各10g,太子参10g,茯苓15g,炙枇杷叶15g,连翘15g。3剂,水煎,早晚分服。

2021-03-02三诊:

病情:仍有少量痰,不易咳出,消化不良。舌淡,苔白腻,脉弦滑。

处方:柴胡10g,黄芩10g,姜半夏10g,生白术15g,枳壳10g,陈皮10g,茯苓20g,炙枇杷叶15g,桔梗10g,生甘草10g,太子参15g,党参15g,良姜10g,砂仁5g,紫菀15g,百部15g。6剂,水煎,早晚分服。

分析:患者两次手术,肺气受损,体质虚弱。患者肺阴不足,脾胃虚弱,以小柴胡汤和胃健脾,益气补肺。桔梗、黄芩、甘草、清半夏、牛蒡子清肺利咽,沙参、麦冬、太子参滋阴润肺,茯苓、生白术、枳壳健脾补肺,炙枇杷叶、杏仁清肺利痰,枇杷叶、焦三味消食健胃。年后因饮食厚味,宜生湿痰,方中加了紫菀、百部清化痰涎,砂仁行气健胃,以善其后。

10.高某某,男,10岁,运城,2020—07—09初诊。

主诉:扁桃体(乳蛾)经常发炎,近期打针、吃药后仍然控制不好。发热37.5℃,体瘦。视诊:扁桃体红肿。

辨证:热毒侵肺,肺气虚损。

诊断:支气管炎,扁桃体炎。

治宜:清热解毒,养阴清肺。

处方:连翘15 g,银花15 g,生地15 g,玄参15 g,牛蒡子10 g,生山药20 g,桔梗10 g,黄芩10 g,生甘草9 g,板蓝根15 g。3剂,水煎,早晚分服。

2020—08—10随访,患儿已愈。注:方选张锡纯老先生的资生汤合施老先生的桔梗汤加清热解毒的银花、连翘、黄芩、板蓝根。

2020—10—27初诊:

主诉:感冒发热约15天,经小诊所、医院治疗均未好转,体温37℃,表情淡漠,便秘。舌淡。

辨证:热毒侵肺,腑气受阻。

诊断:支气管肺炎,便秘。

治宜:清热解毒,泻火通便。

处方:连翘10 g,银花10 g,桔梗8 g,生甘草9 g,僵蚕9 g,蝉蜕8 g,姜黄9 g,制大黄5 g,板蓝根15 g,生地15 g,杏仁9 g,黄芩8 g,生枇杷叶15 g。5剂,水煎,早晚分服。注:方合升降散。

半个月后随访:体温正常。

2020-11-26 二诊：

主诉：发热，咳嗽，便秘。

辨证：肺热失宣，食积便秘。

诊断：支气管肺炎，便秘。

治宜：清热解毒，通便祛浊。

处方：连翘15 g,银花15 g,生地15 g,玄参15 g,牛蒡子10 g,生山药20 g,桔梗10 g,杏仁10 g,生甘草9 g,黄芩10 g,制大黄9 g。3剂,水煎,早晚分服。

2020-11-30 三诊：

病情：稳定。

处方：连翘15 g,银花15 g,生地15 g,玄参15 g,牛蒡子10 g,生山药20 g,桔梗10 g,杏仁10 g,生白术15 g,枳壳10 g,生甘草9 g,制大黄9 g。5剂,水煎,早晚分服。

2020-12-05 四诊：

病情：扁桃体减小一半。

处方：连翘15 g,银花15 g,生地15 g,玄参15 g,牛蒡子10 g,生山药20 g,桔梗10 g,杏仁10 g,生白术15 g,枳壳10 g,生甘草9 g,制大黄9 g,赤芍10 g。5剂,水煎,早晚分服。

分析：桑菊饮是临床常用的方剂，如果偏有风寒，去掉桑叶、菊花，加荆芥、防风，咽痛加板蓝根，玄参；小儿稚阳体质，感冒后常常发热比较多，仿桑菊饮，用芦根、大青叶、生枇杷叶、桔梗、杏仁、生甘草，如扁桃体肿大，加连翘、银花等。从几次的治疗变化中可以看出，基本上是在按照桑菊饮的方子变通治疗，曾用过升降散、枳术丸，仿承气汤之意等，这样，桑菊饮的方子就被用活了。临床上不论外感内伤，辨证属火热内郁，脏腑气机升降出入失常者，升降散均可与其他方剂配伍应用。

综述：外感病常与旧病混合在一起，尤其是老年人。①要注意老年人往往体质下降，易患感冒，治疗中以扶正祛邪为主；②老年人往往基础病多，如高血压、糖尿病、冠心病等，容易出现"旧病新作"的现象，治疗中首先要以祛邪为主，兼顾基础病，旧病可得以缓解；③注意"解与清"在用药中的比例，即解表药与清里热药的用药比例，如三清七解或四清六解，依据病情调整两者比例（施老经验）。同时要注意清热解毒药的应用，西医认为感冒多为病毒感染，不要急于用抗菌素类西药。肺热较重，黄痰较多，可选用苇茎汤加减，或加用抗菌素类西药。

肠胃病

由于生活规律失调，饮食不节，膏粱厚味，情绪等原因，肠胃病发病率居高不下，导致消化系统肿瘤疾病增多。常见症状有上腹不适、呃逆、饱闷、嗳气、恶心、呕吐、嘈杂、反酸、腹泻或便秘、大便不爽等；其中口味异常是临床特别需要鉴别的症状：如口苦（湿热犯胃，肝胃不和）、口甜（湿邪内蕴，阻于中焦）、口酸（肝气犯胃，肝阴虚损）、口淡（脾气虚弱，水谷不化）、口咸（肾气亏损，湿邪困脾）、口黏（湿浊困脾，郁久化热）、口臭（湿热中阻，宿食不化）、口涩（肝肾阴虚，内热伤津）、口干（胃阴不足，脾阴受损）、口辣（肺胃热盛，肝郁化火）。临床上湿热、寒湿、肝郁证多见，与肝、脾、胃、肠四脏腑有密切关系。治疗思路上要注意脏腑之间的关系综合调理。在辨证上要注意寒、热、虚、实、湿、郁、痰等病理因素，主次分明，应以组合方治疗为妥。临床治疗上常以清热利湿，温化寒湿，通腑降浊，疏肝解郁，理气止痛为基本治疗原则。

常用方剂有半夏泻心汤一类、承气汤、小柴胡汤、四逆散、补中益气汤、旋覆代赭石汤、吴茱萸汤、四君子汤等。腑证多实、脏证多虚,脾为后天之本,健脾补肾也应注意。另外,患者自我调理也是关键一环,生活规律、饮食有节、劳逸结合、调整心态十分重要。

1.荆某某,女,63岁,运城(临猗),2020－09－24初诊。

主诉:口干,长期便秘,心脏置入支架。苔腻,脉弦。

辨证:肝脾失和,湿热黏滞。

诊断:功能性便秘。

治宜:调肝和脾,清热利湿,通便。

处方:柴胡10 g,黄芩10 g,白芍20 g,半夏10 g,生白术30 g,枳实15 g,川朴10 g,制大黄10 g,炙甘草10 g,杏仁10 g,丹参15 g,麻仁15 g。6剂,水煎,早晚分服。

2020－10－15二诊:

病情:大便较以前软多了。舌胖、中后有苔,脉弦。

处方:柴胡10 g,黄芩10 g,白芍20 g,半夏10 g,生白术30 g,枳实15 g,川朴10 g,制大黄10 g,炙甘草10 g,杏仁10 g,丹参15 g,麻仁20 g,郁李仁20 g,柏子仁10 g。6剂,水煎,早晚分服。

随后建议可间断服用麻仁润肠丸,以善其后。

分析:此例患者肝气郁结,湿热黏滞,影响了脾胃运化功能,致使出现肠燥便秘的现象。小柴胡汤合承气汤配以润肠的杏仁、麻仁、郁李仁等,考虑到心脏装有支架,故配以丹参、柏子仁稳定心脉,防止意外发生。

2.雷某某,女,79岁,运城,2018－10－25初诊。

主诉:曾因直肠癌做腹壁造瘘手术,一直以来,伤口部位经常渗血,疼痛,乏力,左侧少腹痛,伴有肠息肉。舌胖,脉弦。

辨证:肝脾相克,肺火下移。

诊断:直肠术后肠溃疡。

治宜:疏肝健脾,清火止血。

处方:柴胡 9 g,当归 15 g,白芍 20 g,黄芪 30 g,白术 15 g,茯苓 20 g,党参 15 g,炙甘草 10 g,陈皮 10 g,枳壳 10 g,香附 10 g,地榆 20 g,黄芩炭 10 g,白及 15 g。5 剂,水煎,早晚分服。

2018-11-03 二诊:

病情:疼痛较以前好转,表面渗血。

处方:黄芪 30 g,当归 15 g,炒白芍 20 g,白及 15 g,地榆炭 15 g,炒槐米 10 g,五倍子 9 g,炙甘草 10 g,生地 15 g,仙鹤草 15 g,茜草炭 15 g。6 剂,水煎,早晚分服。

2018-11-10 三诊:

病情:表面出血已愈,舌红嫩。

处方:黄芪 30 g,当归 15 g,炒白芍 20 g,白及 15 g,地榆炭 15 g,炒槐米 10 g,五倍子 9 g,炙甘草 10 g,生地 15 g,仙鹤草 15 g,茜草炭 15 g,白术 15 g,枳壳 10 g,陈皮 10 g,熟地 15 g。6 剂,水煎,早晚分服。

2018-11-17 四诊:

病情:停药后又有出血现象,建议用丸剂。

处方:黄芪 30 g,当归 15 g,白芍 15 g,白及 15 g,地榆炭 15 g,炒槐米 15 g,五倍子 10 g,炙甘草 10 g,茜草炭 15 g,三七 10 g,白术 15 g,陈皮 10 g。6 剂,研面做丸剂,每丸重 10 g,每日 2~3 次,每次 1 丸。

2019-02-22 五诊:

病情:服用此药后出血已止,为了巩固疗效,照方再服。

处方:黄芪 40 g,当归 15 g,白芍 20 g,白及 20 g,地榆炭 15 g,炒

槐米 15 g,五倍子 10 g,炙甘草 10 g,茜草炭 15 g,三七 10 g,白术 15 g,陈皮 10 g。6 剂,研面做丸剂,每丸重 10 g,每日 2～3 次,每次 1 丸。

另:仙鹤草 60 g,每次 15 g,水煎与丸剂同服。

2019－05－25 六诊:

病情:稳定。

处方:黄芪 40 g,当归 15 g,白芍 25 g,白及 20 g,地榆炭 15 g,炒槐米 15 g,五倍子 15 g,生甘草 15 g,茜草炭 15 g,三七 10 g,生白术 15 g,炒黄芩 10 g,枳壳 10 g。6 剂,研面做丸剂,每丸重 10 g,每日 2～3 次,每次 1 丸。

另:仙鹤草 60 g,每次 15 g,水煎与丸剂同服。

2019－08－16 七诊:

病情:基本稳定,未出现出血,仅少腹有些痛。

处方:黄芪 40 g,当归 15 g,白芍 30 g,白及 20 g,地榆炭 15 g,炒槐米 15 g,五倍子 15 g,生甘草 15 g,茜草炭 15 g,三七 10 g,生白术 15 g,黄芩炭 15 g,枳壳 10 g,荆芥炭 10 g,柴胡 10 g。6 剂,研面做丸剂,每丸重 10 g,每日 2～3 次,每次 1 丸。

另:仙鹤草 60 g,每次 20 g,水煎与丸剂同服。

2022－02－08 经询问病情,患者诉近 2 年多来病情稳定,未在发生出血现象,身体状况非常好。

分析:患者年事已高,手术后元气下陷,肠功能紊乱,正气虚损,无以复元,故伤口处始终未彻底愈合,心情焦虑,脉象弦,肝郁生火。方用四逆散加黄芩炭疏肝清火,四君子汤益气健脾,黄芪、当归、白芍益气养血,地榆、黄芩炭、白及清火凉血止血,随后加了五倍子固涩止血,三七活血止血,缓解疼痛。最后以丸剂配以仙鹤草(具有益气功效),

从而使病情基本稳定至今。

3. 王某某,男,68 岁,运城,2019—01—29 初诊。

主诉:大肠吻合术 1 个月,胆管结石,乏力,气短,大便不爽,无食欲,消化不好。花剥苔、质淡红,脉弦滑。

辨证:肝胃不和,脾虚不运。

诊断:术后消化不良。

治宜:调肝和胃,清热利湿。

处方:柴胡 10 g,黄芩 10 g,白芍 15 g,白术 15 g,枳壳 10 g,党参 15 g,太子参 15 g,茯苓 20 g,茵陈 15 g,鸡内金 15 g,山药 30 g,生甘草 9 g,麻仁 15 g,郁金 10 g。6 剂,水煎,早晚分服。

2019—02—23 二诊:

病情:服上方后症状感觉好转,苔腻,脉弦。

处方:柴胡 10 g,黄芩 10 g,姜半夏 10 g,白芍 15 g,白术 20 g,枳实 15 g,党参 15 g,太子参 15 g,茯苓 20 g,茵陈 15 g,鸡内金 15 g,山药 30 g,生甘草 9 g,麻仁 15 g,郁金 10 g,金钱草 20 g,海金沙 20 g,生姜 3 片,大枣 3 个。6 剂,水煎,早晚分服。

分析:此例患者年事已高,手术后伤及正气,尤其伤及肠胃功能,故而出现肝胃不和、脾不运化的症状。宜小柴胡汤配以四君子汤、枳术丸等调肝和胃,配以茵陈、金钱草、海金沙、鸡内金等清热利胆,排结石;麻仁润肠通便,病情得以缓解。

4. 周某某,女,69 岁,运城(临猗),2019—01—24 初诊。

主诉:花剥苔多年,舌左边、舌中后无苔,睡眠一般,大便不成形,咽干(慢咽)。舌淡红,脉细弦。

辨证:脾阴虚损,伤及肺阴。

诊断:消化不良,肠功能失调。

治宜:滋阴健脾,润肺敛阴。

处方:桑叶 15 g,桔梗 10 g,生甘草 9 g,山药 50 g,玄参 15 g,丹参 15 g,沙参 15 g,麦冬 10 g,胖大海 10 g,茯苓 20 g,太子参 15 g,炙枇杷叶 15 g,石斛 15 g,百合 15 g,知母 10 g。6 剂,水煎,早晚分服。

2019-01-31 二诊:

病情:大便好转,脉微弦。

处方:山药 50 g,生白术 15 g,枳壳 10 g,太子参 15 g,莲子 10 g,茯苓 20 g,芡实 15 g,石斛 15 g,百合 20 g,知母 10 g,炙枇杷叶 15 g,沙参 5 g,夜交藤 30 g,五味子 10 g,丹参 10 g。6 剂,水煎,早晚分服。

2019-02-18 三诊:

病情:左边已有舌苔,其他病情均有所好转,脉微弦。

处方:山药 50 g,生白术 20 g,枳壳 15 g,太子参 15 g,莲子 10 g,茯苓 30 g,芡实 20 g,石斛 15 g,百合 20 g,知母 10 g,炙枇杷叶 15 g,沙参 15 g,夜交藤 30 g,五味子 10 g,丹参 15 g,麦冬 10 g。6 剂,水煎,早晚分服。

2019-02-23 四诊:

病情:舌苔已愈,巩固治疗。

处方:山药 50 g,生白术 20 g,枳壳 15 g,太子参 15 g,莲子 10 g,茯苓 30 g,芡实 20 g,石斛 15 g,百合 20 g,知母 10 g,炙枇杷叶 15 g,桔梗 10 g,沙参 15 g,夜交藤 30 g,五味子 10 g,丹参 15 g,麦冬 10 g,炒栀子 9 g,淡豆豉 10 g,生甘草 9 g。6 剂,水煎,早晚分服。

分析:花剥苔本质上是一个气阴两虚之证。西医多认为 B 族维生素缺乏症,这个病往往是小时候蔬菜吃的少,脾胃功能差或大病后形成的,治疗以滋阴健胃,益气健脾为主。用山药、百合、石斛、麦冬、沙参滋阴健胃(胃喜润),生白术、枳壳配茯苓化湿健脾(脾喜燥),夜交藤、五味子、知母、莲子改善睡眠,炙枇杷叶、桔梗清利咽喉。全方相互配合,相得益彰。

5.陈某某,男,45岁,运城,2016—03—19初诊。

主诉:大便下血。前一段时间大便带血,经服用槐角丸好转,后去西安某医院诊治,未果,回来后大便下血更多,特前来就医。

辨证:湿热下注,热邪伤络。

诊断:痔疮。

治宜:清热祛湿,凉血止血。

处方:黄芪30 g,白术15 g,防风炭10 g,黄芩炭10 g,荆芥炭10 g,地榆15 g,熟军10 g,仙鹤草15 g,蒲黄10 g(包煎),槐米10 g,生甘草9 g,三七粉9 g(冲服)。5剂,水煎,早晚分服。

当年随访痊愈。

分析:痔疮是临床上常见的病证,严重影响人们的生活质量,预防仍然是第一位的。手术治疗容易留下瘢痕等后遗症。中医为"肠风",此例患者以玉屏风散益气健脾加止血的炭类中药,以及活血、止血的三七,黄芩、熟军、槐米清热通便止血,仙鹤草止血补虚,5剂中药从而取得了较好地疗效。

6.蔡某某,男,67岁,运城(侯马),2019—12—05初诊。

主诉:大便不规律,不成形,口干,微苦,血压偏高。苔白、微腻,舌胖、质淡嫩,脉关弦大。

辨证:肝脾不和,脾阳不足。

诊断:慢性结肠炎,肠功能失调。

治宜:调肝和脾,益气健脾。

处方:柴胡10 g,黄芩10 g,姜半夏10 g,白芍15 g,陈皮10 g,白术15 g,枳壳10 g,当归15 g,黄芪30 g,党参15 g,茯苓30 g,山药

30 g,炙甘草 10 g,桂枝 10 g,防风 10 g,葛根 15 g。6 剂,水煎,早晚分服。

2019－12－12 二诊：

病情:口微苦,舌苔略有变化,但苔仍然腻、白,脉弦。

处方:紫苏 12 g,佩兰 12 g,薏米 15 g,川朴 10 g,枳实 10 g,槟榔 10 g,生甘草 9 g,制大黄 8 g,生白术 15 g,黄芩 10 g,茯苓 15 g,苍术 15 g,连翘 15 g,党参 15 g,姜半夏 15 g,桔梗 10 g。6 剂,水煎,早晚分服。

2019－12－19 三诊：

病情:舌苔往后退了,仍腻白,脉弦。

处方:柴胡 10 g,黄芩 10 g,黄连 10 g,半夏 15 g,枳实 15 g,川朴 10 g,苍术 15 g,制大黄 10 g,炙甘草 9 g,党参 15 g,桔梗 10 g,薏米 30 g。6 剂,水煎,早晚分服。

2019－12－26 四诊：

病情:较前明显好转,苔白腻,脉微弦。

处方:柴胡 10 g,黄芩 10 g,黄连 10 g,干姜 5 g,半夏 10 g,白芍 10 g,川朴 10 g,苍术 15 g,制大黄 10 g,炙甘草 9 g,党参 15 g,麦冬 10 g,生姜 5 片,大枣 3 个。6 剂,水煎,早晚分服。

2020－01－02 五诊：

病情:舌苔大部分已退,仅舌后部苔白腻,大便仍不爽,口干。

处方:柴胡 9 g,黄芩 10 g,黄连 10 g,吴茱萸 10 g,干姜 8 g,苍术 15 g,木香 10 g,槟榔 10 g,生白术 15 g,枳实 10 g,川朴 10 g,制大黄 10 g,炙甘草 9 g,党参 15 g,白芍 15 g。6 剂,水煎,早晚分服。

2020－01－08 六诊：

病情:大便较前好转,口唇干,苔仍腻,脉弦。

处方:柴胡 10 g,炒黄芩 10 g,炒黄连 10 g,吴茱萸 10 g,干姜 10 g,苍术 15 g,木香 10 g,槟榔 10 g,生白术 30 g,杏仁 15 g,川朴 12 g,制大黄 10 g,炙甘草 9 g,姜半夏 19 g,麦冬 15 g,石斛 15 g,陈皮 10 g。6 剂,水煎,早晚分服。

2020-01-16 七诊:

病情:明显好转,舌苔较前变薄、减少,但仍有些腻,脉弦。

处方:紫苏 15 g,佩兰 15 g,炒黄芩 9 g,炒黄连 9 g,白术 30 g,枳壳 10 g,豆蔻 9 g,枳实 10 g,吴茱萸 10 g,干姜 10 g,党参 15 g,姜半夏 10 g,陈皮 10 g,茯苓 15 g,麦冬 10 g,石斛 15 g。6 剂,水煎,早晚分服。

2020-03-06 随访:病情稳定。

分析:此例患者,虽然以脾虚症状为主,且舌淡嫩,但脉弦,实属肝郁、脾虚之证。病因重在湿邪,木土相克,湿邪困脾,故而出现了因湿邪所产生的一系列病理变化,即湿热证。化湿清热,降浊通腑,使肠功能得以恢复。依小柴胡汤合吴茱萸汤为主加减,其中有苦寒燥湿清热的黄芩、黄连,燥湿健脾的苍术、白术,芳香化湿的紫苏、佩兰,降逆通腑的承气汤配以木香、槟榔加强通腑作用,燥湿的同时配以麦冬、石斛滋阴药以化解痰痹之症,且不伤阴。另外,要注意适当配党参益气健脾,力助温化痰湿的药物,帮助健脾利湿,化痰散结,全方相互配合,病情得以明显好转。

7. 耿某某,男,63 岁,运城,2019-08-17 初诊。

主诉:曾有胃痛,现已愈,但体重一直在下降,原来 70~75 kg,现在约 60 kg,无糖尿病病史。苔白,有瘀,脉沉弦缓。

辨证:肝胃不和,脾虚不运。

诊断:胃肠吸收功能下降。

治宜:疏肝和胃,益气健脾。

处方:柴胡 9 g,黄芩 10 g,白芍 15 g,生白术 15 g,枳壳 10 g,枳实 10 g,山药 30 g,鸡内金 15 g,香附 10 g,丹参 15 g,党参 20 g,茯苓 20 g,炙甘草 9 g,半夏 10 g,陈皮 10 g,黄精 15 g。6 剂,水煎,早晚分服。

2019—08—27 二诊:

病情:自觉较以前好转,体重有所增加。

处方:照上方服用。

2019—09—03 三诊:

病情:体重有所增加。

处方:柴胡 9 g,黄芩 10 g,白芍 15 g,生白术 15 g,枳壳 10 g,枳实 10 g,山药 30 g,鸡内金 15 g,莱菔子 10 g,丹参 15 g,党参 20 g,茯苓 20 g,陈皮 10 g,黄精 20 g,姜半夏 10 g,炙甘草 10 g,山楂 9 g。6 剂,水煎,早晚分服。

2019—09—13 四诊:

病情:较前体重增加 1.5 kg。

处方:柴胡 10 g,黄芩 10 g,白芍 15 g,生白术 15 g,枳壳 10 g,枳实 10 g,山药 30 g,鸡内金 15 g,莱菔子 10 g,丹参 15 g,党参 20 g,茯苓 20 g,陈皮 10 g,黄精 20 g,生麦芽 15 g,姜半夏 10 g,炙甘草 10 g,山楂 10 g,香附 10 g。6 剂,研面做丸剂,早中晚每服 1 丸。

2019—12—07 五诊:

病情:体重增加了 5 kg。

处方:照上方加生谷芽 15 g,6 剂,做丸剂。

分析:长期的胃肠疾病,致使肠胃消化、吸收功能下降,体重减轻,明显消瘦,所以重点在于健胃健脾。脉沉气不足,脉弦肝气郁结,缓则气馁。故而以小柴胡汤开路,六君子汤坐后,加助消化的鸡内金,消面食的莱菔子,消肉食的山楂,其中,枳实、枳壳具有较好提高肠胃功能作用,配白术燥湿健脾,相得益彰;黄精具有气阴两补的作用,有助于恢复脾胃功能。因此,时间不长,体重得到了明显增加,施老常用山药配鸡内金健脾助消化。

8.马某某,男,39 岁,运城,2019－10－28 初诊。

主诉:溃疡性结肠炎,大便稀,腹痛,时有带血。舌胖、中有苔白,脉弦弱。

辨证:脾气虚损,肠火灼阴。

诊断:溃疡性结肠炎。

治宜:益气健脾,清火止血。

处方:黄芪 30 g,当归 15 g,党参 15 g,白术 15 g,茯苓 20 g,炙甘草 10 g,炒白芍 20 g,炒黄芩 10 g,陈皮 10 g,姜半夏 10 g,葛根 15 g,枳壳 10 g,柴胡 9 g,丹参 15 g,地榆炭 15 g,炒防风 10 g。6 剂,水煎,早晚分服。

2019－11－07 二诊:

病情:已好转,建议继续巩固治疗。

处方:上方去丹参,加山药 30 g。6 剂,水煎,早晚分服。

2020－10－05 来咨询,病情稳定。

分析:此例以当归补血汤合六君子汤作为主方,益气养血健脾,合葛根芩连汤,升阳清热,加以炒防风、地榆炭祛风,生肌止血的炭类药物;丹参性凉,活血而不凝血,止血活血相对而用;地榆有促进创伤愈合的作用,但配伍与用量则应注意,因脉弦,仿小柴胡汤之意,柴胡、白芍、黄芩和胃,肝脾统调,疾病得以痊愈。

9.连 某,女,29 岁,运城,2020－10－10 初诊。

主诉:近期大便带血,曾患过痔疮,月经已过。舌淡,脉弦。

辨证:中气不收,湿热下注。

诊断:痔疮。

治宜:补中益气,清热止血。

处方:黄芪 30 g,当归 15 g,柴胡 10 g,升麻 9 g,白术 15 g,枳壳 10 g,白芍 15 g,黄芩炭 10 g,荆芥炭 10 g,甘草 10 g,赤芍 10 g,党参 15 g,茯苓 15 g,川断 10 g,女贞子 10 g,枸杞 10 g。6 剂,水煎,早晚分服。

2020－10－17 二诊:

病情:便血已止,大便正常,舌胖淡,脉弦。

处方:黄芪 30 g,当归 15 g,柴胡 10 g,升麻 9 g,白术 15 g,枳壳 10 g,白芍 15 g,黄芩炭 10 g,荆芥炭 10 g,甘草 10 g,赤芍 10 g,党参 15 g,茯苓 30 g,川断 15 g,女贞子 15 g,枸杞 15 g。6 剂,水煎,早晚分服。

2020－10－24 三诊:

病情:稳定。

处方:黄芪 30 g,当归 15 g,柴胡 10 g,升麻 9 g,白术 15 g,枳壳 10 g,白芍 15 g,黄芩炭 10 g,荆芥炭 10 g,槐角 10 g,党参 15 g,茯苓 20 g,川断 15 g,女贞子 15 g,菟丝子 15 g,赤芍 10 g,甘草 9 g。6 剂,水煎,早晚分服。

2020－11－07 四诊:

主诉:大便带血,舌胖、淡,脉弦。

辨证:中气不收,湿热下注。

诊断:痔疮复发。

治宜:补中益气,清热止血。

处方:黄芪 30 g,当归 15 g,柴胡 9 g,白芍 10 g,炒黄芩 10 g,槐角 10 g,荆芥炭 10 g,防风炭 10 g,白术 30 g,茯苓 30 g,升麻 9 g,生甘草 9 g,枳壳 15 g,地榆炭 10 g,贯众炭 10 g,党参 15 g。6 剂,水煎,早晚分服。

2020—11—14 五诊:

病情:便血已止,大便正常,其他均好转,已愈。

处方:黄芪 30 g,当归 15 g,柴胡 9 g,白芍 15 g,炒黄芩 10 g,槐角 10 g,荆芥炭 10 g,防风炭 10 g,白术 30 g,升麻 9 g,生甘草 9 g,枳壳 15 g,地榆炭 10 g,贯众炭 10 g,党参 15 g,茯苓 30 g。6 剂,水煎,早晚分服。

分析:本例患者月经已过,气血不足,又出现大便带血,虽脉弦,实则脾虚肝郁,宜补中益气汤加止血、祛风类药:防风、荆芥、贯众炭类药及槐角;因意欲怀孕,适当添加补肾类女贞子、菟丝子、枸杞、川断类药物提高孕激素分泌功能,此方有"治既病,防欲病"之意。

10. 胡某某,女,44 岁,运城,2017—08—12 初诊。

主诉:患有痔疮,肛门周围肿胀不适,尿路感染,小便不利,输液后感到胃部不适,想用中药治疗。苔薄腻,舌下瘀,脉弦。

辨证:下焦湿热,血气瘀滞。

诊断:痔疮,泌尿系炎症。

治宜:清热燥湿,益气活血。

处方:黄柏 10 g,苍术 10 g,生薏米 15 g,川牛膝 15 g,石韦 10 g,生黄芪 30 g,知母 10 g,黄芩 10 g,芥穗 10 g,槐角 10 g,赤芍 15 g,升麻 9 g,生甘草 9 g,木通 10 g,茯苓 15 g,陈皮 10 g。6 剂,水煎,早晚分服。

2017－08－19 二诊：

病情:明显好转,苔已不腻,脉微弦。

处方:黄柏 10 g,苍术 10 g,生薏米 15 g,川牛膝 15 g,石韦 15 g,生黄芪 30 g,知母 10 g,黄芩 10 g,柴胡 9 g,当归 10 g,枳壳 10 g,党参 10 g,升麻 9 g,赤芍 15 g,芥穗 10 g,槐角 10 g,茯苓 15 g,生甘草 9 g,木通 10 g。6 剂,水煎,早晚分服。

2017－08－26 三诊：

病情:稳定,仍然有轻微不适,可能与进食辛辣食物有关。

处方:黄柏 10 g,苍术 10 g,生薏米 15 g,川牛膝 15 g,石韦 15 g,生黄芪 30 g,知母 10 g,黄芩 10 g,柴胡 9 g,当归 10 g,枳壳 10 g,党参 10 g,升麻 9 g,赤芍 15 g,荆芥 10 g,槐角 10 g,茯苓 20 g,生甘草 9 g,木通 10 g。6 剂,水煎,早晚分服。

2017－09－09 四诊：

病情:前症明显好转,肛门周围肿胀,有炎症。

处方:黄柏 10 g,苍术 10 g,生薏米 15 g,川牛膝 15 g,大黄 10 g,芥穗 9 g,黄芩 10 g,生黄芪 30 g,当归 15 g,柴胡 9 g,升麻 9 g,茯苓 20 g,赤芍 15 g,丹参 15 g,槐角 10 g,生甘草 9 g。6 剂,水煎,早晚分服。

2020－11－21 来诊询问已治愈。

分析:此例患者的病位有三,即泌尿系、消化系胃部与肛门处,如何抓主证就非常关键。实际这三个不同病位其表现是以湿热证为主,所以,清热利湿是主要目标。以四妙散为主方,配以木通、石韦利湿清热,通利小便;配以芥穗、槐角、黄芩清大肠之火;配以黄芪、知母一阳一阴,相互制约;升麻协助提升肠胃功能,赤芍活血止痛,陈皮、茯苓行气利湿健脾。诸药配合,分兵分路,各司其职,综合调理,病情得以治愈。

11.薛某某,男,58 岁,运城(万荣),2019－12－03 初诊。

主诉:恶心,想吐,大便干。苔白腻,脉弦。

辨证:肠胃湿热,蕴结于腑。

诊断:胆汁反流性食管炎。

治宜:清热利湿,通腑降浊。

处方:柴胡 9 g,黄芩 10 g,姜半夏 15 g,茯苓 20 g,枳实 10 g,枳壳 10 g,槟榔 10 g,炙甘草 9 g,党参 15 g,白术 15 g,川朴 10 g,制大黄 10 g。3 剂,水煎,早晚分服。

2019－12－19 二诊:

病情:较前好转,睡眠差。苔白腻,脉弦。

处方:柴胡 10 g,黄芩 10 g,半夏 10 g,甘草 10 g,枳实 10 g,枳壳 10 g,白芍 15 g,制大黄 10 g,党参 15 g,夏枯草 15 g,龙牡各 15 g,生白术 15 g,生姜 3 片,大枣 3 个。6 剂,水煎,早晚分服。

2019－12－27 三诊:

病情:大便好转,睡眠仍差。苔薄黄,脉微弦。

处方:柴胡 9 g,黄芩 10 g,姜半夏 10 g,甘草 10 g,枳实 10 g,白术 15 g,焦三味各 10 g,鸡内金 15 g,丹参 15 g,夜交藤 50 g,炒枣仁 30 g,柏子仁 15 g,白芍 15 g,五味子 10 g,生晒参 10 g,远志 10 g,麦冬 10 g。6 剂,水煎,早晚分服。

2020－10－26 随访询问,女儿反映父亲服药后病情已愈。

分析:因长期饮食不节,过饱过食而引起的肠胃功能失调,造成胆汁反流,影响了脾胃消化功能。脉弦,仍属肝胃不和,仿大柴胡汤方加减,去除积滞,通利肠胃,"腑气以通为用",病情得到缓解,因睡眠差,"胃不和,睡不宁",后期给予调节睡眠的药物,以生脉饮配以养心安神的夜交藤、炒枣仁、柏子仁、五味子、丹参等，以善其后。

12. 蔡某某，男，46 岁，四川（广元），2020－12－03 初诊。

主诉：大便稀，长期不成形，容易感冒，出汗多，食量少，口干，喝水多即吐，病程 1 年余，经西医检查未发现器质性病变，曾在当地治疗未见好转。舌红，苔薄微黄，脉弦。

辨证：卫气虚损，肝脾不和，湿热蕴结。

诊断：慢性结肠炎或过敏性结肠炎。

治宜：益气护卫，调理肝脾，清热涩肠。

处方：黄芪 30 g，白术 25 g，防风 9 g，葛根 15 g，炒黄芩 9 g，炒黄连 9 g，枳壳 10 g，姜半夏 10 g，夜交藤 30 g，乌梅 10 g，黄精 15 g，甘草 10 g，柴胡 9 g，党参 15 g，茯苓 15 g，赤石脂 30 g。5 剂，水煎，早晚分服。

2020－12－08 二诊：

病情：好转。

处方：黄芪 30 g，白术 25 g，防风 9 g，葛根 15 g，炒黄芩 9 g，炒黄连 9 g，枳壳 10 g，姜半夏 10 g，夜交藤 30 g，乌梅 10 g，黄精 15 g，甘草 10 g，柴胡 9 g，党参 15 g，茯苓 20 g，赤石脂 30 g。5 剂，水煎，早晚分服。

2020－12－15 三诊：

病情：因病情稳定，效果好，故托朋友再照方给他抓 5 剂。

2020－12－25 四诊：

主诉：近期皮肤瘙痒，表皮红肿，大便较前好转，出汗减少，又饮酒，喝凉开水，胃中不适。舌淡嫩，脉弦。

辨证：湿热熏蒸肌肤，热毒。

诊断：皮肤湿疹。

治宜:益气清热解毒。

处方:黄芪 30 g,白术 30 g,连翘 30 g,银花 30 g,防风 10 g,荆芥 10 g,炒黄芩 10 g,苍术 15 g,地肤子 15 g,白鲜皮 15 g,山药 30 g,枳壳 15 g,生甘草 10 g,丹皮 15 g,茵陈 30 g,茯苓 3 g。6 剂,水煎,早晚分服。

2021—01—04 五诊:

病情:6 剂后皮肤瘙痒、红肿消失,前症已愈。为了巩固疗效,仍以健脾、祛湿、解毒为治疗宗旨组方。

处方:黄芪 30 g,白术 30 g,茯苓 30 g,陈皮 10 g,炒黄芩 9 g,山药 30 g,乌梅 10 g,炒黄连 9 g,姜半夏 10 g,柴胡 10 g,当归 15 g,炒白芍 15 g,党参 15 g,芡实 30 g,枳壳 15 g,夜交藤 50 g。6 剂,水煎,早晚分服。

分析:此患者可以说是虚实夹杂,寒热错杂,湿热蕴结于消化系统。乌梅汤正是治疗寒热错杂之方。仿此方之意,合玉屏风散、小柴胡汤、葛根芩连汤之意而组方,配赤石脂敛肠,效如桴鼓。中期因喝酒、吃生冷食物引起肠胃功能失调,湿热郁蒸肌肤,经益气解毒、祛风止痒之法得以治愈。

13.赵某某,男,56 岁,运城(新绛),2021—01—16 初诊。

主诉:有便意,但难解,肚脐周围不适,曾患糜烂性胃炎、肠息肉。苔白腻,脉沉弦。

辨证:脾胃湿热,肠络气滞。

诊断:慢性胃炎,肠息肉,肠胃功能失调。

治宜:清热利湿,健脾升清。

处方:柴胡 10 g,黄芩 10 g,姜半夏 10 g,生白术 20 g,枳壳 15 g,砂仁 5 g,党参 15 g,升麻 9 g,黄芪 30 g,当归 10 g,蒲公英 15 g,陈皮

10 g,茯苓 20 g,佛手 10 g,香橼 10 g,炙甘草 9 g。6 剂,水煎,早晚分服。

2021-01-23 二诊:

病情:以上病情已愈,咽喉有些不适。舌苔变浅,脉沉细弦。

处方:柴胡 10 g,黄芩 10 g,姜半夏 10 g,生白术 20 g,枳壳 15 g,砂仁 5 g,党参 15 g,升麻 9 g,黄芪 30 g,当归 10 g,蒲公英 20 g,陈皮 10 g,桔梗 10 g,佛手 10 g,香橼 10 g,生甘草 9 g。6 剂,水煎,早晚分服。

分析:患者病情反映症状蹊跷,难以琢磨,根据脉沉的现象以及原始病情对肠胃功能的影响,考虑还是脾的阳气升降及肠胃经络疏通不畅的问题,从西医观点看与肠功能低下有关。所以采用了补中益气汤合小柴胡汤之意,配香橼、佛手、桔梗、枳壳等化滞行气,疏通经络;蒲公英清热解毒散结,消除病因。病情缓解,患者感到满意。

14.张 某,男,66 岁,运城,2020-10-09 初诊。

主诉:大便长期不成形,睡眠差。舌嫩,苔黑,脉弦滑。

辨证:脾胃寒湿,血不养神。

诊断:慢性结肠炎。

治宜:芳香化湿,健脾安神。

处方:藿香 10 g,佩兰 10 g,黄芩 10 g,茯苓 20 g,良姜 10 g,白术 30 g,枳壳 15 g,川朴 10 g,柴胡 10 g,姜半夏 10 g,干姜 9 g,甘草 10 g,夜交藤 30 g,灵芝 20 g,刺五加 15 g,丹参 15 g,陈皮 10 g。6 剂,水煎,早晚分服。

2021-02-08 来诊咨询病情,反映服上方后黑苔消失了。

分析:苔黑一般分为两种原因,一为寒湿所为,一为热极似黑。此为寒湿所为,藿香、佩兰、白术、茯苓、枳壳、厚朴、陈皮等行气,化湿;良姜、干姜、姜半夏温热燥湿;脉弦,柴胡、甘草和药调肝气;湿易郁久化热,少佐黄芩可达燥湿清热作用;夜交藤、灵芝、刺五加、丹参兼顾失眠,调节心情,解除精神恐惧,以利脾胃功能恢复(思伤脾)。配伍合理,疗效明显。

15. 薛　某,男,38 岁,运城,2020—11—20 初诊。

主诉:吃辣椒就腹泻,舌淡,脉细弦。

辨证:脾气虚损,肝郁不舒。

诊断:过敏性肠炎。

治宜:健脾益气,养肝疏风。

处方:黄芪 30 g,党参 15 g,白术 15 g,茯苓 20 g,炙甘草 9 g,黄芩 10 g,乌梅 10 g,丹皮 10 g,徐长卿 15 g,枳壳 15 g,防风 10 g,连翘 15 g,山药 30 g,白芍 15 g,柴胡 10 g,当归 15 g。6 剂,水煎,早晚分服。

分析:过敏性肠炎临床上也比较常见,但治疗起来比较棘手。此例患者重点还是以健脾扶正,提高免疫功能而立方。方选四君子汤、当归补血汤,另合玉屏风散;其次采用王琦老师的黄芩、乌梅、丹皮脱敏方配以干祖望老先生治疗鼻炎脱敏方中的徐长卿,此药对肠道疾病也有较好地祛风止痛效果;白芍、炙甘草、枳壳、防风、柴胡仿痛泻要方之意,连翘清热败毒,山药健脾补虚。综合调理,效如桴鼓。

2021—01—22 来诊,患者自述服完此方后病情已愈。

16. 董某某,女,65 岁,运城,2019—10—07 初诊。

主诉:夜尿多,大便长期不成形。舌微胖,脉弦。

辨证:肝郁脾虚,肾气不固。

诊断:慢性结肠炎、泌尿系炎症?

治宜:疏肝健脾,益肾固涩。

处方:柴胡 10 g,当归 15 g,炒白芍 15 g,白术 15 g,茯苓 20 g,黄芪 30 g,枳壳 15 g,党参 15 g,良姜 10 g,龙眼肉 9 g,远志 10 g,炙甘草 10 g,益智仁 15 g,桑螵蛸 30 g,乌药 15 g,山药 30 g。6 剂,水煎,早晚分服。

2019－10－12 二诊:

病情:夜尿明显好转,睡眠好,大便仍稀。

处方:柴胡 10 g,当归 15 g,白芍 15 g,白术 15 g,茯苓 20 g,陈皮 10 g,枳壳 10 g,党参 20 g,炙甘草 10 g,益智仁 15 g,桑螵蛸 30 g,乌药 15 g,山药 30 g,乌梅 15 g,防风 10 g,灵芝 20 g。6 剂,水煎,早晚分服。

2019－10－26 三诊:

病情:夜尿好转,大便不利,时有带血。舌红,脉微弦。

处方:柴胡 10 g,当归 15 g,白芍 15 g,白术 15 g,枳壳 15 g,黄芪 30 g,党参 15 g,茯苓 20 g,夜交藤 30 g,木香 10 g,炒枣仁 15 g,五味子 10 g,黄芩 10 g,半夏 10 g,制大黄 8 g。6 剂,水煎,早晚分服。

2019－11－09 四诊:

病情:好转稳定,食欲差,便血已止,大便仍稀、不成形、不爽。

处方:黄芪 30 g,党参 15 g,当归 15 g,白芍 15 g,生白术 30 g,茯苓 20 g,炙甘草 10 g,山药 30 g,夜交藤 30 g,炒枣仁 15 g,五味子 10 g,焦三味各 10 g,陈皮 10 g,枳壳 15 g,炒黄芩 9 g,荆芥 9 g。6 剂,水煎,早晚分服。

2019－11－16 五诊:

病情:好转,大便仍黏、不爽,胃部上逆感觉。

处方:黄芪 30 g,党参 15 g,当归 15 g,白芍 15 g,白术 15 g,枳壳 15 g,姜半夏 10 g,柴胡 10 g,炒黄芩 9 g,茯苓 20 g,陈皮 10 g,桂枝

10 g,炙甘草 10 g,鸡内金 10 g,夜交藤 30 g,五味子 10 g。6 剂,水煎,早晚分服。

分析:此例患者年龄比较大,多由于长期劳损、情志不遂等因素引起的疾病,故病情相对比较复杂。有肝郁,脉弦,脾虚,大便稀;同时有肾虚、夜尿多的现象,单一的缩泉丸不足以解决问题,所以采用柴胡疏肝散、四君子汤和缩泉丸,仿归脾汤方,安神、解除思想紧张等现象,以便更好地发挥益气缩尿的作用,另有中途出现大便带血现象,及时清泻肺、肠之火,取得较满意的效果。

综述:从以上病案中可以看到湿热证多见,常用方剂多选用了半夏泻心汤、大小承气汤、麻子仁丸、大小柴胡汤、四逆散等,补中益气汤为其主要辨证方剂。临床上我经常用补中益气丸合麻仁滋脾丸治疗老年患者的习惯性便秘。其次兼顾体质状况及其他变症,适当加减药物是肠胃病治疗的原则。胃病治疗的关键是"以通为用,通则顺",升清降浊仍是脾胃的基本功能,此为董建华老先生的经验。西医胃镜检查诊断的"胃黏膜肠上皮化生"容易发展为胃癌。这种病在中医方面多属于"湿热蕴结"之证,湿热为其核心病机,其证可见"胃脘痛""痞满""嘈杂""纳呆""嗳气"等。在治疗中仝小林教授常在治疗肠胃湿热证中加入蒲公英,蒲公英归肝、胃经,具有清热解毒、消肿散结、泻火和胃、消退肠化、利尿通淋的功效。《本草经疏》记载:"蒲公英,味甘平,其性无毒。当是入肝、入胃,解热凉血之要药。"《本草述》云其"甘,平微寒"。甘寒之品养胃阴,胃喜润恶燥,在清热的同时亦能防止胃阴的损伤。白花蛇舌草具有清热解毒,利尿消肿,活血止痛的功效,亦为甘凉入胃经之品,清热解毒,除胃中湿热,湿热症状缓解,可能与其抗菌、调节免疫等功效有关,药食两用。山茱萸具有补益肝肾,收涩固脱的功效。虽有湿热者不宜应用之说,但现代药理学研究表明,山茱萸有抗肿瘤、抗炎等功效。山茱萸为特效经验性中药,使用山茱萸可能考虑胃阴分的损伤。《医学衷中参西录》:"因得木气最厚,收涩之中兼具条畅之性,故通利九窍,流通血脉……"言下之意是否对于肠胃黏膜愈合有促进作用。白花蛇舌草、山茱萸均具有抗肿瘤的药理作用,肠上皮化生为癌前病变,有未病先防之意。全小林用此三药治疗肠上皮化生时,蒲公英常用剂量为 15~30 g,白花蛇舌草常用剂量为 9~15 g,山茱萸常用剂量为 9~30 g。本人在辨证为"湿热蕴结"的肠胃病证中多次配伍这三种药,临床疗效非常好。另外,胃息肉、肠息肉、萎缩性胃炎等,也多由于肠胃湿热证而引起,在治疗中也经常配伍蒲公英、白花蛇舌草,有较好地治疗作用,对胃肠道疾病恶变有较好地预防作用。俗语:"要想长寿,肠中长清""鸡生热,肉生痰,白菜豆腐保平安""少吃点,多吃几年"。饮食合理、经常运动、调节心情、起居有时、较好睡眠、生活规律,这些都是患者应该注意的事项。

///// 三 心脑血管病

心脑血管疾病是中老年人多发疾病,脑梗死、心肌梗死、偏瘫等严重的影响着患者的生命和生活质量。痰血瘀滞为其主要病理因素,化痰、活血、通络为其主要治疗原则。其次,注意气血虚实,诱因多与肝气郁滞、肝气不舒、心态失常有关。所以,疏肝解郁、活血化瘀、益气养心为其主要治疗与预防方法。另外,组方用药中要注意因饮食无节、活动量少、膏粱厚味、体胖的人,往往血脂异常、脂肪肝、血液黏稠、高血压病、血糖异常等,易发心脑血管疾病。预防性治疗上应健脾利湿,化痰祛湿,活血化瘀组方。如简易方有丹参、三七各半,血压高加葛根,血脂异常加何首乌,痰湿重加生白术、茯苓、泽泻;保护心脑血管,增加血管韧性可加山茱萸。自身加强锻炼,减轻体重,节制饮食,切记勿暴饮暴食,合理搭配饮食。

1.段 某,男,32 岁,运城,2015－09－18 初诊。

主诉:肥胖,身高 170 cm,体重约 90 kg,血压 150～160/90～100 mmHg,头晕,活动量少,食欲亢进,经常出汗,舌胖淡,脉沉弦。

辨证:痰湿阻络,瘀滞血脉。

诊断:高血压,肥胖症。

治宜:健脾祛湿,化痰通络。

处方:生黄芪 30 g,白术 15 g,茯苓 30 g,党参 20 g,防风 10 g,浮小麦 30 g,枳壳 15 g,荷叶 15 g,葛根 30 g,丹参 30 g,泽泻 30 g,车前草 15 g,旱莲草 15 g,益母草 15 g,茺蔚子 15 g,半夏 10 g,陈皮 10 g,苏叶 10 g。6 剂,水煎,早晚分服。

2015－10－18 二诊:

病情:自述前症好转,血压降至 140/90 mmHg,但不稳定,不服药后又反弹。

处方:生黄芪 50 g,白术 30 g,茯苓 30 g,党参 20 g,防风 10 g,浮小麦 30 g,枳壳 15 g,荷叶 15 g,葛根 30 g,丹参 30 g,泽泻 30 g,车前草 15 g,车前子 15 g,益母草 15 g,茺蔚子 20 g,海藻 30 g,仙灵脾 20 g,仙茅 20 g,川牛膝 15 g,生甘草 15 g,炒黄芩 10 g,生薏米 30 g。10 剂,水煎,早晚分服。

2016－01－02 三诊:

病情:血压趋于正常,出汗好转。

处方:生黄芪 50 g,白术 30 g,茯苓 30 g,防风 10 g,浮小麦 30 g,

枳壳 15 g,荷叶 15 g,葛根 30 g,丹参 30 g,泽泻 30 g,车前草 30 g,车前子 15 g,益母草 25 g,夏枯草 25 g,茺蔚子 20 g,海藻 30 g,仙灵脾 20 g,仙茅 20 g,川牛膝 15 g,生甘草 15 g,黄芩 10 g,干姜 10 g,杜仲 20 g,寄生 20 g。10 剂,水煎,早晚分服。

分析:患者年龄小,但血压高,明显是体胖、湿痰困脾所致。痰湿阻络,气血运行受阻,阻者不通,血流不畅,滞于筋脉,血压焉能不高?胖人多气虚、多湿痰,继之累及肾,故而出现乏力、汗出,但胃有虚火"消饥善谷",食欲亢奋。方用玉屏风散、六君子汤加浮小麦、枳壳益气健脾祛湿,荷叶、葛根升清降浊,泽泻、车前草、旱莲草、益母草等利水降压,与西医的利水降压道理一样。另外,葛根配丹参也有降压的作用,配仙灵脾、仙茅补阳等以助脾肾利水;其次有仿海藻玉壶汤之意,化痰降脂、降压,从而使血压平衡。建议加强锻炼,调节好饮食搭配,不要过饮、过食。

2.师某某,女,58 岁,运城,2018－08－16 初诊。

主诉:头晕。舌淡,脉弦。

辨证:肝血虚损,玄府失养。

诊断:脑动脉硬化。

治宜:补益肝血,养脑清热,祛风。

处方:制首乌 20 g,白蒺藜 10 g,枸杞 15 g,菊花 10 g,葛根 15 g,丹参 15 g,夜交藤 30 g,柴胡 9 g,白芍 20 g,桑叶 10 g,栀子 10 g,淡豆豉 10 g,天麻 10 g,茯苓 20 g,泽泻 15 g。6 剂,水煎,早晚分服。

2018－08－30 二诊:

病情:头晕已愈,建议照上方再服 6 剂。

分析:头晕,此症病因比较多。西医有内耳眩晕证、耳石证、高血压、动脉硬化、脑供血不足、脑梗死、肿瘤等。就中医来讲,老年人多见肝肾虚损,玄府失养;其次有痰血互瘀,浊气上逆;肝肾阴虚,肝阳上亢等证型。此方仿杞菊地黄丸之意补肝肾,平肝清火,祛风。制首乌配白蒺藜是施老治疗头晕的对药,再配以天麻;栀子配淡豆豉祛烦安神;葛根配丹参活血养血,有扩张血管的作用,从根本上改善了脑血管的循环,头晕得到了基本治愈。

3.王某某,男,67岁,运城,2019—05—27初诊。

主诉:右侧后脑痛,思睡,头脑不清。苔腻薄黄、瘀,脉弦。

辨证:痰血瘀滞,肝肾虚损。

诊断:脑动脉硬化,脑供血差。

治宜:祛痰活血,补益肝肾。

处方:夏枯草15 g,茺蔚子10 g,陈皮10 g,姜半夏15 g,黄芩10 g,茯苓20 g,生甘草9 g,胆南星10 g,川芎10 g,葛根15 g,丹参15 g,制首乌20 g,蔓荆子10 g,白芍15 g,柴胡9 g,炙甘草10 g,地龙10 g。6剂,水煎,早晚分服。

2019—06—10二诊:

病情:以上症状基本恢复正常,仍有头皮瘙痒,建议照上方加生薏米再服6剂。

分析:此例患者西医一般认为是脑动脉硬化、脑供血不足而引起的头痛、头脑不清。中医认为是痰血瘀滞脉络,肝肾不足,虚火上炎引起的。夏枯草配茺蔚子具有清热保护脑血管的作用,葛根配丹参具有活血通络,扩张血管的作用,此两对药配以二陈汤加胆南星、地龙加强了祛痰活络,止痛的作用;脉弦,肝气郁滞,配柴胡、白芍、川芎、蔓荆子、甘草柔肝养血,通络祛风,活血止痛,全方配伍严谨,效如桴鼓。

4.裴某某,女,54岁,运城,2019—01—28初诊。

主诉:血压高,面部轻度水肿,头痛,身热,咳嗽,口干不苦,睡眠差,出汗,耳鸣,咽炎,50岁停经。舌红淡,脉弦细。

辨证:肝肾虚损,肝阳上浮。

诊断:高血压病,更年期综合征。

治宜:补益肝肾,清热潜阳。

处方:女贞子15 g,旱莲草15 g,柴胡10 g,黄芩10 g,槐米10 g,白芍20 g,生熟地各15 g,生龙牡各30 g,夏枯草15 g,茺蔚子10 g,桔梗10 g,生甘草9 g,益母草15 g,山茱萸15 g,丹参15 g,清半夏10 g,浮小麦30 g,碧桃干10 g。6剂,水煎,早晚分服。

2019-02-04 二诊:

病情:头痛已愈,出汗减少,病情有明显好转。

处方:女贞子15 g,旱莲草15 g,柴胡10 g,黄芩10 g,槐米10 g,白芍20 g,生熟地各15 g,生龙牡各30 g,夏枯草20 g,茺蔚子10 g,桔梗10 g,生甘草10 g,山茱萸20 g,炙枇杷叶15 g,浮小麦30 g,碧桃干10 g,制首乌15 g,白蒺藜15 g,葛根15 g,丹参15 g。10剂,水煎,早晚分服。

2019-02-18 三诊:

病情:基本稳定,眼结膜充血,视物不清,体重增加,意欲适当减肥,身微有热感。

处方:熟地20 g,山茱萸15 g,茯苓20 g,泽泻15 g,夏枯草30 g,茺蔚子15 g,益母草20 g,丹参20 g,枸杞20 g,菊花10 g,生白术15 g,枳壳10 g,荷叶10 g,葛根15 g,地骨皮15 g,草决明15 g,丹皮10 g,炙枇杷叶15 g,浮小麦30 g。6剂,水煎,早晚分服。

2019-02-25 四诊:

病情:眼结膜充血好转,体重减轻1 kg。

处方:熟地20 g,山茱萸15 g,茯苓20 g,泽泻15 g,夏枯草30 g,

茺蔚子 15 g,益母草 30 g,丹参 20 g,枸杞 20 g,菊花 10 g,生白术 15 g,枳壳 10 g,牡蛎 30 g,葛根 15 g,地骨皮 15 g,草决明 15 g,丹皮 10 g,炙枇杷叶 15 g,浮小麦 30 g,谷精草 10 g。6 剂,水煎,早晚分服。

2019－03－02 五诊:

病情:血压基本稳定。

处方:熟地 20 g,山茱萸 15 g,丹参 20 g,葛根 20 g,茯苓 20 g,泽泻 15 g,枸杞 20 g,槐米 15 g,黄芩 15 g,川牛膝 20 g,天麻 20 g,钩藤 15 g,三七 10 g,制首乌 15 g。6 剂,研面做丸剂,每丸重 10 g,每日 3 次,每次 1 丸。

分析:此例患者血压高,兼有更年期症状,内分泌紊乱之证,表现为肝阳上亢之象。开始用清补肾阴的二至丸,同时借杞菊地黄丸之方,配以夏枯草与茺蔚子、葛根与丹参对药加草决明、益母草具有清热降压,活血利水等药物;柴胡、黄芩、白芍、槐米柔肝清热降压,另有地骨皮、丹皮清热凉血,浮小麦、碧桃干止汗,桔梗、生甘草利咽止咳,龙牡重镇潜阳,全方合力,使病情得以缓解。其后以杞菊地黄丸为主方,随症加减,如制首乌配白蒺藜具有补肾祛风降压的作用,重在滋补肾阴,用丸剂以善其后。

5.陈某某,男,81 岁,运城,2020－09－19 初诊。

主诉:咳嗽不止,时时出现狂咳,咽干,夜尿多,长期服降压药,体胖,经常运动,其他均正常。舌淡、暗、水滑,脉弦。

辨证:痰湿困脾,肝肾虚损。

诊断:高血压病,脑动脉硬化,神经性咳嗽。

治宜:健脾化痰,补益肝肾。

处方:夏枯草 15 g,茺蔚子 10 g,陈皮 12 g,姜半夏 15 g,茯苓 30 g,生甘草 10 g,杏仁 10 g,桔梗 10 g,白术 30 g,枳壳 15 g,炙枇杷

叶 15 g,诃子 15 g,丹参 15 g,芡实 30 g,金樱子 30 g,黄芩 10 g。6 剂,水煎,早晚分服。

2020－09－28 二诊:

病情:夜尿减少,仍有狂咳,舌苔略有变化。

处方:夏枯草 15 g,茺蔚子 10 g,陈皮 12 g,姜半夏 15 g,茯苓 30 g,生山药 30 g,桔梗 10 g,炙甘草 10 g,白术 30 g,枳壳 15 g,炙枇杷叶 15 g,芡实 30 g,金樱子 30 g,桑螵蛸 15 g,黄芩 10 g,柴胡 10 g,降香 3 g(后下)。6 剂,水煎,早晚分服。

2020－10－06 三诊:

病情:狂咳减轻。夜尿仍多,流口水,血压 140/81 mmHg。舌红嫩,苔少,脉弦。

辨证:肝肾虚损,痰阻气道。

诊断:神经性咳嗽,前列腺病。

治宜:补益肝肾,祛痰降气。

处方:熟地 20 g,山药 30 g,山茱萸 20 g,茯苓 20 g,泽泻 15 g,丹参 15 g,桑螵蛸 15 g,益智仁 15 g,陈皮 10 g,姜半夏 15 g,炙甘草 10 g,生白术 15 g,枳壳 15 g,柴胡 10 g,黄芩 12 g,降香 3 g(后下)。6 剂,水煎,早晚分服。

2020－10－15 四诊:

病情:狂咳明显好转,流口水也明显好转,夜尿仍多,每晚 4 次左右。

处方:熟地 20 g,山药 30 g,山茱萸 20 g,茯苓 20 g,芡实 15 g,金樱子 15 g,益智仁 15 g,乌药 10 g,姜半夏 15 g,炙甘草 10 g,泽兰 15 g,生白术 20 g,枳壳 15 g,柴胡 10 g,黄芩 10 g,降香 3 g(后下)。6 剂,水煎,早晚分服。

分析:此例患者有一特殊症状,即狂咳,咳起来让别人无所适从,同时兼有高血压、夜尿多等症状,让人无从下手。在此病的治疗中,肝阳上亢,肾气虚损是其基本病证,其次是肺系疾病。所以首先以清热降压,补肾缩尿治疗基本病证,另外用陈皮、半夏、黄芩、白术、枳壳、茯苓、桔梗、甘草等清热化痰,通络利咽;降香降气辟秽而取效的,狂咳戛然而止。

6.王某某,男,48岁,运城,2020-06-27初诊。

主诉:冠心病,置入心脏支架,过敏性鼻炎,口腔溃疡(舌尖)。舌淡,脉弦。

辨证:卫气虚损,心气瘀滞。

诊断:冠心病,过敏性鼻炎,口腔溃疡。

治宜:益气护卫,活血宽胸。

处方:①黄芪30 g,白术15 g,防风10 g,辛夷10 g,苍耳子10 g,黄芩10 g,丹皮10 g,乌梅15 g,生甘草10 g,丹参15 g,仙鹤草30 g。6剂,水煎,早晚分服;②丹参100 g,三七100 g,泽泻150 g,地龙100 g,水蛭100 g,生晒参60 g,葛根100 g。研面冲服,每次8～10 g,每日2～3次。

2020-07-18二诊:

病情:好转,停药后又有些复发。

处方:黄芪30 g,白术15 g,防风10 g,辛夷10 g,苍耳子10 g,炒黄芩10 g,丹皮10 g,乌梅15 g,生甘草10 g,丹参15 g,仙鹤草30 g,白芷9 g,川芎9 g,荆芥9 g,僵蚕10 g。6剂,水煎,早晚分服。

分析:此例患者关键是安有心脏支架,同时兼有过敏性鼻炎,口腔溃疡,那么在治疗时一定要关注心脏问题,不可盲目的治疗过敏性鼻炎,口腔溃疡,做到"治中有防,既病防变"。处方①玉屏风散配以辛夷、苍耳子加黄芩、乌梅、丹皮清热凉血,敛阴抗过敏。方中的丹参、仙鹤草具有益气养血活血的作用。处方②重点仍是顾护心脏功能。治疗思路主次分明,重点突出,疗效较好。

7. 王某某,女,63岁,运城,2020—08—01初诊。

主诉:高血压,失眠,头晕。舌淡、胖,脉弦。

辨证:心血不足,肝肾虚损。

诊断:高血压病,神经衰弱。

治宜:养血安神,补益肝肾。

处方:夏枯草30 g,茺蔚子15 g,熟地20 g,山茱萸20 g,山药30 g,茯苓30 g,泽泻20 g,丹参20 g,枸杞15 g,菊花10 g,磁石30 g(先煎),制首乌20 g,白蒺藜15 g,夜交藤30 g,刺五加20 g,茯神15 g。6剂,水煎,早晚分服。

2020—08—08二诊:

病情:头晕,头昏,失眠均好转。

处方:夏枯草30 g,茺蔚子15 g,熟地20 g,山茱萸20 g,山药30 g,茯苓30 g,泽泻20 g,丹参20 g,枸杞15 g,菊花10 g,磁石30 g(先煎),制首乌20 g,白蒺藜20 g,夜交藤30 g,刺五加20 g,茯神20 g。6剂,水煎,早晚分服。

半年后随访,病情基本稳定。

分析:此例患者属肝肾阴虚,肝阳上亢之象,重点在睡眠不好,即兼有神经衰弱症状,施老有杞菊地黄丸加磁石、石决明治肝阳上亢之症;另,制首乌、白蒺藜补肾祛风止头晕;夏枯草、茺蔚子清热,降压安神;夜交藤、刺五加、茯神加磁石可以改善睡眠。所以此方配伍合理,用药精练,病情缓解。

8. 卫 某,男,59岁,运城,2019—04—20初诊。

主诉:帕金森病,手颤动,睡眠差。舌淡,脉细滑。

辨证:肝肾阴虚,筋脉失养,虚风内动。

诊断:帕金森病。

治宜:滋补肝肾,滋养筋脉,祛风镇颤。

处方:枸杞15 g,熟地20 g,山茱萸20 g,麦冬15 g,白芍20 g,茯苓30 g,泽泻15 g,龟板15,天麻15 g,制首乌30 g,白蒺藜15 g,夜交藤30 g,鳖甲15 g,炒枣仁15 g,山药30 g,丹参15 g,胆南星15 g,当归15 g。6剂,水煎,早晚分服。

2019－04－28二诊:

病情:睡眠好,大便正常。

处方:枸杞20 g,熟地30 g,山茱萸30 g,白芍30 g,茯苓30 g,泽泻20 g,天麻20 g,制首乌30 g,白蒺藜15 g,胆南星15 g,当归15 g,地龙10 g,巴戟15 g,黄芪30 g,丹参20 g,钩藤15 g(后下)。6剂,水煎,早晚分服。

2019－06－05随访:病情基本改善。

分析:帕金森病是难治之病,方用地黄饮子加减,补肾养脑,配以白芍、天麻、制首乌、夜交藤、白蒺藜等养血祛风,通络柔筋,手颤症状缓解;龟板、鳖甲滋阴潜阳,散结消痞;胆南星燥湿化痰,祛风解痉。综合此方补肾健脑,养肝柔筋,化痰通络,祛风解痉为其基本治疗大法。

9.王某某,女,65岁,运城,2017－08－03初诊。

主诉:脑梗死,乏力,没有劲,行动尚可,灵活性差,走路不稳。脚下轻,踩不实。舌淡,脉微弦。

辨证:气血虚损,肝肾不足。

诊断:脑梗死,脑供血差。

治宜:补益气血,填精补肾。

处方:生黄芪60 g,桃仁10 g,地龙20 g,川芎15 g,当归20 g,赤芍15 g,熟地20 g,巴戟天15 g,山茱萸15 g,石斛20 g,肉苁蓉15 g,麦冬15 g,石菖蒲10 g,远志10 g,生麦芽15 g,元胡10 g,蒲黄10 g（包煎）,寄生30 g,生晒参15 g,丹参15 g,怀牛膝30 g。3剂,水煎,早晚分服。

2017－08－07二诊:

病情:稳定,舌胖大,脉弦。

处方:生黄芪60 g,当归20 g,熟地20 g,赤白芍各20 g,川芎15 g,山药30 g,山茱萸20 g,茯苓20 g,泽泻15 g,寄生20 g,川牛膝30 g,水蛭10 g,益母草15 g,丹参15 g,巴戟15 g。5剂,水煎,早晚分服。

2017－08－12三诊:

病情:时有咳嗽,舌淡红、胖大,脉沉弦。

处方:黄芪80 g,当归20 g,熟地30 g,赤芍20 g,川芎15 g,山茱萸30 g,茯苓30 g,泽泻20 g,寄生30 g,怀牛膝30 g,杜仲20 g,川断20 g,益母草30 g,丹参20 g,巴戟15 g,炙枇杷叶15 g,桔梗10 g,生甘草9 g,生晒参15 g。5剂,水煎,早晚分服。

2017－08－19四诊:

病情:仍然乏力,走路不稳。舌淡红,脉沉弦滑。

处方:黄芪80 g,当归20 g,熟地30 g,枸杞15 g,赤芍20 g,地龙20 g,川芎15 g,桃仁10 g,红花10 g,山茱萸20 g,山药30 g,泽泻15 g,茯苓20 g,杜仲20 g,寄生20 g,怀牛膝20 g,姜黄10 g,葛根20 g,西洋参15 g。6剂,水煎,早晚分服。

2017－08－26五诊:

病情:明显好转,行走基本如常,自觉恢复很好。舌色淡红,脉已如常,微沉。

处方:黄芪 80 g,当归 20 g,熟地 30 g,枸杞 20 g,赤芍 20 g,地龙 20 g,川芎 15 g,桃仁 10 g,红花 10 g,山茱萸 20 g,山药 30 g,泽泻 15 g,茯苓 20 g,杜仲 20 g,寄生 20 g,怀牛膝 20 g,姜黄 10 g,葛根 20 g,丹参 20 g,生晒参 15 g。6 剂,水煎,早晚分服。另:三七粉 1 盒,每次 1 袋,每日 1 次。

2017－09－02 六诊:

病情:明显好转,巩固治疗,尿多。

处方:黄芪 80 g,当归 20 g,熟地 30 g,枸杞 20 g,赤芍 20 g,地龙 20 g,川芎 15 g,桃仁 10 g,红花 10 g,山茱萸 20 g,山药 30 g,泽泻 15 g,茯苓 20 g,杜仲 20 g,寄生 20 g,怀牛膝 20 g,金樱子 15 g,葛根 20 g,丹参 20 g,生晒参 15 g,鸡血藤 15 g。6 剂,水煎,早晚分服。

2017－09－16 七诊:

病情:稳定,趋向好转,小便有失控感。

处方:黄芪 80 g,当归 20 g,熟地 30 g,枸杞 15 g,赤芍 20 g,地龙 20 g,川芎 15 g,桃仁 15 g,红花 15 g,山茱萸 15 g,半夏 15 g,泽泻 15 g,茯苓 20 g,杜仲 20 g,寄生 20 g,怀牛膝 20 g,川断 15 g,金樱子 15 g,芡实 15 g,葛根 20 g,丹参 20 g,生晒参 15 g。6 剂,水煎,早晚分服。

2017－09－30 八诊:

病情:流涕,咳嗽,咽喉不适,身感微热。舌边红,脉沉弦。

辨证:营卫失和,热邪入里。

诊断:感冒,咽炎。

治宜:调和营卫,清热疏风。

处方:黄芪 30 g,白术 10 g,防风 9 g,桂枝 10 g,白芍 15 g,辛夷

10 g,苍耳子 10 g,桔梗 10 g,甘草 9 g,连翘 15 g,银花 15 g,荆芥 10 g,柴胡 9 g,黄芩 9 g。6 剂,水煎,早晚分服。

2017—10—21 九诊:

病情:感冒已愈。

处方:黄芪 50 g,当归 20 g,赤芍 20 g,制首乌 20 g,地龙 20 g,桃仁 10 g,红花 10 g,川芎 15 g,葛根 15 g,怀牛膝 15 g,寄生 15 g,独活 10 g,香附 10 g,丹参 15 g,熟地 30 g。6 剂,水煎,早晚分服。

2017—10—28 十诊:

病情:患者自觉痊愈,腿已能自己抬起,自己放下,行动已无不便,只是近期膝关节仍有些疼痛,宜加乳香、没药两药继续巩固疗效。

处方:黄芪 60 g,当归 20 g,赤芍 20 g,制首乌 30 g,地龙 20 g,桃仁 15 g,红花 15 g,川芎 15 g,葛根 20 g,丹参 20 g,怀牛膝 20 g,寄生 20 g,熟地 30 g,独活 10 g,香附 10 g,乳没各 9 g,炙甘草 10 g,白术 15 g。6 剂,水煎,早晚分服。

2017—11—11 十一诊:

腿痛明显好转,改用独活寄生丸。

2017—12—02 十二诊:

病情:稳定,可用丸剂以巩固疗效。

处方:黄芪 60 g,当归 20 g,赤芍 20 g,制首乌 30 g,地龙 20 g,桃仁 15 g,红花 15 g,川芎 15 g,葛根 20 g,丹参 20 g,怀牛膝 20 g,寄生 20 g,熟地 30 g,独活 10 g,香附 10 g,炙甘草 10 g,白术 15 g,枳壳 15 g,枸杞 15 g,菊花 10 g,山茱萸 15 g,威灵仙 10 g,乳没各 10 g。10 剂,研面,用适量蜂蜜做丸剂服用,每丸重 10 g,每日 2~3 次,每次 1 丸。

分析:此病例是一位脑梗死患者,兼有风湿性关节炎。以补阳还五汤加补肝肾药,熟地、寄生、牛膝、制首乌等益气扶正,活血通络;遵循"肾主骨""血行风自灭"的基本理论;另仿独活寄生汤方,最终,脑梗死与风湿同治,获得了较好的效果,以丸剂善后。

2020－10－10 随访:患者一切基本正常,生活能够自理,能照顾孙子。

10.段某某,男,76岁,运城(夏县),2021－02－19初诊。

主诉:高血压,头闷,乏力,睡眠时好时坏,下肢水肿,大便稀,不成形,耳鸣,眼干涩。苔白腻,脉弦大。

辨证:肝肾虚损,脾气不足,虚火扰神。

诊断:高血压病,脑动脉硬化,脑供血差。

治宜:补益肝肾,益气健脾,清火安神。

处方:夏枯草 15 g,茺蔚子 10 g,熟地 15 g,山药 30 g,山茱萸 10 g,茯苓 20 g,泽泻 15 g,丹参 15 g,天麻 10 g,钩藤 10 g,黄芪 30 g,柴胡 9 g,白芍 15 g,黄芩 10 g,枸杞 15 g,菊花 10 g。6 剂,水煎,早晚分服。

2021－02－25二诊:

病情:头闷,乏力,下肢水肿,大便均较前明显好转。但因换地方,睡眠差。舌淡,脉微弦。

处方:夏枯草 15 g,茺蔚子 10 g,熟地 20 g,山药 30 g,山茱萸 15 g,茯苓 20 g,泽泻 15 g,丹参 15 g,天麻 10 g,钩藤 10 g,黄芪 30 g,柴胡 9 g,白芍 15 g,黄芩 10 g,枸杞 15 g,菊花 10 g。6 剂,水煎,早晚分服。

因患者远住山区,不方便就医,故此善后宜服:杞菊地黄丸可间断长期服用,养血清脑颗粒每月服十天。

分析:此例是一位老年高血压病患者,长期住在山区,未得到好的预防性治疗,至此病情加重,来到城里求医。从症状及脉象上看,病机像是肝阳上亢,再细看症状,其病机又是脾肾两虚,大便稀,下肢水肿。病机相对比较复杂,处方用药无从下手。但根据老年患者发病的基本病机考虑,仍然是肝肾虚损,脾虚阳气不升之象。在治疗上采取了夏枯草、茺蔚子、天麻、钩藤清火降压,柴胡、白芍、黄芩和胃,平肝清火;以杞菊地黄丸补益肝肾,利水健脾;虚火益伤气,用黄芪、丹参益气活血,补虚利水。肝、脾、肾三脏得到了有效地调理,从而使病情得以缓解;用杞菊地黄丸、养血清脑颗粒以善其后。

11. 范某某,女,86岁,运城,2020—03—31初诊。

主诉:心力衰竭患者,气短,咳嗽,有痰,饮食、大便均好(家属代述)。

辨证:心气不足,心阴虚损。

诊断:心力衰竭,肺心病。

治宜:补益心阳,养阴强心。

处方:生黄芪15 g,生晒参10 g,麦冬10 g,五味子9 g,炙甘草10 g,白芍15 g,桂枝10 g,山茱萸10 g,甘松10 g,橘红10 g,桔梗10 g,茯苓15 g,泽泻15 g,丹参10 g。3剂,水煎,早晚分服。

2020—04—03二诊:

病情:好转,患者自己来诊,仍感到气短,少量痰。舌淡红,苔白微腻,脉弦。

处方:生黄芪20 g,生晒参10 g,麦冬10 g,五味子9 g,红景天15 g,炙甘草10 g,白芍10 g,桂枝10 g,山茱萸15 g,甘松10 g,桔梗10 g,茯苓20 g,泽泻10 g,丹参10 g,生白术10 g,陈皮10 g。7剂,水煎,早晚分服。

2020—11—26三诊:

病情:同上,服上方后感到上述症状有所好转,要求再照方服用。

处方:炙黄芪 20 g,红参 10 g,麦冬 10 g,五味子 9 g,红景天 20 g,炙甘草 10 g,白芍 15 g,桂枝 10 g,山茱萸 15 g,甘松 10 g,桔梗 10 g,茯苓 20 g,泽泻 15 g,丹参 10 g,生白术 15 g,枳壳 10 g,炒枣仁 15 g。7 剂,水煎,早晚分服。

分析:心力衰竭多见于风湿性心脏病、慢阻肺等。心力衰竭的重点是心功能下降,以生脉饮配以黄芪、红景天、桂枝、炙甘草益气强心;同时配以丹参、山茱萸(收涩之中兼具条畅之性,故又通利九窍,流通血脉——张锡纯语)活血通络;枣仁、甘松静心稳心;茯苓、白术、枳壳利湿健脾。合《金匮要略》桂枝芍药知母汤治历节风,即治风湿病。全方既按中医理论组方,又注意了西医对风湿病的治疗原则,至此获得患者满意。

综述:老年人心脑血管疾病治疗的重点是要注意年老气衰、肝肾虚损,虽有血压高、头晕、头痛、大便秘等阳证较明显,但用药不可盲目。如果气短,乏力,脉弱、细、滑等,仍要有补气养血的药,同时兼顾肝肾,使其阴阳平衡。曾听到一位朋友谈起自己老伴住院的遭遇,他老伴是一位高血压病兼糖尿病的患者,年龄在 70 岁以上,头晕,站不稳,到医院后有一位医生用了降压通泻的药,反而患者出现了危症,血压下降,出现虚脱现象,由于在医院里,抢救及时,患者得以缓解。他可能认为头晕是血压高引起的,用通泻降压的药,而对于气血、肝肾则未注意到。实则是肝、肾、脾三脏均有问题,但重点在肝肾虚损,阳无以阴扶,故而出现上盛下虚之象。老年患者的心脑血管疾病出现阳证时一定要考虑虚阳上浮之象,填补肝肾是重点。总之,在组方时不可妄补、妄下,应注意平衡阴阳,以求其平,方可稳妥,不至失误,造成意外。

失眠病目前在国内疾病中所占比例约 30%。内在因素:焦虑、心态、肝郁、血虚、体衰等;外在因素:生活压力、竞争、工作紧张、生活不规律、饮食不节等,都是影响睡眠的因素。失眠与抑郁往往互为影响,常见有肝郁化火、心脾两虚、心肾不交、脾胃不和等。西医常常定为神经衰弱或精神神经系统病变,以镇静安神药为主治疗,长期服用患者往往会出现精神状态恍惚,不良反应较多,中医治疗或中西医结合治疗效果会更好一些。中医可作为基础治疗,治本;西医配合治疗,治标。临床上可采取渐退的办法,以中医治疗为主,在症状逐步改善的情况下减少西药用量,稳定治疗效果,减轻患者精神抑郁、萎靡状况。疏肝解郁,养心安神,补益心脾为其治疗基本原则。治疗上多以合方疗效较好。肝郁常以柴胡类方剂为主加减,心阴不足常用酸枣仁汤、交泰丸加减,心脾两虚的常以归脾丸加减,以上均可配合镇静安神的药物。执简驭繁,抓住这四个方面,即清火、养心、解郁、安神,病情会得到有效缓解。

1.樊　某,男,35 岁,运城,2017-04-07 初诊。

主诉:梦多,心情不好,西医诊断为抑郁症。舌淡红,脉弦大。

辨证:肝气郁结,火邪扰心。

诊断:神经衰弱,抑郁症。

治宜:养肝理气,清火安神。

处方:柴胡 10 g,白芍 20 g,郁金 10 g,合欢皮 30 g,合欢花 30 g,炒栀子 10 g,炒枣仁 30 g,夜交藤 50 g,百合 30 g,知母 10 g,生龙牡各

临证鉴论·医案辨证分析

30 g,生麦芽 15 g,生甘草 9 g,丹参 15 g,远志 10 g。6 剂,水煎,早晚分服。

2017—04—14 二诊:

病情:睡眠好转,梦少。

处方:柴胡 10 g,白芍 20 g,郁金 10 g,合欢皮 30 g,合欢花 30 g,炒栀子 10 g,炒枣仁 30 g,夜交藤 50 g,知母 10 g,百合 30 g,生龙牡各 30 g,生麦芽 15 g,生甘草 10 g,丹参 20 g,远志 10 g,生地 15 g。6 剂,水煎,早晚分服。

2017—04—22 三诊:

病情:睡眠好。

处方:柴胡 10 g,白芍 30 g,郁金 15 g,合欢皮 30 g,合欢花 30 g,丹参 30 g,炒栀子 10 g,炒枣仁 30 g,夜交藤 50 g,知母 10 g,百合 30 g,生地 15 g,珍珠母 30 g,竹茹 15 g,远志 10 g,香附 10 g,生甘草 10 g,绿萼梅 10 g。6 剂,水煎,早晚分服。

分析:此例患者脉弦大,心情不好,明显是肝气郁结之象,所以,治宜养血柔肝,疏肝解郁,清泻心火,养心安神,滋阴潜阳。此方的特点在于应用了合欢皮、合欢花和百合、知母施老的对药加之枣仁、夜交藤养心解郁,清火安神;生龙牡潜阳安神,丹参养血安神,远志祛痰安神,合四逆汤方之意而取效,关键在于综合调理,不要顾此失彼。

2.雷某某,女,66 岁,运城,2020—11—01 初诊。

主诉:焦虑综合征。曾在本地及外地诊治,但仍未见明显好转。睡眠极差,梦多,时有噩梦惊醒,烦躁,便秘。舌胖,苔白、瘀,脉弦滑。

辨证:肝气郁滞,腑气瘀滞,痰火扰神。

诊断:神经衰弱,焦虑症。

治宜:疏肝解郁,健脾通便,清火安神。

处方：柴胡 10 g，黄芩 10 g，姜半夏 12 g，生白术 30 g，枳实 15 g，白芍 20 g，生甘草 10 g，竹茹 15 g，丹参 20 g，郁金 10 g，夜交藤 30 g，炒枣仁 15 g，栀子 10 g，茯神 20 g，茯苓 20 g，生麦芽 15 g，琥珀 3 g（冲服），麻仁 20 g，菖蒲 10 g，远志 10 g。5 剂，水煎，早晚分服。

2020－11－07 二诊：

病情：稳定，苔微腻。

处方：柴胡 10 g，黄芩 10 g，姜半夏 15 g，生白术 30 g，枳实 15 g，白芍 20 g，生甘草 10 g，竹茹 15 g，丹参 20 g，郁金 10 g，夜交藤 30 g，炒枣仁 20 g，栀子 10 g，茯神 30 g，茯苓 30 g，生麦芽 15 g，琥珀 3 g（冲服），麻仁 20 g，菖蒲 10 g，远志 10 g，绿萼梅 10 g。5 剂，水煎，早晚分服。

2020－11－14 三诊：

病情：好转，舌头较前感觉好转，睡眠基本正常。舌中还有苔白微腻，舌淡红，脉微弦滑。

处方：柴胡 10 g，黄芩 10 g，姜半夏 15 g，生白术 30 g，枳实 15 g，白芍 20 g，生甘草 10 g，竹茹 15 g，丹参 20 g，郁金 10 g，夜交藤 30 g，炒枣仁 20 g，栀子 10 g，茯神 20 g，茯苓 20 g，焦三味各 10 g，琥珀 3 g（冲服），麻仁 20 g，菖蒲 10 g，远志 10 g，绿萼梅 10 g。5 剂，水煎，早晚分服。

2020－11－22 随访：建议停汤药后可以继续服用刺五加片和养血安神片。

分析：此例患者长期服用解郁安神的西药，有了一定的依赖性。患者脉弦滑，久病必有湿邪黏滞，痰血瘀滞之症，肝气郁结，痰火扰神。方剂选用四逆散合温胆汤，用了施老的茯神与茯苓、菖蒲与远志对药；夜交藤、炒枣仁、栀子为角药，绿萼梅疏肝解郁，清心祛痰，养心安神。

其次选择了琥珀,琥珀镇静安神,在此方中起到了画龙点睛的作用。

3. 李　某,男,53 岁,运城,2018－11－09 初诊。

主诉:心情压抑,口干,睡眠差,梦多,无食欲,大便正常,出汗,半年余。舌红,苔白,脉弦。

辨证:肝气郁结,心脾虚损。

诊断:神经衰弱,焦虑症。

治宜:疏肝解郁,养心健脾。

处方:柴胡 10 g,炒白芍 20 g,百合 30 g,知母 10 g,女贞子 15 g,旱莲草 15 g,夜交藤 50 g,炒枣仁 15 g,五味子 10 g,浮小麦 30 g,太子参 15 g,丹参 15 g,合欢皮 20 g,合欢花 20 g,山药 20 g,生龙牡各 30 g,焦三味各 10 g,香附 10 g,琥珀 3 g(冲服)。6 剂,水煎,早晚分服。

2018－11－17 二诊:

病情:较前好转。睡眠已正常,上腹部隐痛。

处方:柴胡 10 g,炒白芍 20 g,百合 30 g,知母 10 g,夜交藤 50 g,炒枣仁 15 g,五味子 10 g,浮小麦 30 g,鸡内金 15 g,生山药 30 g,党参 15 g,白术 10 g,陈皮 10 g,焦三味各 15 g,合欢皮 20 g,合欢花 20 g,琥珀 3 g,元胡 10 g,炙甘草 10 g,炒栀子 10 g,淡豆豉 10 g。6 剂,水煎,早晚分服。

2018－11－23 三诊:

病情:明显好转。

处方:柴胡 10 g,炒白芍 15 g,百合 30 g,知母 10 g,夜交藤 50 g,炒枣仁 15 g,五味子 10 g,浮小麦 30 g,鸡内金 15 g,生山药 30 g,郁金 10 g,党参 15 g,焦三味各 10 g,合欢花 20 g,合欢皮 20 g,太子参 15 g,三棱 10 g,莪术 10 g,珍珠母 30 g,姜半夏 10 g,茯苓 20 g。6 剂,

水煎,早晚分服。

分析:肝主条达,肝阴不足,肝气有余,气郁化火,火灼阴精,此例患者的病情形成了一个恶性循环。在治疗上以疏肝解郁,养阴滋补肝肾为主,方剂以四逆汤方意开路,配合欢皮、合欢花解郁安神,配女贞子、旱莲草滋补肾阴安神,配百合与知母、栀子与淡豆豉(对药)养心祛烦安神,夜交藤、炒枣仁、五味子(角药)、丹参养血静心安神,配龙牡、琥珀重镇潜阳安神;另浮小麦、五味子、龙牡敛汗益气安神,上部隐痛(多为气血瘀滞)加用三棱、莪术化瘀行气止痛,全方滋阴柔肝,养血祛烦,疏肝解郁,潜阳安神,焦虑得除,心神得安。

4.卫某某,男,37岁,运城,2017－05－13初诊。

主诉:失眠,纳差,心下痞,工作紧张,生活不规律。苔白,舌暗、瘀、微胖,脉弦。

辨证:肝郁化火,心神不宁。

诊断:神经衰弱。

治宜:解郁清火,安神宁心。

处方:柴胡10 g,当归15 g,白芍15 g,郁金10 g,合欢皮30 g,合欢花30 g,夜交藤50 g,菖蒲10 g,远志10 g,夏枯草15 g,半夏15 g,炙甘草9 g,山药30 g,鸡内金15 g,焦三味各10 g,甘松10 g,鹿角霜10 g,丹参15 g,琥珀3 g(冲服)。6剂,水煎,早晚分服。

2017－05－21二诊:

病情:睡眠尚好。

处方:柴胡10 g,当归15 g,白芍15 g,郁金10 g,合欢皮30 g,合欢花30 g,夜交藤50 g,菖蒲10 g,远志10 g,夏枯草15 g,半夏15 g,炙甘草9 g,山药30 g,鸡内金15 g,焦三味各10 g,甘松10 g,鹿角霜10 g,丹参15 g,炒栀子10 g,炒枣仁15 g,柏子仁15 g,琥珀3 g(冲服）。6剂,水煎,早晚分服。

分析:此患者虽有肝郁化火之症,但苔白,舌暗、瘀等症象,仿逍遥散方,配伍合欢皮、合欢花疏肝解郁,同时配伍菖蒲、远志、夏枯草、半夏化痰清火安神,夜交藤、丹参、琥珀养心安神,甘松配鹿角霜是施老治疗用脑过度引起的神经衰弱对药,温补脾肾,具有健脑安神的作用。其次,山药、鸡内金、焦三味健胃消食。照初诊方配伍了炒枣仁、柏子仁加强了养心安神的作用。月底随访,病情得到明显好转。

5.员某某,女,54 岁,运城,2020－11－07 初诊。

主诉:睡眠差,乏力,梦多,口干、苦。舌淡,脉弦。

辨证:肝气郁结,心阴虚损。

诊断:神经衰弱。

治宜:疏肝解郁,滋养心阴,安神。

处方:柴胡 10 g,黄芩 10 g,白芍 20 g,生甘草 10 g,生白术 15 g,枳壳 10 g,夜交藤 50 g,石斛 15 g,百合 15 g,栀子 10 g,淡豆豉 10 g,丹参 20 g,刺五加 20 g,炒枣仁 15 g,五味子 10 g,柏子仁 15 g。6 剂,水煎,早晚分服。

2020－11－14 二诊:

病情:口苦、睡眠明显好转,口仍干。

处方:柴胡 10 g,黄芩 10 g,龙胆草 9 g,生地 15 g,生甘草 10 g,生白术 15 g,枳壳 10 g,姜半夏 10 g,夜交藤 30 g,百合 30 g,夏枯草 30 g,丹参 15 g,葛根 15 g,炒枣仁 19 g,柏子仁 15 g,生龙牡各 30 g。6 剂,水煎,早晚分服。

2020－11－21 三诊:

病情:梦多,其他症状均好转。口仍有些苦。

处方:柴胡 10 g,黄芩 10 g,龙胆草 9 g,栀子 10 g,生地 15 g,木通

10 g,生甘草 10 g,夏枯草 30 g,夜交藤 30 g,百合 30 g,丹参 15 g,炒枣仁 19 g,刺五加 30 g,五味子 10 g,远志 10 g,生麦芽 15 g。6 剂,水煎,早晚分服。

分析:患者脉弦、口苦等,仍然是肝气郁结之象。方选四逆散、小柴胡汤之意,配石斛、百合滋阴安神以解口干,配栀子、淡豆豉清火祛烦安神,重用夜交藤、炒枣仁、五味子(角药)、丹参养血安神,炒枣仁、柏子仁(施老对药)静心安神,刺五加对严重的神经衰弱有较好的调整作用。以后随症加了潜阳的生龙牡,清火安神的夏枯草,使病情得到了缓解。

6.赵　某,女,63 岁,运城,2020—09—04 初诊。

主诉:睡眠差,纳差,曾自服镇静中西药均无效。舌淡胖,苔白腻,脉细弦。

辨证:肝郁化火,脾虚生痰,痰火扰神。

诊断:失眠,神经衰弱。

治宜:解郁清火,健脾化痰,宁心安神。

处方:柴胡 10 g,黄芩 10 g,姜半夏 10 g,生白术 15 g,枳壳 15 g,陈皮 10 g,竹茹 15 g,远志 10 g,石菖蒲 10 g,丹参 30 g,夜交藤 50 g,茯苓 20 g,甘草 10 g,合欢花 15 g,合欢皮 15 g,焦三味各 10 g。6 剂,水煎,早晚分服。

2020—09—25 二诊:

病情:睡眠略有改善,舌淡胖,脉细弦。

处方:柴胡 10 g,黄芩 9 g,白芍 15 g,蒲公英 15 g,姜半夏 10 g,良姜 10 g,茯苓 30 g,白术 15 g,枳壳 15 g,陈皮 10 g,党参 15 g,夜交藤 50 g,丹参 15 g,炙甘草 10 g,灵芝 20 g,茯神 20 g。6 剂,水煎,早晚分服。

2020－10－12三诊：

病情：仍感到烦躁，心情不好。舌淡、胖，苔薄白，脉弦。

处方：柴胡 10 g，白芍 15 g，生白术 30 g，枳壳 15 g，栀子 10 g，姜半夏 15 g，炙甘草 10 g，合欢皮 20 g，合欢花 20 g，菖蒲 10 g，远志 10 g，夜交藤 30 g，茯苓 30 g，五味子 10 g，党参 10 g，郁金 10 g。3 剂，水煎，早晚分服。

2020－10－31四诊：

病情：心情及睡眠较前有所好转。舌仍胖，脉仍弦。

处方：柴胡 10 g，白芍 15 g，生白术 30 g，枳壳 15 g，栀子 10 g，姜半夏 10 g，炙甘草 10 g，合欢皮 20 g，合欢花 20 g，菖蒲 10 g，远志 10 g，夜交藤 30 g，茯苓 30 g，五味子 10 g，党参 10 g，郁金 10 g，炒枣仁 15 g。3 剂，水煎，早晚分服。

分析：此例患者因长期服镇静安神的中西药，尤其是西药易产生耐药性，反而会使病情加重，本例患者苔白腻，舌淡胖，加之饮食不佳，脉细弦，实属肝血不足，脾虚湿盛。肝血虚则气郁，脾虚则痰火扰心。方选小柴胡汤、温胆汤之意，配菖蒲、远志（对药）化痰安神；配合欢皮、合欢花（对药）活血解郁安神，重用夜交藤加丹参养血安神。另有茯苓、茯神利水化痰安神，灵芝单味对调节人体睡眠有极好的作用，整方有利于消除西药存留的不良反应，对改善睡眠起到了极好的作用。

7.郑某某，女，55 岁，运城，2019－02－26 初诊。

主诉：失眠，入睡难，头晕，便秘。舌淡红、胖，脉弦。

辨证：心肾两虚，阳不入阴。

诊断：失眠，神经衰弱。

治宜：滋补心肾，潜阳安神。

处方：夜交藤 50 g，炒枣仁 30 g，五味子 10 g，茯苓 30 g，茯神

30 g,灵芝 20 g,柴胡 9 g,栀子 10 g,淡豆豉 10 g,丹参 20 g,女贞子 15 g,旱莲草 15 g,琥珀 9 g,珍珠母 30 g,柏子仁 15 g,龙眼肉 9 g。6 剂,水煎,早晚分服。

2019－03－05 二诊：

病情:有明显好转。

处方:夜交藤 30 g,炒枣仁 30 g,五味子 10 g,灵芝 20 g,柴胡 9 g,白芍 15 g,黄连 9 g,肉桂 3 g,丹参 20 g,百合 30 g,知母 10 g,柏子仁 15 g,琥珀 9 g,龙牡各 30 g,栀子 10 g,淡豆豉 10 g。6 剂,水煎,早晚分服。

分析:此例患者失眠、难以入睡、便秘、舌胖、脉弦等,重点问题在心肾方面。心肾阴虚,虚火扰神,自然睡眠受到了影响。治疗上以养心肾为主,药用夜交藤、炒枣仁、五味子(角药),配丹参养血安神;茯苓、茯神(对药),配灵芝利水化痰安神;栀子、淡豆豉(对药),配柴胡疏肝清火祛烦安神;女贞子、旱莲草滋补肾阴,黄连、肉桂水火相济;琥珀、珍珠母镇静潜阳,消除恐惧安神;其中炒枣仁、柏子仁(对药)养心润肠通便;少量龙眼肉以温心阳,阴平阳秘,睡眠得以改善。

综述:失眠原因比较复杂,多因肝血不足、肝郁化火、心血虚损、心肾不交、情志不遂、过度劳伤、思虑过度、脾虚痰盛、痰郁化火等原因引起。治疗以疏肝解郁,化痰清火,宁心安神,滋补肾阴,养血安神,潜阳安神等可随症运用。注意适当使用重镇安神药,如龙牡、琥珀、珍珠母等,其次要注意角药及对药的应用,具有事半功倍的效果。

妇科疾病较为复杂,经、带、胎、产为其基本生理现象。但其治疗根本仍然在肝、脾、肾三脏的功能变化上考虑问题。①临床重点多反映在月经上,如量的多少,提前错后,兼有腹痛、腰酸困或闭经等现象。妇女本身肩负生儿育女,家务事多,操劳过度,体力透支,加之感情比较脆弱,情志变化影响较大,多出现肝血不足,肝郁化火之实证;其次体虚心疲,身心焦脆的虚证。在治疗上前者常采用疏肝解郁,养血安神之法,常用方剂有加味逍遥丸、柴胡疏肝散等加减;后者常采用补益心脾,兼以解郁之法,常用方剂有归脾丸、八珍益母丸、逍遥丸等加减。闭经,临床上常见于体胖或体虚的妇女,体胖者多与痰湿困脾,内分泌失调有关,治疗原则利湿化痰,兼以调理脾肾;体虚者多与脾肾两虚,精血亏损有关,治疗原则补益脾肾,填精补血;②带证多见湿或湿热之病机,虚证之湿宜健脾温阳利湿,实证之湿热宜清热利湿;③孕胎调理宜依据孕妇个人情况注意稳胎、护胎、养胎使其顺利生产,妊娠呕吐宜清热、止呕、稳胎,体虚者注意补肾固胎;④更年期症状出现属于西医的内分泌失调现象,重点仍在调理肝肾,提高雌激素水平,缓解患者症状。另有定坤丹、乌鸡白凤丸等名贵中成药可酌情配合使用。妇科出现的其他疾病(内科、外科、肿瘤等),宜充分考虑到妇女生理特点合理用药。

1.陆某某,女,51 岁,运城,2018－12－27 初诊。

主诉:身热,晚上较重,烦热,绝经 2 年。舌红,裂纹,脉微弦。

辨证:肝肾阴虚,气阴不足。

诊断:更年期综合征。

治宜:滋补肝肾,益气清热,养阴。

处方:生熟地各 20 g,生山药 30 g,山茱萸 20 g,茯苓 20 g,泽泻 15 g,丹皮 10 g,凌霄花 15 g,丹参 15 g,炒栀子 10 g,淡豆豉 10 g,银柴胡 10 g,沙参 15 g,石斛 15 g,知母 15 g,黄柏 10 g,生黄芪 15 g。6 剂,水煎,早晚分服。

2019－01－03 二诊:

病情:身热较前减轻,睡眠、口干均好转,患者感觉基本痊愈。

处方:生熟地各 20 g,生山药 30 g,山茱萸 20 g,茯苓 20 g,泽泻 15 g,丹皮 10 g,凌霄花 15 g,丹参 15 g,炒栀子 10 g,淡豆豉 10 g,银柴胡 10 g,沙参 15 g,石斛 15 g,知母 10 g,黄柏 10 g,生黄芪 15 g,地骨皮 10 g。6 剂,水煎,早晚分服。

分析:该患者正处于更年期,西医诊断内分泌系统紊乱,中医认为肝肾阴虚或气阴不足等。本例患者以知柏地黄丸为君方,配丹参、凌霄花、生地以活血凉血安神,配以银柴胡、栀子、淡豆豉加强祛虚热除烦功效,沙参、石斛滋补阴气,生黄芪、知母祛"烦劳则胀"之气,平阴阳而安,患者得以平安入睡。

2.程某某,女,48 岁,运城,2016－02－18 初诊。

主诉:乳腺增生(双),前一段时间服用了逍遥丸和乳癖消,但效果不理想,平时易生气,时有便秘,月经尚可,口微苦。舌胖淡,脉微弦滑。

辨证:肝气郁结,脾虚生痰。

诊断:乳腺增生。

治宜:疏肝散结,健脾化痰。

处方:柴胡 10 g,夏枯草 15 g,青皮 10 g,陈皮 10 g,牡蛎 20 g,三

棱 10 g,当归 15 g,白芍 15 g,白术 30 g,生甘草 10 g,枳壳 15 g,海藻 20 g,熟军 10 g,郁金 10 g,半夏 10 g。5 剂,水煎,早晚分服。

2016－02－25 二诊:

病情:包块明显缩小,现仍有微痛。

处方:柴胡 10 g,夏枯草 15 g,青皮 10 g,陈皮 10 g,牡蛎 30 g,三棱 10 g,当归 15 g,白芍 15 g,白术 30 g,生甘草 15 g,枳壳 15 g,海藻 30 g,熟军 10 g,郁金 10 g,半夏 10 g,元胡 10 g,丹参 15 g,浙贝 10 g。5 剂,水煎,早晚分服。

分析:此例患者为乳腺增生,中医认为痰核积聚。此证多与肝气郁结、思虑过度等情志因素有关。中成药方子呆板,药量有限,故而效果不佳。本方遵逍遥散、玉壶海藻汤之意,配夏枯草、浙贝、半夏清火散结,牡蛎软坚散结,三棱、枳壳、青皮、陈皮、元胡行气散结,丹参、郁金活血解郁散结,白术、枳壳、熟军健脾化湿,通腑降浊消除病因,全方紧抓"散结"二字组方配伍而取效。

3. 白 某,女,32 岁,运城,2017－09－08 初诊。

主诉:月经不调,乏力,睡眠差,便秘。苔白、胖,脉弦。

辨证:肝肾虚损,血不养神。

诊断:月经不调。

治宜:补益肝肾,养血安神。

处方:生黄芪 30 g,知母 10 g,山药 30 g,太子参 15 g,茯苓 20 g,生白术 15 g,枳壳 15 g,当归 15 g,生熟地各 15 g,白芍 15 g,女贞子 10 g,川断 10 g,仙灵脾 15 g,鸡内金 10 g,麻仁 15 g。6 剂,水煎,早晚分服。

2017－09－15 二诊:

病情:较前稍有好转。

处方:生黄芪 30 g,连翘 15 g,银花 15 g,茯苓 30 g,生白术 15 g,枳实 15 g,党参 15 g,当归 20 g,熟地 20 g,白芍 20 g,川芎 10 g,泽泻 15 g,仙灵脾 30 g,川断 15 g,菟丝子 15 g,丹参 15 g。5 剂,水煎,早晚分服。

2017—09—21 三诊:

病情:面部色素沉着,月经未来。

处方:生黄芪 30 g,当归 15 g,白芍 15 g,熟地 20 g,川芎 10 g,白蒺藜 15 g,僵蚕 15 g,赤芍 15 g,桃仁 10 g,红花 10 g,白芷 9 g,丹参 15 g,生白术 15 g,枳壳 15 g,茯苓 20 g,草决明 10 g,枸杞 15 g,菊花 10 g。5 剂,水煎,早晚分服。

2017—09—30 四诊:

病情:舌胖淡,脉细。

处方:黄芪 30 g,党参 15 g,白术 15 g,茯苓 20 g,炙甘草 9 g,当归 15 g,白芍 20 g,熟地 15 g,川芎 10 g,陈皮 10 g,枳壳 10 g,麻仁 15 g,桂圆 9 g,远志 10 g,炒枣仁 15 g。10 剂,水煎浓缩,另:山药 100 g,鸡内金 50 g,研面加入阿胶 250 g,红糖适量。

2018—03—15 复诊:患者觉得膏方效果好,再做 1 剂。

2019—06—29 随访:已怀孕。

分析:该患者正处于生育期,气血不足,肝肾虚损,严重地影响了患者的体质。乏力,睡眠差,舌胖,苔白明显心脾两虚,但脉为弦象,兼肝气不舒。以养血归脾汤为主方之意配方。黄芪配太子参、党参大补阴阳二气,增强脾生血的功能;生熟地、桂圆、远志、枣仁、阿胶养血安神,柴胡、当归、白芍疏肝解郁,女贞子、川断、仙灵脾平补肾阴肾阳,具有增加雌激素作用;鸡内金、山药健脾助消化以增气血;麻仁润肠通便,以缓泻通腑(施老言其通淋、活血,用于治疗热淋、风痹、月经不调)。前期以汤方调理脾肾,后期以膏方重在补益气血,使气血得充,经血得和,故而得孕。

4.董某某,女,49岁,运城,2019－04－13初诊。

主诉:烘热,出汗,入睡难,头痛,头晕,手指麻木,耳鸣,脉弦。

辨证:肝肾虚损,心血不足。

诊断:更年期综合征,神经衰弱。

治宜:补益肝肾,养血安神。

处方:制首乌 15 g,白蒺藜 30 g,川芎 10 g,白芍 20 g,夜交藤 30 g,炒枣仁 15 g,五味子 10 g,葛根 15 g,丹参 15 g,蔓荆子 10 g,菊花 10 g,路路通 15 g,栀子 10 g,淡豆豉 10 g,珍珠母 30 g,炙甘草 10 g。6 剂,水煎,早晚分服。

2019－04－20 二诊:

病情:头晕,头痛,好转,睡眠仍不好,出汗多。

处方:制首乌 30 g,白蒺藜 30 g,白芍 30 g,夜交藤 50 g,炒枣仁 15 g,生枣仁 15 g,五味子 10 g,女贞子 20 g,旱莲草 20 g,牡蛎 30 g,山茱萸 15 g,磁石 30 g,琥珀 3 g,柴胡 9 g,浮小麦 30 g,麻黄根 15 g,天麻 15 g。6 剂,水煎,早晚分服。

2019－04－28 三诊:

病情:前症好转,但有耳胀感。

处方:制首乌 30 g,白蒺藜 15 g,白芍 20 g,夜交藤 30 g,炒枣仁 15 g,生枣仁 15 g,五味子 10 g,女贞子 20 g,旱莲草 20 g,牡蛎 30 g,熟地 20 g,山茱萸 20 g,龙胆草 9 g,柴胡 9 g,磁石 30 g,石决明 30 g,当归 15 g,丹参 20 g,天麻 15 g,知母 10 g。6 剂,水煎,早晚分服。

2019－05－04 四诊:

病情:出汗多,耳鸣、闷,略有减轻。

处方:黄芪 30 g,白术 15 g,防风 10 g,牡蛎 30 g,熟地 20 g,山茱萸 15 g,山药 30 g,茯苓 20 g,柴胡 9 g,龙胆草 9 g,木通 10 g,路路通 10 g,泽泻 15 g,夜交藤 30 g,生甘草 9 g,栀子 10 g。6 剂,水煎,早晚分服。

分析:该患者仍属更年期现象,病情相对比较复杂,但总的来看,仍然是肝肾阴虚,心血不足,玄腑受累。初诊方以治标立方,脉弦,肝经受风用制首乌、白蒺藜、川芎、白芍、蔓荆子、菊花滋养肝血,清热祛风,止痛;栀子、淡豆豉、珍珠母清热祛烦,改善睡眠;五味子、夜交藤、枣仁角药改善睡眠;葛根、丹参、路路通活血通络止痛;其中芍药甘草汤缓解弦脉。三诊方仿镇肝息风汤之意,用女贞子、旱莲草、山茱萸滋补肾阴;磁石、石决明滋肾平肝,镇静安神之功;龙胆草、柴胡清泻肝火,黄芪、知母相伍益气清热,黄芪、浮小麦益气敛汗。诸药合力,病情得以好转。复杂病情不可专治一症用药,要相互扶助,相互制约,平衡病机。

5.杜某某,女,36 岁,运城,2016－09－26 初诊。

主诉:月经已 1 个月未尽,乏力,有血块,腹痛,腰困,便秘。舌淡,脉细滑。

辨证:气血虚损,肝肾不足。

诊断:功能性子宫出血。

治宜:益气养血,补益肝肾。

处方:黄芪 30 g,白术 30 g,生白芍 20 g,山茱萸 15 g,仙鹤草 30 g,棕榈炭 15 g,侧柏炭 15 g,苎麻根 15 g,焦地榆 15 g,煅龙牡各 20 g,夜交藤 30 g,炒茜草 10 g,麻仁 10 g,郁李仁 10 g,党参 15 g,杜仲炭 15 g,三七粉 4g(冲服)。5 剂,水煎,早晚分服。

2016—10—04 二诊：

病情：经血已止，便秘，睡眠差，乏力。舌淡胖，脉细弦。

处方：黄芪 30 g，当归 15 g，白芍 15 g，熟地 15 g，川芎 10 g，夜交藤 30 g，生白术 30 g，麻仁 10 g，郁李仁 10 g，枳实 10 g，熟军 10 g，生甘草 10 g，茯神 15 g，茯苓 15 g，砂仁 9 g。5 剂，水煎，早晚分服。

2016—10—13 三诊：

病情：脉细弦，仍气血虚损。

处方：黄芪 30 g，当归 15 g，白芍 15 g，熟地 15 g，川芎 10 g，夜交藤 30 g，生白术 30 g，麻仁 15 g，枳实 15 g，熟军 15 g，鸡血藤 15 g，阿胶 10 g，山药 30 g，鸡内金 15 g，焦三味各 10 g。5 剂，水煎，早晚分服。

2016—11—15 四诊：

病情：功能性子宫出血，出血已半月余，未止。

处方：黄芪 40 g，当归 15 g，白芍 15 g，熟地 15 g，川芎 10 g，枸杞 15 g，菊花 10 g，益母草 15 g，仙鹤草 30 g，白术 30 g，生龙牡各 30 g，杜仲炭 15 g，贯众炭 15 g，阿胶珠 10 g，麻仁 20 g，山茱萸 15 g，山药 30 g，鸡内金 10 g。5 剂，水煎，早晚分服。

2016—11—19 五诊：

药未服完，仍有少量经血，另加三七粉 9 g 冲服。

2016—11—25 六诊：

病情：经血已止。

处方：黄芪 30 g，当归 15 g，白芍 15 g，熟地 15 g，川芎 10 g，鸡血藤 15 g，党参 15 g，白术 30 g，茯苓 15 g，陈皮 12 g，炙甘草 10 g，仙鹤草 30 g，夜交藤 30 g，五味子 10 g，炒枣仁 30 g，麻仁 15 g。5 剂，水煎服。

2016－12－03 七诊：

病情：精神好转，便秘。

处方：生黄芪 30 g，当归 15 g，白芍 20 g，生熟地各 20 g，川芎 10 g，鸡血藤 15 g，党参 15 g，白术 5 g，枳壳 15 g，制首乌 30 g，茯苓 15 g，炙甘草 10 g，炒枣仁 20 g，柏子仁 20 g，麻子仁 20 g，阿胶 10 g，陈皮 10 g，熟军 20 g。5 剂，做丸剂，每丸重 10 g，每日 2 次，每次 1 丸。饭前服。

分析：此证属于中医的"漏"。时间较长，细滑脉多属虚证。健脾固涩为其主要治疗方向。黄芪、党参、当归、白芍、鸡血藤、仙鹤草补益气血，熟地、山茱萸、山药补肾涩精，棕榈炭、侧柏炭、苎麻根、焦地榆、杜仲炭益肾止血，麻仁、郁李仁润肠通便，三七粉止血而不伤血，后期用阿胶补益阴血，以固疗效。其中，白术大剂量有止血的作用，煅龙牡益阴潜阳，固涩止血；生龙牡益阴潜阳，涩精止血，最后以丸剂善后。

6．郭某某，女，18 岁，运城，2020－08－04 初诊。

主诉：经常月经推迟 5～6 天，开始即感到腹痛，有血块，近 2 个月月经未来，心烦，面部有少量痤疮。舌淡红，脉沉弦。

辨证：肝血不足，血气瘀滞。

诊断：月经不调。

治宜：滋养肝血，活血通经。

处方：柴胡 10 g，当归 25 g，白芍 20 g，郁金 10 g，桃仁 10 g，红花 10 g，刘寄奴 10 g，苏木 10 g，熟地 15 g，益母草 20 g，川牛膝 15 g，栀子 10 g，女贞子 15 g，川断 15 g，丹参 15 g，赤芍 15 g。4 剂，水煎，早晚分服。

2020－08－10 二诊：

病情：月经仍未来。

处方:当归 30 g,白芍 15 g,赤芍 20 g,熟地 15 g,桃仁 10 g,红花 10 g,刘寄奴 10 g,苏木 10 g,川牛膝 30 g,益母草 15 g,桂枝 10 g,茯苓 30 g,丹皮 15 g,土元 10 g,川芎 15 g,黄芩 10 g。4 剂,水煎,早晚分服。

2020-08-24 三诊:

病情:月经已来。

处方:黄芪 30 g,当归 15 g,白芍 15 g,熟地 15 g,川芎 10 g,白术 15 g,茯苓 20 g,甘草 10 g,党参 15 g,女贞子 20 g,菟丝子 20 g,夜交藤 30 g,木瓜 15 g,焦三味各 10 g,柴胡 9 g,丹参 15 g,枳壳 10 g。6 剂,水煎,早晚分服。

2020-09-03 四诊:

病情:稳定。

处方:黄芪 30 g,当归 15 g,白芍 15 g,熟地 15 g,川芎 10 g,白术 15 g,茯苓 20 g,甘草 10 g,泽泻 15 g,黄芩 10 g,丹皮 10 g,党参 15 g,陈皮 10 g,夜交藤 30 g,五味子 10 g,焦三味各 10 g。6 剂,水煎,早晚分服。

另外:每次月经完后吃八珍益母丸 10～15 天,月经来前一周吃艾附暖宫丸 1 盒,月经过期服桂枝茯苓丸 1 盒,服用 3 个疗程。

分析:此患者正值发育期,月经出现不规律现象应属正常现象,但有腹痛、血块,脉沉弦,此乃肝血瘀滞宫腔,大多由于肝郁气滞、肝血不足或子宫虚寒引起。健脾生血,补益肝血,暖宫散寒为主要治疗方向。通过开始两方以疏肝解郁,养血通经后月经已来。此后,采用八珍汤加黄芪补益气血,女贞子、菟丝子补益肝肾;夜交藤、五味子改善睡眠,调节神经生理功能;木瓜、焦三味增加食欲,协助健脾生血功能。因服汤药不方便,特改为中成药善后。

7.解某某,女,47 岁,运城,2020－04－20 初诊。

主诉:乏力,颈部出汗,服逍遥丸、乳癖消,月经量多、时间长、回不去,月经不规律,腰肌酸困。舌淡、微胖,脉弱弦。

辨证:气血不足,肝肾虚损。

诊断:功能性出血。

治宜:益气补血,补益肝肾。

处方:黄芪 40 g,当归 10 g,白芍 15 g,山茱萸 20 g,熟地 20 g,牡蛎 30 g,仙鹤草 30 g,桑叶 30 g,女贞子 30 g,旱莲草 30 g,杜仲炭 15 g,寄生 15 g,黄芩炭 15 g,甘草 10 g。4 剂,水煎,早晚分服。

2020 年 5 月底随访,血已止。

分析:此例属更年期出现的"漏"证。重点在于肝肾亏损,虚火迫血妄行所致。黄芪、仙鹤草、当归、白芍益气养血,山茱萸、熟地、女贞子、旱莲草、杜仲炭、寄生益肾固涩,桑叶、黄芩炭清热止血。黄芪配牡蛎有敛汗止血作用。霜桑叶有润燥清火止血的作用,一般止血用量在 30 g 左右,干燥引起的鼻出血可单味水煎服用。

8.卫 某,女,50 岁,运城,2017－01－07 初诊。

主诉:月经未见,睡眠差,睡眠时间短,有出汗现象,纳差,头痛,头晕,便秘,前额眉棱骨痛。舌胖,脉沉细弦。

辨证:心脾两虚,肝肾虚损。

诊断:更年期综合征,神经衰弱。

治宜:补脾益肾,养心安神。

处方:茯苓 30 g,茯神 30 g,夜交藤 30 g,炒枣仁 30 g,熟地 20 g,山茱萸 20 g,枸杞 20 g,菊花 10 g,葛根 15 g,川芎 10 g,白芷 10 g,丹参 15 g,生黄芪 40 g,生白术 30 g,枳壳 15 g,麻仁 15 g。6 剂,水煎,早晚分服。

2017－02－25 二诊：

病情：睡眠较好，大便正常，仍有前额痛，头晕，时有汗出。舌胖，脉沉。

处方：茯苓 30 g，茯神 30 g，夜交藤 30 g，炒枣仁 30 g，熟地 20 g，山茱萸 15 g，制首乌 30 g，白蒺藜 15 g，枸杞 15 g，菊花 10 g，川芎 10 g，白芷 10 g，生黄芪 30 g，生白术 30 g，枳壳 15 g，麻仁 15 g，天麻 15 g，炒栀子 10 g，浮小麦 30 g。6 剂，水煎，早晚分服。

2017－03－04 三诊：

病情：睡眠已好，头仍感有些不清醒。

处方：茯苓 30 g，茯神 30 g，夜交藤 30 g，炒枣仁 30 g，熟地 20 g，山茱萸 15 g，制首乌 30 g，白蒺藜 15 g，枸杞 15 g，菊花 10 g，川芎 10 g，白芷 10 g，生黄芪 30 g，生白术 30 g，枳壳 15 g，麻仁 15 g，天麻 15 g，炒栀子 10 g，浮小麦 30 g，夏枯草 15 g，半夏 15 g。6 剂，水煎，早晚分服。

分析：此例为更年期症状，病情复杂。舌胖，脉沉细弦，湿邪困脾，水液代谢紊乱，伴有便秘，睡眠差。用茯苓、茯神利水安神，夜交藤、炒枣仁养心安神，生白术、枳壳健脾通便，麻仁润肠通便（虚秘），熟地、山茱萸、枸杞补益肝肾，制首乌、白蒺藜、川芎、白芷、天麻、葛根、丹参养血祛风止痛；脉沉细，生黄芪、浮小麦益气敛汗；夏枯草、半夏具有清热化痰安神、醒脑的作用，对头晕、头胀较好。

9.刘某某，女，55 岁，运城，2019－09－07 初诊。

主诉：出汗多，烦躁，睡眠差，入睡难，烧心，2018－11 做过十二指肠包块切除手术（良性），下肢经常怕冷。舌淡、微瘀，关脉弦大。

辨证：肝气郁结，寒凝血脉。

诊断：更年期综合征，慢性胃炎。

治宜:疏肝解郁,温通经脉。

处方:柴胡 10 g,当归 15 g,白芍 15 g,郁金 10 g,夜交藤 30 g,炒枣仁 15 g,五味子 10 g,白术 10 g,桂枝 10 g,独活 10 g,寄生 15 g,炙甘草 10 g,栀子 10 g,淡豆豉 10 g,合欢花 15 g,合欢皮 15 g,煅龙牡各 30 g(先煎),黄芩 9 g,良姜 10 g。6 剂,水煎,早晚分服。

2019-09-14 二诊:

病情:睡眠、出汗等好转,仍有烧心的感觉。

处方:柴胡 10 g,当归 15 g,白芍 15 g,郁金 10 g,夜交藤 30 g,炒枣仁 15 g,五味子 10 g,白术 15 g,桂枝 10 g,独活 10 g,寄生 15 g,炙甘草 10 g,栀子 10 g,淡豆豉 10 g,合欢花 15 g,合欢皮 15 g,煅龙牡各 30 g,吴茱萸 9 g,黄连 9 g,陈皮 10 g,茯苓 15 g,党参 10 g。6 剂,水煎,早晚分服。

2019-10-05 三诊:

病情:症状好转,患者意用中成药调理。

处方:养血安神片、胃康灵。

分析:此例患者是更年期症状,并兼有慢性胃炎,同时伴有下肢怕冷,脉症较为复杂。首先从治疗更年期症状入手,脉弦为肝血虚损,肝气郁结之症。仿逍遥散之意,配夜交藤、炒枣仁、五味子(角药)、合欢花与合欢皮(对药)养血解郁安神,煅龙牡镇静敛汗,栀子、淡豆豉清火安神;合独活寄生汤之意,用独活、寄生、桂枝、白芍养血祛风除湿,温通经脉;党参、白术、茯苓、炙甘草、陈皮益气健脾;柴胡、黄芩、白芍清热燥湿和胃,顾护脾胃;二方合黄连、吴茱萸暖肝经治疗烧心。停服中药后以养血安神片调节睡眠,胃康灵制酸健胃保护胃黏膜善后。

10.李某某,女,26 岁,运城,2019-05-17 初诊。

主诉:产后 100 天,母乳仅够吃,晚上出汗较多,汗后怕冷,背冷,手腕痛,曾沐浴后受风,口干。舌淡红,脉微弦滑。

辨证:卫气不固,血脉受风,经络寒滞。

诊断:产后风湿热。

治宜:益气护卫,养血疏风,温通经络。

处方:黄芪30 g,白术10 g,防风9 g,桂枝10 g,白芍15 g,浮小麦30 g,夜交藤30 g,麻黄根15 g,当归15 g,麻仁10 g,炙甘草10 g,王不留行10 g,黄芩9 g。6剂,水煎,早晚分服。

2019－05－24 二诊:

病情:背后仍有冷感,尤其是在衣服空起来时感觉明显。

处方:黄芪30 g,白术10 g,防风9 g,桂枝10 g,白芍15 g,当归15 g,寄生15 g,川断15 g,麻仁15 g,炙甘草9 g,王不留行10 g,黄芩10 g,五味子10 g,大枣3个,生姜3片。6剂,水煎,早晚分服。

2019－06－01 三诊:

病情:便秘好转,仍然感到冷,总要多穿些衣服才感到暖和,好像骨头里冷,寒邪伤及骨髓,冷在肾。

处方:黄芪30 g,白术15 g,防风9 g,桂枝10 g,白芍15 g,当归15 g,熟地15 g,茯苓20 g,山茱萸10 g,制附子10 g(先煎),山药20 g,炙甘草10 g,寄生15 g,川断15 g,牛膝15 g,陈皮10 g,麻仁15 g。6剂,水煎,早晚分服。

2019－06－11 四诊:

病情:怕冷明显好转。

处方:黄芪30 g,白术15 g,防风9 g,桂枝10 g,白芍15 g,当归15 g,熟地15 g,茯苓20 g,山茱萸10 g,制附子10 g(先煎),山药20 g,炙甘草10 g,煅龙牡15 g,寄生15 g,川断15 g,杜仲15 g,秦艽10 g。6剂,水煎,早晚分服。

分析:产后受风在年轻的、生育的妇女中比较多见,往往由于在不经意中就发生了,如果治疗不及时,产后会留下永久性类似于风湿类疾病,经常会出现全身痛、怕冷等症状。此例患者方选玉屏风散合桂枝汤为主方加减。配麻黄根、浮小麦止汗,黄芪、当归合用益气养血;麻仁用于通淋,活血,用于治疗热淋、风痹、月经不调(施老经验);王不留行活血通乳;黄芩善解热生之湿,平衡阴阳;三诊、四诊则根据病情变化寒湿较重,益气温阳未达到治疗效果,因此加了温肾补阳的制附子和川断、寄生、熟地、山茱萸,益肾壮腰,寒湿得除。煅龙牡敛汗,秦艽为祛风湿要药,病情明显好转。

11. 侯某某,女,45 岁,运城,2016－10－15 初诊。

主诉:经期发热,曾服中西药无效,一般 12:00 后开始头胀,消化不良。苔白、嫩,脉细弦。

辨证:气虚发热,阴血不足。

诊断:神经功能性发热?

治宜:益气清热,滋阴清热。

处方:生黄芪 30 g,知母 15 g,山药 30 g,元参 15 g,生地 15 g,丹参 15 g,地骨皮 10 g,茵陈 15 g,银柴胡 10 g,生甘草 9 g,黄柏 15 g,鸡内金 15 g,生白术 10 g,蔓荆子 10 g,菊花 10 g。3 剂,水煎,早晚分服。

2016－11－04 二诊:

病情:前症好转,已无发热现象,舌苔白、质淡,脉细滑。

处方:生黄芪 30 g,知母 10 g,山药 30 g,白芍 30 g,炙甘草 10 g,川芎 10 g,生白术 15 g,元参 15 g,生地 15 g,茵陈 15 g,银柴胡 9 g,制首乌 15 g,白蒺藜 10 g,枸杞 15 g,菊花 10 g。5 剂,水煎,早晚分服。

分析:经期发热往往由于阴血已去(脉细弦),阳气无所附;午后头胀,阳气渐衰,即烦劳则胀,从而出现气虚发热的病证。黄芪配知母,则一阴一阳,相互为用;元参、生地,丹参、地骨皮、银柴胡、黄柏、茵陈滋阴祛虚热,鸡内金、白术健胃消食,蔓荆子、菊花清头热发胀。二诊加白芍、制首乌、白蒺藜以滋阴养血,疏风清脑。阴血得养,阳气得敛,发热得除。

12. 陈　某,女,36 岁,运城,2021－01－08 初诊。

主诉:小腹胀,乏力,曾怀孕 3 个月后发现胎死于腹中,被迫终止妊娠。舌胖,脉细弦滑。

辨证:脾气虚弱,气机郁滞。

诊断:胎儿死于腹中。

治宜:益气健脾,理气化滞。

处方:黄芪 30 g,党参 15 g,白术 30 g,枳壳 15 g,茯苓 30 g,大腹皮 10 g,当归 15 g,泽泻 15 g,炙甘草 10 g,陈皮 10 g,香橼 10 g,佛手 10 g,桂枝 8 g,白芍 15 g,柴胡 9 g。6 剂,水煎,早晚分服。

2021－01－15 二诊:

病情:月经已来,舌胖,脉细弦。

处方:黄芪 30 g,党参 15 g,白术 30 g,枳壳 15 g,茯苓 30 g,大腹皮 10 g,当归 15 g,泽泻 15 g,炙甘草 10 g,陈皮 10 g,香橼 10 g,佛手 10 g,桂枝 8 g,白芍 15 g,柴胡 9 g,益母草 20 g。6 剂,水煎,早晚分服。

2021－01－22 三诊:

病情:肚脐周围仍有一些不适。饮食、睡眠均正常。舌胖,少苔,脉细弦滑。

处方:黄芪 30 g,党参 15 g,白术 20 g,茯苓 30 g,当归 15 g,陈皮 10 g,枳壳 10 g,炙甘草 9 g,甘松 10 g,佛手 10 g,香橼 10 g,桂枝

10 g,白芍 15 g,柴胡 9 g,清半夏 8 g,炒黄芩 9 g。6 剂,水煎,早晚分服。

2021—01—29 四诊:

病情:肚脐周围无不适,大便仍稀,纳差。舌淡胖,少苔,脉微细滑。

辨证:脾虚湿盛,肾气不足。

诊断:肠胃功能差,消化不良。

治宜:益气健脾,祛湿补肾。

处方:黄芪 30 g,党参 15 g,白术 15 g,茯苓 30 g,炙甘草 10 g,陈皮 10 g,枳壳 15 g,甘松 10 g,当归 15 g,白芍 15 g,桂枝 10 g,柴胡 9 g,炒山药 30 g,芡实 15 g,金樱子 15 g,夜交藤 30 g,生麦芽 15 g。6 剂,水煎,早晚分服。

2021—02—05 五诊:

病情:大便仍稀,其他均正常。舌胖。脉细滑。

处方:黄芪 30 g,党参 15 g,白术 15 g,茯苓 30 g,山药 30 g,枳壳 15 g,陈皮 10 g,当归 15 g,柴胡 9 g,升麻 9 g,炙甘草 9 g,葛根 10 g,威灵仙 10 g,佛手 10 g,香橼 10 g,沉香 3 g。10 剂,水煎,早晚分服。

2021—03—02 六诊:

病情:大便已成形,但不实,舌淡胖,脉微弦。

处方:黄芪 30 g,党参 15 g,白术 15 g,茯苓 30 g,炒山药 30 g,枳壳 10 g,陈皮 10 g,炙甘草 10 g,当归 15 g,柴胡 9 g,升麻 9 g,甘草 9 g,葛根 10 g,佛手 10 g,香橼 10 g,补骨脂 9 g。6 剂,水煎,早晚分服。

2021—04—02 七诊:

病情:怀孕 45 天左右,食欲差,口中发酸,微恶心,欲呕。舌淡胖,脉微细滑。

辨证:脾气不足,胃有虚热。

治宜:益气健脾,清热和胃。

处方:黄芪 15 g,党参 10 g,白术 15 g,茯苓 15 g,陈皮 10 g,黄芩 10 g,菟丝子 15 g,寄生 15 g,炙甘草 9 g,白芍 15 g,生姜 1 片,大枣 2 个。3 剂,水煎,早晚分服。

2021-04-16 八诊:

病情:服上方后感觉尚好,恶心较前减轻,但仍有一些恶心,食欲差,脉微细滑弦。

处方:黄芪 15 g,党参 10 g,白术 15 g,茯苓 15 g,陈皮 10 g,黄芩 10 g,竹茹 10 g,炙甘草 10 g,白芍 15 g,菟丝子 15 g,女贞子 15 g,焦三味各 10 g。3 剂,水煎,早晚分服。

2021-04-28 随访:一切正常。

2021-11-15 在医院行剖宫产,产下一健康女婴。

分析:该患者曾因胎死腹中而终止妊娠,在经过一段时间调理脾胃、补益肾气后,第二次怀孕,怀孕后出现了妊娠反应。从脉象上看,细滑脉,说明胎气不足,实则胃气不足,肾气也不足,所以在调理上采取了健脾清胃、止呕,四君子汤加黄芪益气健脾,加黄芩、竹茹清热止呕,白芍养血,菟丝子、女贞子补肾安胎,焦三味消食增加食欲,其中黄芩、白术为安胎要药。脉症结合,辨证到位,灵巧用药,前后 3 剂,病情稳定,保护胎气,孕妇胎儿安康。

综述:妇科疾病突出的重点就是经、带、胎、产,与妇女本身体质有着密切的联系,在治疗上一定要注意整体调理的问题,肝、脾、肾三脏功能强弱是其根本。脾为生血之源,肾为生血之本,两者相互为用,方可体强无忧,经血充盈,否则,脾肾虚损,卵巢功能退化;其次是肝气郁结,引起内分泌失调,从而引起各种病变,尤其是妇女的情志变化尤为重要。临床上常用中成药有逍遥丸、八珍益母丸、定坤丹、养血归脾丸、养血安神片等酌情使用。本人常用这些成药相互调剂、配伍,对于轻症患者都有较好的疗效,同时减轻患者经济负担,又得到及时治疗。

六 风湿类、骨病

风湿病也是一个难治疾病。因湿性黏滞的特点,致使病程缠绵,长期困扰着患者,严重的影响着患者的日常生活。在辨证治疗上关键是要分清是热痹、湿热痹、寒湿痹、着痹;其次,痹多兼风邪,病理因素方面多兼血虚之证。所以,在治疗上热痹多采用的方剂桂枝加白虎汤一类;湿热痹多采用经验方:清热活血方,药用土茯苓、苍术、黄柏、草薢、莪术、金银花、青风藤、丹参、赤芍、蜂房加减或四妙散加减;寒湿痹多采用经验方:散寒祛湿方,药用桂枝 9 g,制附片 9 g,桑枝 20 g,羌独活各 9 g,秦艽 20 g,细辛 9 g,当归 9 g,丹参 20 g,赤白芍各 9 g,延胡索 20 g,制乳香、没药各 15 g,鸡血藤 20 g。此方也可酌情用于着痹,经方附子汤加减。本人经验,关键还在于益气养血,提高患者免疫功能,以巩固疗效。中药土茯苓、草薢、薏米具有较好的降低尿酸的作用。退行性关节炎常用独活寄生丸较好。另外,藤类药对肢体麻木作用较好。

1.屈　某,女,53 岁,运城(陕西),2019－03－07 初诊。

主诉:两上肢麻木,手指胀。舌淡红,脉弦。

辨证:气血虚,经脉失养。

诊断:风湿病。

治宜:益气养血,祛风通络。

处方:黄芪30 g,当归15 g,桑枝15 g,姜黄10 g,木瓜15 g,羌活10 g,桂枝10 g,白芍15 g,炙甘草9 g,夜交藤30 g,丝瓜络15 g,伸筋草15 g。6剂,水煎,早晚分服。

2019—03—14二诊:

病情:没有效果,麻木、指胀仍在。

处方:生黄芪30 g,当归15 g,葛根20 g,丹参20 g,桑枝15 g,木瓜15 g,夜交藤30 g,桂枝9 g,赤芍15 g,鸡血藤19 g,白芍15 g,炙甘草9 g。6剂,水煎,早晚分服。

2019—03—21三诊:

病情:明显好转。

处方:生黄芪30 g,当归15 g,葛根20 g,丹参20 g,桑枝15 g,木瓜15 g,夜交藤30 g,桂枝9 g,赤芍15 g,鸡血藤19 g,白芍15 g,炙甘草9 g,熟地15 g,山茱萸10 g,忍冬藤10 g,青风藤10 g。6剂,水煎,早晚分服。

2019—03—28四诊:

病情:麻木基本痊愈,手心热。

处方:生黄芪30 g,当归15 g,葛根20 g,丹参20 g,桑枝15 g,木瓜15 g,夜交藤30 g,桂枝9 g,知母10 g,黄柏10 g,赤芍15 g,熟地15 g,山茱萸10 g,忍冬藤10 g,青风藤10 g,丹皮10 g。6剂,水煎,早晚分服。

2019—05—13五诊:

病情:停药后病情出现反复,宜用丸剂。

处方:生黄芪30 g,当归15 g,葛根15 g,丹参15 g,桑枝15 g,木瓜15 g,夜交藤30 g,桂枝10 g,姜黄10 g,鸡血藤15 g,白芍20 g,青风藤 15 g,海风藤 15 g,炙甘草 10,天麻 15 g,寄生 20 g。5 剂,做丸剂,每丸重 10 g,每日 3 次,每次 1 丸。

2019－08－01 六诊:

病情:服药期间不麻木,停药又有些麻木、发热的感觉。

处方:生黄芪 40 g,当归 20 g,葛根 15 g,丹参 20 g,桑枝 15 g,木瓜 15 g,夜交藤 30 g,桂枝 10 g,姜黄 10 g,鸡血藤 20 g,白芍 20 g,忍冬藤 30 g,生白术 15 g,防风 10,天麻 20 g,知母 15 g。5 剂,做丸剂,每丸重 10 g,每日 3 次,每次 1 丸。

2019－09－09 七诊:

病情:仍麻木,五诊方效果好。

处方:在剩余的药粉中加青风藤 100 g,海风藤 100 g,寄生 100 g,研面用,做丸剂。

2019－12－31 八诊:

病情:病情明显好转。

处方:黄芪 30 g,当归 15 g,葛根 20 g,丹参 15 g,桑枝 15 g,木瓜 15 g,鸡血藤 15 g,桂枝 10 g,通草 15 g,白芍 20 g,姜黄 10 g,羌活 10 g,忍冬藤 15 g,青风藤 15 g,海风藤 15 g,天麻 15 g,炙甘草 10 g,柴胡 10 g,细辛 5 g,骨碎补 10 g。5 剂,研面做丸剂,每丸重 10 g,每日 3 次,每次 1 丸。

2020－09－29 随访,手麻已愈。

分析:患者两手指麻木时间较长,手指发胀,关节不利。一诊时效果不明显,二诊时方加了鸡血藤,增加了养血功效,以后又陆续地加入了补肾的熟地、山茱萸和疏风通络的忍冬藤、清风藤、海风藤后麻木基本消失。益气养血,补肾壮骨,疏风通络取得了较好的疗效。但停药后有所反复,以慢病慢治的原则,采用了丸剂,在服用了两剂丸剂后病情基本上稳定了。随访时未再复发。

2.张某某,男,86 岁,运城,2018－08－11 初诊。

主诉:左腿及膝关节痛,每天早上 5:00 即大便,便稀。舌苔腻、兼燥、质红嫩,脉弦。

辨证:肝肾虚损,气血不足。

诊断:退行性关节炎。

治宜:补益肝肾,益气壮骨。

处方:黄芪 40 g,当归 15 g,白芍 20 g,川断 15 g,独活 10 g,寄生 15 g,杜仲 15 g,木瓜 15 g,伸筋草 30 g,山药 30 g,芡实 15 g,金樱子 15 g,怀牛膝 15 g,川牛膝 15 g,熟地 20 g。6 剂,水煎,早晚分服。

2018－08－18 二诊:

病情:腿痛较以前有所减轻。

处方:黄芪 45 g,当归 15 g,赤芍 15 g,川断 15 g,杜仲 15 g,寄生 15 g,狗脊 15 g,仙灵脾 15 g,枸杞 15 g,生白术 30 g,益智仁 15 g,山药 30 g,熟地 20 g,木瓜 15 g,独活 15 g。6 剂,水煎,早晚分服。

2018－08－25 三诊:

病情:膝关节已不痛了,但大便仍然不好,早晨起床即便,便臭。舌红暗,苔微腻,脉弦。

辨证:肝气郁滞,脾胃湿热。

诊断:慢性胃炎。

治宜:疏肝理气,清热化滞。

处方:柴胡 10 g,黄芩 9 g,黄连 9 g,葛根 10 g,白芍 15 g,防风 9 g,秦皮 10 g,生甘草 9 g,陈皮 10 g,生山药 30 g,当归 10 g,茯苓 15 g。6 剂,水煎,早晚分服。

分析:此例患者年龄比较大,长期劳累致使膝关节病变,同时兼有脾肾两虚的症状。在治疗上仿独活寄生丸之意，增加了黄芪、当归、白芍益气养血的功效，川断、杜仲、怀牛膝、川牛膝、熟地补肾壮骨，独活、寄生、伸筋草、木瓜柔筋祛风通络止痛，山药、芡实、金樱子健脾补肾，涩肠止泻。二诊时增加了狗脊、赤芍、仙灵脾等壮腰补肾，活血止痛的功效，膝关节疼痛基本缓解。后期以调理脾胃，清热利湿，使老人生活质量有了明显的好转，至今未见复发。

3.姬某某，男，13 岁，运城（临猗），2017－03－04 初诊。

主诉：两下肢无力，站起困难，北京某医院诊断为"遗传性肌病"，服西药和激素（具体不详），脸胖。苔白，花剥苔，质红。

辨证：脾气虚损，肝肾失养。

诊断：遗传性肌病。

治宜：补益脾气，滋养肝肾，通络。

处方：生黄芪 30 g，山药 30 g，知母 15 g，生熟地各 15 g，山茱萸 15 g，茯苓 15 g，元参 15 g，生白术 15 g，当归 10 g，威灵仙 10 g，鸡血藤 15 g，制马钱子 0.3 g，黄柏 9 g，木瓜 15 g，川牛膝 15 g。10 剂，水煎，早晚分服。

2017－03－25 二诊：

病情：已能站起行走，病情明显好转。舌红微裂，脉沉弦、数。

处方：生黄芪 50 g，山药 30 g，知母 15 g，生熟地各 20 g，山茱萸 20 g，茯苓 20 g，元参 20 g，生白术 30 g，枳壳 15 g，当归 15 g，威灵仙 10 g，鸡血藤 15 g，黄柏 15 g，木瓜 15 g，川牛膝 15 g，补骨脂 5 g，制附子 3 g，制马钱子 0.5 g，豨莶草 10 g，白芍 15 g。10 剂，水煎，早晚分服。

2017－04－24 三诊：

病情：行走比较稳了，身体稍瘦。舌苔基本正常，花剥苔已消，脉沉微数。

处方:生黄芪 60 g,山药 40 g,知母 15 g,生熟地各 20 g,山茱萸 20 g,茯苓 20 g,元参 20 g,生白术 30 g,枳壳 15 g,当归 15 g,威灵仙 10 g,鸡血藤 15 g,黄柏 15 g,木瓜 15 g,川牛膝 15 g,补骨脂 5 g,仙灵脾 15 g,枸杞 15 g,菟丝子 15 g,制附子 10 g,制马钱子 0.9 g,豨莶草 15 g,白芍 15 g。20 剂,水煎,早晚分服。

分析:此病应属难治病范畴。前后共 40 剂,患者得到了康复,本人也感到惊讶。中医脾主四肢为主要切入点,益气养血、健脾补肾、疏通经络为组方的主导立法依据,其次应用了制附子和制马钱子,此两味是中医在治疗风湿、经络疾病的特殊用药,如应用的恰当,可达事半功倍的效果,同时此病的花剥苔也得到了治愈,此方用药值得探讨。另外,用过激素的患者如何消除激素带给肌体的不良反应也值得探讨。总之,治宜益气补血,健脾补肾,祛风通络,在健脾中应用了玄参、山药、生白术等对于花剥苔可能有一定的作用,补肾的中药对于消除激素的不良反应有一定的作用,我曾与我市中心医院中医科马维骧主任(现已去世)探讨过用补肾阳的方法来退激素的思路。曾遇一 15 岁患者患过敏性紫癜,用益气养血、清热凉血、疏风止血的方剂后明显好转,但时不时的仍经常出现小片紫癜,在万般无奈的情况下使用了少量强的松,紫癜基本控制,以后用桂附地黄丸做基础药,逐渐减少强的松用量,约半年后停止用药,患者未再复发。

4.陈某某,女,46 岁,运城,2016－06－11 初诊。

主诉:腰痛,月经提前,头、脚出汗较多。苔散白、点红,脉沉弦。

辨证:气虚腰痛,血脉瘀滞。

诊断:腰肌劳损。

治宜:益气壮腰,活血止痛。

处方:黄芪 40 g,当归 15 g,党参 15 g,生白术 15 g,川断 10 g,香附 10 g,威灵仙 10 g,升麻 9 g,寄生 20 g,独活 10 g,炙甘草 9 g,柴胡 9 g,麻黄根 10 g,熟地 30 g,细辛 9 g。6 剂,水煎,早晚分服。

2016－06－18 二诊:腰痛已愈。为了巩固疗效。原方加浮小麦 30 g,10 剂,早晚分服。

分析:此例患者出汗多,脉沉弦比较明显,本病采用了洛阳白马寺正骨医院的处方,此方对于气虚腰痛效果可靠,我已为好几位这样的患者用过此方,关键是一定要诊断清楚是气虚引起的腰痛。黄芪、当归补气养血,黄芪量大于当归两倍以上,因出汗加了麻黄根、熟地、细辛。此例患者多属于西医诊断的腰肌劳损,中医常以肝肾虚损,寒气瘀滞,气血不通为其辨证论治病机。

5. 关某某,男,62 岁,运城,2017－06－24 初诊。

主诉:乏力,两下肢无力,腰酸困,走路不稳,西医诊断:椎管狭窄、进行性肌萎缩(北京某医院诊断)。

辨证:肝肾虚损,督脉瘀阻。

诊断:椎管狭窄。

治宜:补益肝肾,通督化瘀。

处方:当归 20 g,黄芪 30 g,丹参 15 g,泽兰 15 g,赤芍 15 g,杜仲 20 g,狗脊 20 g,鹿角片 10 g,地龙 15 g,苏木 15 g,生白术 20 g,茯苓 20 g,枳壳 15 g,熟地 30 g,山茱萸 15 g,山药 30 g,泽泻 15 g,丹皮 10 g,川牛膝 20 g,寄生 20 g,川断 20 g,仙灵脾 30 g,仙茅 15 g,巴戟 15 g。5 剂,水煎,早晚分服。

2017－06－29 二诊:

病情:开始服前两剂药后,好似下肢有感觉,脚后跟蹬无力,舌胖,脉弦。

处方:当归 20 g,黄芪 50 g,丹参 30 g,泽兰 20 g,赤芍 20 g,杜仲 20 g,狗脊 20 g,鹿角片 10 g,地龙 20 g,苏木 20 g,生白术 20 g,茯苓 20 g,枳壳 15 g,熟地 30 g,山茱萸 15 g,山药 30 g,泽泻 15 g,丹皮 10 g,川牛膝 20 g。5 剂,水煎,早晚分服。

2017－07－06 三诊:

病情:走路时间较前有所延长,下肢无力较前有所好转,但仍不能弯腰拿东西。

处方:当归 20 g,黄芪 50 g,丹参 30 g,泽兰 20 g,赤芍 20 g,杜仲 20 g,狗脊 20 g,鹿角片 10 g,地龙 20 g,土元 10 g,白术 20 g,茯苓 20 g,枳壳 15 g,熟地 30 g,山茱萸 15 g,山药 30 g,泽泻 15 g,丹皮 10 g,川牛膝 20 g,香附 10 g,寄生 20 g,仙灵脾 30 g,仙茅 15 g,巴戟 15 g。6 剂,水煎,早晚分服。

分析:椎管狭窄、肌萎缩也是难治病。肾主骨仍然是治疗的基本思路。益气壮腰用黄芪、当归仍是基本用药。其次是补肾壮骨用杜仲、狗脊、鹿角片、熟地、寄生;用丹参、泽兰、赤芍、川牛膝、土元、丹皮,同时配仙灵脾、仙茅、巴戟活血通督;地龙清热息风,通络;脾主四肢,白术、茯苓、枳壳、山药健脾;香附理气止痛,缓解肌肉组织。其中有仿地黄丸补肾。随访时患者说此后也到北京找名医看过,后将患者在北京开的方子与上面的方子一一对照,仅有一两味药不一样。

6. 黄某某,女,54 岁,运城,2020－04－06 初诊。

主诉:曾患强直性脊椎炎,服激素等药,体胖,腰及臀部酸困。舌胖、淡,脉细弦。

辨证:肝肾虚损,气血不足。

诊断:强直性脊椎炎。

治宜:补益肝肾,益气养血。

处方:黄芪45 g,补骨脂15 g,骨碎补15 g,菟丝子15 g,狗脊15 g,川断15 g,枸杞15 g,地黄30 g,当归15 g,白芍20 g,女贞子15 g,旱莲草15 g,炙甘草10 g,苍术15 g。6剂,水煎,早晚分服。

2020－04－12二诊:

病情:略有好转。

处方:黄芪45 g,补骨脂15 g,骨碎补15 g,菟丝子15 g,狗脊15 g,川断15 g,枸杞15 g,地黄30 g,当归15 g,白芍20 g,女贞子15 g,旱莲草15 g,炙甘草15 g,苍术15 g。6剂,水煎,早晚分服。

2020－04－18三诊:

病情:症状明显好转。

处方:上方加仙灵脾15 g,3剂,水煎服,其余6剂研面,用蜂蜜做丸剂。每丸重9 g,每日3次,每次1丸。

2020－05－19回访,感觉效果可以。

分析:强直性脊椎炎也属难治病。患者长期使用激素,病情虽有缓解,但带来的不良反应非常大,患者全身酸困不适。上方曾参照李可老先生的肾四味、肾十味加减,黄芪、当归、白芍益气补血,补骨脂、骨碎补、菟丝子、川断、枸杞、地黄、二至丸补肾养血壮骨,苍术除湿祛风,炙甘草15 g有激素样作用,减少西药激素应用。为了方便患者,改为丸剂以善其后。

7.韩某某,男,46岁,运城(盐化),2017－04－17初诊。

主诉:腰酸困,怕冷,阳事不举。小便有尿不尽的感觉。舌水滑,无苔,脉沉弦滑。

辨证:脾肾寒湿,阳事不举。

诊断:腰痛,性功能差。

治宜:健脾补肾,壮阳祛寒。

处方:仙灵脾 30 g,仙茅 15 g,巴戟 15 g,当归 15 g,白芍 20 g,知母 10 g,黄柏 10 g,川断 15 g,女贞子 15 g,锁阳 15 g,菟丝子 15 g,补骨脂 15 g,枸杞 15 g,寄生 15 g,狗脊 15 g。5 剂,水煎,早晚分服。

2017－04－24 二诊:

病情:好转。

处方:仙灵脾 30 g,仙茅 15 g,巴戟 15 g,当归 15 g,白芍 20 g,知母 10 g,黄柏 10 g,川断 15 g,女贞子 15 g,锁阳 15 g,菟丝子 15 g,补骨脂 15 g,枸杞 15 g,寄生 15 g,狗脊 15 g,熟地 30 g。5 剂,水煎,早晚分服。

2017－04－30 三诊:

病情:稳定。

处方:照上方再服 5 剂。

2017－05－04 四诊:

病情:明显好转。

处方:照方加山茱萸 15 g,再服 5 剂。

2017－05－23 五诊:

病情:稳定。

处方:照上方继续服用。

分析:此例患者腰酸困,怕冷,阳事不举,方用二仙汤,此方应用特别广泛,本方的使用特点就是补肾壮阳,与滋阴泻火药同用,平衡阴阳达到了方剂平平稳稳,但此患者寒象明显,仙灵脾、仙茅、巴戟补肾助阳,祛风湿;同时配以川断与女贞子(对药)、锁阳、菟丝子、枸杞子、熟地等,阳气得补,寒湿得散,腰痛得到了好转。

8.李某某,男,57 岁,永济,2018－12－03 初诊。

主诉:腰痛,左下肢及关节疼痛,腰椎骨质增生,椎管狭窄(CT)。

舌淡,脉沉弦。

辨证:肝肾虚损,脾气虚损。

诊断:腰痛,椎管狭窄。

治宜:益气壮腰,补益肝肾。

处方:黄芪 40 g,党参 15 g,当归 15 g,生白术 15 g,川断 15 g,香附 15 g,威灵仙 10 g,桑寄生 15 g,独活 10 g,柴胡 9 g,丹参 15 g,骨碎补 15 g,乳没各 10 g,鸡血藤 15 g,熟地 30 g,川牛膝 15 g,鹿角霜 20 g,山茱萸 20 g,赤芍 15 g。10 剂,水煎,早晚分服。

2018—12—21 二诊:

病情:腰痛已愈,两大腿前面酸困,较前减轻。舌红淡,脉弦。

处方:上方加木瓜 15 g,再服 10 剂。

2020—10—02 来电话询问,至今未再出现腰痛。

分析:此例也是一位椎管狭窄的患者,黄芪、当归、党参、白术、鸡血藤益气健脾养血,川断、寄生、骨碎补、熟地、川牛膝、鹿角霜等壮腰补肾,乳香、没药、丹参、香附、赤芍行气活血止痛,独活、寄生、威灵仙补肾壮腰、风止痛,柴胡疏风解肌止痛。健脾养血加木瓜可以缓解四肢肌肉酸困之症。全方面面俱到,整体调理,仅 10 剂病情就得到缓解。

9.刘　某,男,32 岁,运城,2019—08—09 初诊。

主诉:乏力,腰酸困,出汗多。舌淡、瘀,脉沉细弦。

辨证:气虚腰痛,肝肾不足。

诊断:腰肌劳损。

治宜:益气壮腰,补益肝肾。

处方:黄芪 40 g,党参 15 g,柴胡 9 g,香附 10 g,寄生 20 g,川断 20 g,威灵仙 10 g,升麻 9 g,独活 10 g,甘草 10 g,当归 15 g,白术

30 g,防风 9 g,桃仁 10 g,红花 10 g,赤芍 15 g。6 剂,水煎,早晚分服。

2019－08－16 二诊:

病情:较前好转,脉仍沉。

处方:黄芪 40 g,党参 15 g,柴胡 9 g,香附 10 g,寄生 20 g,川断 20 g,威灵仙 10 g,升麻 9 g,独活 10 g,甘草 10 g,当归 15 g,浮小麦 30 g,麻黄根 15 g,白术 30 g,枳壳 15 g,杜仲 20 g。6 剂,水煎,早晚分服。

2019－08－23 三诊:

病情:基本痊愈,照上方服用,巩固疗效。

分析:此例乏力,脉沉细弦,仍是依照洛阳白马寺骨科医院的益气壮腰方加减而立方的。其中增加了活血止痛的桃仁、红花、赤芍,浮小麦、麻黄根止汗的药物,基本治愈。

10. 王某某,女,33 岁,运城,2019－09－09 初诊。

主诉:右侧腰痛,月经量少,曾有外伤史。舌淡,脉弦。

辨证:气血瘀滞,肝肾不足。

诊断:腰肌劳损,月经不调。

治宜:理气活血,强肾壮腰。

处方:寄生 15 g,川断 15 g,熟地 30 g,细辛 5 g,杜仲 15 g,独活 10 g,狗脊 15 g,香附 10 g,怀牛膝 15 g,桃仁 10 g,红花 10 g,赤芍 20 g,炙甘草 10 g,柴胡 10 g,当归 15 g,黄芪 30 g。6 剂,水煎,早晚分服。

2019－09－16 二诊:

病情:服药前几天腰痛好转,近两天腰痛又加重。

处方:寄生 15 g,川断 15 g,熟地 30 g,细辛 5 g,杜仲 15 g,独活 10 g,狗脊 15 g,香附 12 g,怀牛膝 15 g,当归 15 g,黄芪 30 g,赤芍

15 g,炙甘草 10 g,仙灵脾 15 g,骨碎补 15 g。6 剂,水煎,早晚分服。

2019－09－21 三诊：

病情：患者服药后效果好,建议做膏剂。

处方：照二诊方加阿胶 10 g,10 剂,做膏剂。

分析：该患者年轻,正是气血旺盛之时反而月经量少,表现的是气血不足之象。故治疗时应以黄芪、当归、熟地益气养血,配以寄生、川断、杜仲、狗脊、怀牛膝、骨碎补、仙灵脾祛湿,壮腰强肾;桃仁、红花、赤芍活血通络止痛,柴胡、香附理气止痛,独活、细辛祛风止痛。本人曾用熟地、细辛治疗一位老年妇女腰痛,效如桴鼓。

11. 柴某某,女,54 岁,运城(河津),2020－04－14 初诊。

主诉：类风湿因子测定 40 IU/mL,关节不利。舌淡、瘀,脉沉微弦。

辨证：气血虚损,肝肾不足,血脉不利。

诊断：类风湿病。

治宜：补益气血,滋养肝肾,通利关节。

处方：黄芪 40 g,当归 20 g,白芍 15 g,熟地 15 g,怀牛膝 15 g,寄生 15 g,海风藤 15 g,青风藤 15 g,桂枝 10 g,甘草 10 g,土茯苓 30 g,萆薢 15 g,夜交藤 30 g,忍冬藤 15 g,骨碎补 10 g,仙灵脾 10 g。6 剂,水煎,早晚分服。

2020－04－21 二诊：

病情：略有好转。

处方：照上方再用 6 剂。

2020－08－15 就诊：

主诉：两手指关节不适,曾在北京某医院开方,但效果不佳。

处方：黄芪 45 g,当归 15 g,白芍 20 g,鸡血藤 15 g,片姜黄 10 g,羌活 9 g,桑枝 15 g,土茯苓 30 g,制首乌 20 g,熟地 15 g,海风藤 15 g,

青风藤 15 g,桂枝 10 g,夜交藤 50 g,菊花 10 g,枸杞 15 g,寄生 15 g。6 剂,水煎,早晚分服。

2020—09—07 三诊:

病情:较前好转,关节不肿了。

处方:黄芪 45 g,当归 20 g,白芍 20 g,鸡血藤 20 g,片姜黄 10 g,羌活 10 g,桑枝 15 g,土茯苓 30 g,制首乌 20 g,熟地 20 g,海风藤 15 g,青风藤 15 g,桂枝 10 g,夜交藤 50 g,知母 10 g,寄生 15 g,炙甘草 10 g。6 剂,水煎,早晚分服。

2020—09—20 四诊:

病情:稳定。

处方:照上方继续服用。

2021—01—12 复诊:

病情:稳定。

处方:黄芪 45 g,当归 20 g,白芍 20 g,鸡血藤 20 片,姜黄 10 g,羌活 10 g,桑枝 15 g,土茯苓 30 g,制首乌 20 g,熟地 20 g,海风藤 15 g,青风藤 15 g,桂枝 10 g,夜交藤 50 g,知母 10 g,寄生 15 g,炙甘草 10 g。6 剂,水煎,早晚分服。

分析:本病患者以桂枝芍药知母汤为基本方,以益气养血,补益肝肾,疏风通络为治疗原则。黄芪、当归、鸡血藤、夜交藤养血祛风,熟地、制首乌、寄生补肾,桑枝、羌活、海风藤、青风藤疏风通络;姜黄、土茯苓、炙甘草利水解毒,降低类风湿因子,从而取得了较稳定的效果。

12.李某某,女,62 岁,运城,2021—01—12 初诊。

主诉:腰痛 1～2 个月,疑似腰椎间盘突出症。舌淡胖,脉沉弦。

辨证:气血虚损,肝肾不足。

诊断:腰椎间盘突出症。

治宜:益气壮腰,补益肝肾。

处方:黄芪 40 g,党参 15 g,当归 10 g,生白术 20 g,川断 12 g,香附 10 g,威灵仙 10 g,升麻 9 g,桑寄生 15 g,独活 10 g,炙甘草 9 g,柴胡 9 g,白芍 15 g。6 剂,水煎,早晚分服。

2021—01—16 二诊:

病情:腰痛明显好转,时有头痛。舌色暗红,脉微弦。

处方:黄芪 40 g,党参 15 g,当归 10 g,生白术 20 g,川断 12 g,香附 10 g,威灵仙 10 g,升麻 9 g,桑寄生 15 g,独活 10 g,炙甘草 9 g,柴胡 9 g,白芍 15 g,天麻 15 g,杜仲 15 g,仙灵脾 15 g。6 剂,水煎,早晚分服。

2021—01—23 三诊:

病情:腰痛基本已愈,脚趾有些痛。

处方:黄芪 40 g,党参 15 g,当归 20 g,生白术 20 g,川断 15 g,香附 10 g,威灵仙 10 g,升麻 9 g,寄生 15 g,独活 10 g,炙甘草 10 g,柴胡 10 g,白芍 20 g,天麻 15 g,川牛膝 15 g,仙灵脾 15 g,枳壳 10 g。6 剂,水煎,早晚分服。

分析:此例患者疑似腰椎间盘突出症,实属腰肌劳损。因脉沉弦,中医认为应是气虚,血气郁滞之症。"痛则不通,通则不痛",益气通脉,选用益气壮腰汤加川断、川牛膝、仙灵脾固肾壮腰,白术、枳壳健脾补脾气;天麻祛风湿,止痹痛,可用于风寒湿痹及肢体麻木、手足不遂等症。据症加药,取得较好地效果。

13. 王某某,男,73 岁,运城(永济),2021—01—18 初诊。

主诉:腰椎管狭窄,腰痛,两下肢麻木(CT),糖尿病,高血压病,便秘。给予胰岛素治疗,每日 40U,同时服用降血压药物(具体不详)。舌暗、下瘀,苔黄腻,脉沉、左弦。

辨证:气虚血瘀,痰湿困脾,肝肾虚损。

诊断:腰椎管狭窄。

治宜:益气活血,化痰通腑,补益肝肾。

处方:生黄芪 40 g,生山药 30 g,葛根 20 g,丹参 20 g,陈皮 12 g,姜半夏 12 g,黄芩 10 g,生白术 30 g,枳实 15 g,生甘草 10 g,茯苓 20 g,地龙 20 g,独活 10 g,寄生 30 g,川牛膝 30 g,骨碎补 15 g,鹿角霜 15 g。10 剂,水煎,早晚分服。

2021—01—28 二诊:

病情:腰痛、肢麻、便秘均好转。舌苔变浅,脉微沉。

处方:生黄芪 50 g,生山药 30 g,葛根 20 g,丹参 20 g,陈皮 12 g,姜半夏 10 g,黄芩 10 g,生白术 30 g,枳实 15 g,生甘草 10 g,茯苓 20 g,地龙 20 g,独活 10 g,寄生 30 g,川牛膝 30 g,骨碎补 15 g,鹿角霜 15 g。10 剂,水煎,早晚分服。

分析:此例患者病情复杂,合并有高血压病、糖尿病。相互兼顾,综合组方,主次分明,用药合理是非常重要的。此方以黄芪、山药、葛根、丹参两对药既对糖尿病,又对高血压都有协同治疗作用;苔腻选陈皮、半夏、黄芩、生白术、枳实、茯苓和胃燥湿化湿,地龙、独活、寄生、川牛膝、骨碎补、鹿角霜活血补肾壮腰。此方特点在于以基础病立方,兼顾临床现有症状,改善了患者消化系统的病情,标本兼治,使病情得以好转。组方合理,用药得当,疗效明显。

14.王某某,女,56 岁,运城,2020—05—21 初诊(注:摘录病案)。

症状:关节红肿、疼痛、屈伸不利,手指发僵,曾患乙型肝炎。舌淡红,少量腻苔,脉弦。

辨证:湿热入络,筋脉不利。

诊断:类风湿性关节炎。

治宜:清热解毒,祛湿通络。

2021—04—24 十六诊:

病情:关节红肿已愈。舌淡苔薄,右脉稍大,左微弦。

处方:土茯苓 30 g,苍术 15 g,黄柏 15 g,萆薢 30 g,莪术 15 g,银花 15 g,连翘 15 g,青风藤 30 g,海风藤 30 g,忍冬藤 30 g,生薏米 30 g,秦艽 20 g,地龙 15 g,丹参 15 g,赤芍 15 g,蜂房 15 g,防己 15 g,生甘草 15 g,桑枝 15 g,寄生 30 g。6 剂,水煎,早晚分服。

2021—40—26 十七诊:

病情:转氨酶 12 U/L,类风湿因子 242.8 IU/mL(正常值 0～18 IU/mL),C 反应蛋白 11.6 mg/L(正常值 0～6 mg/L),血沉 33 mm/h(正常值 0～20 mm/h)。

2021—05—01 十八诊:

病情:稳定。

处方:土茯苓 30 g,苍术 15 g,黄柏 15 g,萆薢 30 g,莪术 15 g,银花 15 g,连翘 15 g,青风藤 30 g,海风藤 30 g,忍冬藤 30 g,生薏米 30 g,秦艽 30 g,地龙 15 g,丹参 15 g,赤芍 15 g,蜂房 15 g,防己 15 g,生甘草 15 g,桑枝 15 g,寄生 30 g,鸡血藤 15 g。6 剂,水煎,早晚分服。

2021—05—08 十九诊:

病情:稳定。

处方:土茯苓 30 g,苍术 15 g,黄柏 15 g,萆薢 30 g,莪术 15 g,银花 15 g,连翘 15 g,青风藤 30 g,海风藤 30 g,忍冬藤 30 g,生薏米 30 g,秦艽 30 g,地龙 20 g,丹参 15 g,赤芍 15 g,蜂房 15 g,防己 15 g,生甘草 15 g,寄生 30 g,鸡血藤 20 g。6 剂,水煎,早晚分服。

2021－05－15 二十诊:

病情:稳定。

处方:土茯苓 30 g,苍术 15 g,黄柏 15 g,萆薢 30 g,莪术 15 g,银花 15 g,连翘 15 g,青风藤 30 g,海风藤 30 g,忍冬藤 30 g,生薏米 30 g,秦艽 30 g,地龙 20 g,丹参 15 g,赤芍 15 g,蜂房 15 g,防己 15 g,生甘草 15 g,寄生 30 g,鸡血藤 20 g。5 剂,水煎,早晚分服。

2021－05－22 二十一诊:

病情:2021－05－17 实验室检查结果:类风湿因子 127 IU/mL,C 反应蛋白 9.23 mg/L,血沉 30 mm/h。

处方:土茯苓 30 g,苍术 30 g,黄柏 30 g,萆薢 30 g,莪术 20 g,银花 15 g,连翘 15 g,青风藤 30 g,海风藤 30 g,忍冬藤 30 g,生薏米 30 g,秦艽 30 g,地龙 20 g,丹参 20 g,赤芍 20 g,蜂房 15 g,防己 15 g,生甘草 15 g,寄生 30 g,鸡血藤 20 g。5 剂,水煎,早晚分服。

2021－05－29 二十二诊:

病情:稳定,手指活动自如。

处方:土茯苓 30 g,苍术 30 g,黄柏 30 g,萆薢 30 g,莪术 20 g,银花 20 g,连翘 20 g,青风藤 30 g,海风藤 30 g,忍冬藤 30 g,生薏米 30 g,秦艽 30 g,地龙 20 g,丹参 20 g,赤芍 20 g,蜂房 20 g,防己 20 g,生甘草 15 g,寄生 30 g,鸡血藤 30 g。5 剂,水煎,早晚分服。

2021－06－05 二十三诊:

病情:稳定。今天实验室检查结果:血沉 11 mm/h,C 反应蛋白 0.3 mg/L,类风湿因子 101 IU/mL。

处方:土茯苓 30 g,苍术 30 g,黄柏 30 g,萆薢 30 g,莪术 20 g,银花 20 g,连翘 20 g,青风藤 30 g,海风藤 30 g,忍冬藤 30 g,生薏米 30 g,秦艽 30 g,地龙 20 g,丹参 20 g,赤芍 20 g,蜂房 20 g,防己 20 g,

生甘草 15 g,寄生 30 g,鸡血藤 30 g。5 剂,水煎,早晚分服。

2021－06－12 二十四诊:

病情:稳定。

处方:土茯苓 30 g,苍术 30 g,黄柏 30 g,萆薢 30 g,莪术 20 g,银花 20 g,连翘 20 g,青风藤 30 g,海风藤 30 g,忍冬藤 30 g,生薏米 30 g,秦艽 30 g,地龙 20 g,丹参 20 g,赤芍 20 g,蜂房 20 g,防己 20 g,生甘草 15 g,寄生 30 g,鸡血藤 30 g,葶苈子 9 g。5 剂,水煎,早晚分服。

分析:此例是一位类风湿病患者,并曾患过乙肝。前期重点在调理患者的免疫功能,2020－05－21 初诊出现类风湿关节病变,舌淡,脉沉弦,开始出现关节红肿,疼痛,曾长期服用雷公藤片剂,效果不佳,意欲中药治疗,逐渐减少雷公藤服用量。从摘录的病案中可以看到,清热解毒药可以有效地减低 C 反应蛋白;祛湿通络药可以有效地减低类风湿因子与血沉。值得临床研究与借鉴。

综述:风湿骨病多因正气受损,邪气滞留骨及关节为主,同时兼湿、兼瘀。治疗应以扶正祛邪为主,养血疏风,清热祛湿,补益肝肾,壮骨,适当增加虫类药的应用,以增加搜风止痛、通络的作用,"血行风自灭"是其根本治疗原则之一。风湿病、类风湿病总体来讲,仍然是体质的问题,西医认为是免疫功能差的问题,所以在治疗上一定要抓住气血这个根本问题,扶正祛邪、益气健脾、养血壮骨、疏风通络为其基本治疗大法;其次,特殊药物的应用(制附子、马钱子、虫类药等)可参考朱良春老先生虫类药应用经验,可以取得较好的临床效果。另外,对于骨质病变中的骨质增生、椎管狭窄等退行性病变,也是老年人常见疾病。在治疗上多以补肾壮腰,活血祛瘀通督为其治疗前提。最后,注意患者的气血,体质状况及其兼证的治疗。

1. 介某某，男，58 岁，运城，2018－06－28 初诊。

主诉：医院诊断：①右侧声带病变，声带可见乳头状新生物；②左侧胸部塌陷、左侧肺毁损；③右肺下叶结节，发声异常，声哑，咽喉不痛，饮食尚可，服降压药。舌微胖、瘀，脉细弦、缓。

辨证：痰血互瘀，结节闭喉。

诊断：声带病变。

治宜：活血化瘀，祛痰散结。

处方：诃子 15 g，桔梗 10 g，生甘草 15 g，山豆根 15 g，清半夏 15 g，黄芩 15 g，浙贝 10 g，浮海石 30 g（先煎），葛根 15 g，丹参 15 g，天麻 15 g，桃仁 10 g，红花 10 g，钩藤 15 g（后下），僵蚕 10 g，制附子 10 g（先煎），泽泻 15 g，赤芍 15 g。6 剂，水煎，早晚分服。

2018－07－16 二诊：

病情：声带有所好转，共服用了 12 剂。

处方：诃子 15 g，桔梗 10 g，生甘草 15 g，山豆根 15 g，清半夏 15 g，浙贝 15 g，川贝 10 g，浮海石 30 g，木蝴蝶 10 g，葛根 15 g，丹参 15 g，天麻 15 g，钩藤 15 g，僵蚕 10 g，制附子 10 g，生黄芪 15 g，泽泻 15 g，赤芍 15 g，山慈菇 15 g，蝉蜕 10 g。5 剂，水煎，早晚分服。

2019－05－31 随访：患者家属反映服药后病已愈。

分析：此病多因痰气瘀滞声带而引起，治宜清热化痰，利湿解毒，活血散瘀，开肺亮音。方用施老的诃子、桔梗、甘草方，加山豆根、黄芩清热解毒,清半夏、浙贝、浮海石、僵蚕化痰疏风,葛根、丹参、天麻、钩藤以扩张血管,息风解痉稳定血压;配桃仁、红花、活血化瘀改善局部血液循环,泽泻利水化痰,制附子温化寒痰;二诊加黄芪益气,山慈菇散结,蝉蜕亮音,木蝴蝶利咽等可进一步巩固疗效。虽有高血压病,因脉细,则气不足,弦则湿邪,缓则寒滞,故大胆使用了黄芪及制附子,对病机变化起到了积极的作用,较好地改善了患者的病情。

2.吕某某,女,62岁,运城(平陆),2016-01-03初诊。

主诉:眼底视网膜血管增生、水肿,中心视网膜炎,高血压病,自述乏力,腰困,视物不清,头晕。脉沉弦。

辨证:气阴两虚,水湿瘀滞。

诊断:中心视网膜炎。

治宜:益气养阴,利水消肿。

处方:生黄芪30 g,当归15 g,柴胡9 g,茯苓15 g,白芍15 g,升麻9 g,白术15 g,枳壳10 g,防己10 g,泽泻20 g,炙甘草10 g,炒黄芩9 g,熟地20 g,山茱萸20 g,丹参15 g,菟丝子20 g,补骨脂10 g,仙灵脾20 g,枸杞子20 g,车前草15 g,车前子10 g(包煎)。6剂,水煎,早晚分服。

2016-01-16二诊:

病情:头晕好转,视物稍清楚一些。

处方:生黄芪50 g,当归15 g,柴胡9 g,茯苓15 g,白芍15 g,沙棘15 g,升麻9 g,生白术15 g,枳壳15 g,防己15 g,泽泻20 g,炙甘草10 g,炒黄芩10 g,半夏10 g,丹参15 g,菟丝子15 g,补骨脂15 g,仙灵脾15 g,枸杞子15 g,车前草15 g,车前子10 g(包煎),菊花10 g,谷精草10 g,密蒙花10 g。6剂,水煎,早晚分服。

患者要求继续按原方服用。

分析:肝开窍于目,肝血不足,目不得滋养,故出现视物不清之症。此症虽然血压高,但脉沉兼有气血虚损之脉象,黄芪、当归益气养血,茯苓、泽泻、防己、车前子、车前草利水消肿,明目降压;柴胡、白芍、黄芩、平肝清热;熟地、山茱萸、菟丝子、补骨脂、仙灵脾、枸杞子补肾健脑,有效地改善脑部血液循环;谷精草、密蒙花等具有非常好的协同作用,清热凉血,改善眼底血液循环,病情得到缓解,以上诸药对于调节血压也有着积极地作用。

3.郭 某,男,77岁,运城,2019—09—07初诊。

主诉:眼睛重影,眼肌疲劳症,曾在当地眼科医院治疗无效,特来求中医治疗。舌淡,舌下瘀,脉弦。

辨证:肝肾虚损,晶体失养。

诊断:眼睛重影。

治宜:滋补肝肾,清热活血,祛风。

处方:川芎10 g,羌活10 g,葛根15 g,丹参15 g,熟地30 g,山茱萸15 g,山药30 g,茯苓20 g,泽泻15 g,丹皮10 g,桃仁10 g,红花10 g,茺蔚子10 g,益母草15 g,板蓝根15 g,枸杞15 g。6剂,水煎,早晚分服。

2019—09—14二诊:

病情:稳定。

处方:川芎10 g,羌活10 g,葛根15 g,丹参15 g,熟地30 g,山茱萸15 g,山药30 g,茯苓20 g,泽泻15 g,丹皮10 g,桃仁10 g,红花10 g,茺蔚子10 g,益母草15 g,板蓝根15 g,枸杞15 g,青葙子15 g。6剂,水煎,早晚分服。

2019—09—21三诊:

病情:感到有所好转,重影减轻了。

处方:上方加桑叶 10 g,菊花 10 g,夏枯草 15 g。10 剂。其中 4 剂,水煎服;另外 6 剂做丸剂,每丸重 10 g,每日 3 次,分服。

服上方两剂后重影消失,丸剂以巩固疗效。

分析:此病为肝肾不足,虚火灼睛而引起的。以杞菊地黄丸为基本方,配伍川芎、丹参、桃仁、红花活血化瘀,疏通经络;"重影"中医可以理解为"风邪扰睛",故方中加了祛风的药,羌活、葛根祛风散翳;益母草、茺蔚子、青葙子活血清火,利水散雾;板蓝根凉血解毒(郁热之毒)。为了巩固疗效,上方加夏枯草、桑叶清火散雾,明睛的作用。总之,滋补肝肾,凉血祛风,散火明目是其主导思路。

4.范某某,女,24 岁,运城,2019−01−10 初诊。

主诉:口腔溃疡反复发作,曾服各种维生素均无效。舌淡,苔白,脉弦。

辨证:脾胃湿热,气血虚损。

诊断:复发性口腔溃疡。

治宜:清热利湿,益气养血,解毒。

处方:生黄芪 30 g,当归 15 g,生地 15 g,熟地 15 g,黄芩 9 g,黄连 9 g,黄柏 9 g,银花 15 g,连翘 15 g,土茯苓 30 g,生白术 15 g,枳壳 15 g,生山药 15 g,玄参 15 g,生甘草 10 g。6 剂,水煎,早晚分服。

半年后随访,已愈。

分析:此例患者的口腔溃疡经常发生,服用维生素类无效。方用当归六黄汤益气养血,扶助正气。三黄清热燥湿解毒,二地温凉互用,滋阴温肾,配连翘、银花清热解毒,土茯苓利湿解毒,生白术、枳壳、生山药健脾益肾,生地、玄参凉血滋阴,生甘草和方解毒。全方相互协同,益气扶正祛邪,清热解毒,滋补阴气,从而使湿毒得除,热无去处,反复发作的慢性口腔溃疡得以治愈。

5. 雷某某,女,45 岁,运城,2018－08－02 初诊。

主诉:眼睛经常出麦粒肿,眼结膜充血严重,鼻尖微红,微有口苦,乏力,睡眠稍差。舌胖淡,脉弦细滑。

辨证:肝肺虚火,肝阴不足。

诊断:麦粒肿,慢性结膜炎。

治宜:清火泻肺,滋补肝阴。

处方:桑叶 15 g,菊花 10 g,密蒙花 10 g,谷精草 10 g,木贼 10 g,赤芍 15 g,丹皮 15 g,黄芩 10 g,生地 15 g,生甘草 9 g,生枇杷叶 10 g,酒大黄 9 g。5 剂,水煎,早晚分服。

2018－08－14 二诊:

病情:前症明显减轻。

处方:桑叶 15 g,菊花 10 g,密蒙花 10 g,谷精草 10 g,木贼 10 g,赤芍 15 g,丹皮 15 g,黄芩 10 g,地骨皮 10 g,生甘草 9 g,生枇杷叶 15 g,草决明 15 g,茯苓 20 g,泽泻 15 g。5 剂,水煎,早晚分服。

2018－11－10 随访已愈。

分析:这是一例慢性眼疾。以桑叶、菊花、密蒙花、谷精草、木贼五味清肝明目的药组合为君药;赤芍、丹皮、生地凉血活血为臣药;黄芩、生枇杷叶、酒大黄清肺泄热,清肠火为佐药;生甘草调和诸药并使热毒从小便排出,以清肾火。此病因金克木、木侮金相互作用、病因交错,形成的一种慢性眼疾,治疗中也是依据病机合理配方,使疾病得以治愈。

6. 李 某,男,40 岁,运城,2017－05－30 初诊。

主诉:口腔溃疡,每年春夏之交发生,大便稀,每日 2 次,口臭。舌胖,少苔,脉弦。

辨证:脾虚湿重,湿热熏蒸。

诊断：季节性口腔溃疡。

治宜：祛湿健脾，燥湿解毒。

处方：土茯苓 30 g，生薏米 30 g，苍术 15 g，黄柏 10 g，黄芩 10 g，黄连 9 g，生甘草 10 g，川牛膝 15 g，升麻 9 g，柴胡 9 g，枳壳 15 g，白术 5 g，生山药 30 g，元参 15 g，生地 15 g，当归 10 g。6 剂，水煎，早晚分服。

2017－06－15 二诊：

病情：口腔溃疡已好。咽干，大便干，睡眠差。舌胖，少苔。

处方：桔梗 10 g，黄芩 10 g，生甘草 9 g，射干 10 g，山豆根 10 g，夜交藤 30 g，丹参 15 g，炒薏米 30 g，元参 15 g，杏仁 10 g，麻仁 15 g，生白术 30 g。5 剂，水煎，早晚分服。

半年后随访，已愈。

分析：此例患者口腔溃疡发生在季节交换之时，主要因阴阳不交，郁久化热，湿毒伤络所致。方选四妙散为基本方，三黄加土茯苓燥湿利湿解毒，元参、生地凉血解毒，枳壳、白术、生山药健脾升阳，升麻、生甘草引药上行解毒，柴胡、当归平肝养血利于溃疡愈合。此例病机主要在脾胃，虽有胃火，但脾湿太重，故燥湿、利湿健脾为主，兼以清热燥湿为辅，火热以形成毒火，毒热之象伤及阴气，故配以凉血解毒之品以护阴气。

7.鱼某某，女，54 岁，运城，2020－05－29 初诊。

主诉：口干，口苦，口腔溃疡，便秘。舌淡红，两边苔白，脉沉弦。

辨证：肝胃不和，脾胃湿热。

诊断：复发性口腔溃疡。

治宜：调肝和胃，清热利湿。

处方：柴胡 10 g，黄芩 9 g，黄连 9 g，姜半夏 10 g，陈皮 10 g，茯苓

20 g,白术 15 g,枳壳 15 g,白芍 15 g,川朴 10 g,炒川楝子 10 g,生甘草 10 g,焦三味各 10 g,党参 15 g。5 剂,水煎,早晚分服。

2020-06-05 二诊:

病情:较前好转,仍感到口苦、干。

处方:柴胡 10 g,炒黄芩 9 g,炒黄连 9 g,陈皮 10 g,茯苓 20 g,生白术 15 g,枳壳 15 g,白芍 15 g,龙胆草 9 g,麦冬 10 g,生甘草 10 g,夜交藤 50 g,刺五加 15 g,党参 15 g,炒栀子 10 g。5 剂,水煎,早晚分服。

2020-06-18 三诊:

病情:较前明显好转,大便正常。

处方:柴胡 10 g,夏枯草 15 g,炒黄芩 9 g,炒黄连 9 g,炒黄柏 9 g,当归 10 g,生地 15 g,熟地 15 g,生黄芪 30 g,姜半夏 10 g,茯苓 20 g,泽泻 15 g,夜交藤 50 g,刺五加 20 g,麦冬 10 g,五味子 10 g。6 剂,水煎,早晚分服。

2020-08-11 四诊:

病情:口苦、干,口腔溃疡。出汗多,烘热。舌淡,脉弦。

辨证:肝经湿热,胃火炽盛。

诊断:口腔溃疡。

治宜:清热利湿,清肝泻火。

处方:龙胆草 9 g,栀子 10 g,黄芩 10 g,柴胡 9 g,生地 15 g,木通 10 g,泽泻 15 g,生甘草 10 g,石斛 20 g,熟地 15 g,夜交藤 50 g,炒枣仁 15 g,连翘 15 g,银花 15 g,生白术 15 g,枳壳 15 g,浮小麦 30 g,生黄芪 15 g。6 剂,水煎,早晚分服。

2020-10-26 患者来诊室给儿子开药时说自己的口腔溃疡未再发生,而且身体比以前好多了。

分析:此例仿龙胆泻肝汤,合小柴胡汤之意,配川楝子清肝胆湿热为主,病情得到好转。8月份口腔溃疡复发,仍以龙胆泻肝汤之意,配伍连翘、银花增加了清热解毒凉血的作用;生地、熟地二药合用养阴清热,凉血退热,滋阴生津;白术、枳壳二药合用健脾消痞;黄芪、浮小麦二药合用益气清热,固表止汗,从中可以感到扶正祛邪仍是立法组方的原则,使复发性口腔溃疡得到彻底治疗。

8.吉某某,男,78岁,运城,2020—11—12初诊。

主诉:口腔左侧上牙疼痛难忍,冷热均痛,后面有四个戴套的牙齿,口腔科无从治疗。舌中后苔腻,脉弦。

辨证:胃火炽盛,毒邪上攻。

诊断:热过敏性牙痛。

治宜:清热泻火,解毒止痛。

处方:黄芩10 g,连翘15 g,银花15 g,赤芍15 g,柴胡10 g,升麻9 g,黄连9 g,丹皮10 g,生甘草10 g,石膏15 g(先煎),细辛5 g,虎杖15 g。3剂,水煎,早晚分服。

2020—11—17二诊:

病情:略有好转,舌苔较前有所减少,仍感到疼痛不适,脉微弦。

处方:黄芩10 g,连翘15 g,银花15 g,板蓝根15 g,玄参15 g,柴胡10 g,白芍15 g,生甘草10 g,虎杖20 g,丹参15 g,升麻10 g,丹皮10 g。3剂,水煎,早晚分服。

2020—11—23三诊:

病情:遇热感到牙痛,不能喝热水。

处方:黄芩12 g,丹皮15 g,生石膏30 g(先煎),玄参15 g,板蓝根15 g,虎杖20 g,白芍15 g,柴胡9 g,生甘草10 g,细辛5 g,蒲公英20 g,赤芍20 g。3剂,水煎,早晚分服。

2020－11－28 四诊：

病情：牙痛较前好转，但仍有些痛。

处方：黄芩 12 g，丹皮 15 g，生石膏 30 g（先煎），玄参 15 g，板蓝根 15 g，虎杖 20 g，白芍 15 g，柴胡 9 g，生甘草 10 g，细辛 5 g，蒲公英 20 g，赤芍 20 g，连翘 15 g，泽泻 15 g。5 剂，水煎，早晚分服。

2020－12－19 五诊：

主诉：小便不利，尿不尽的感觉，最后总要等等，才能尿完。舌淡，脉微沉弦。

辨证：肾气不足，水道瘀滞。

治宜：补益肾气，通调水道。

处方：熟地 15 g，山茱萸 20 g，山药 30 g，泽泻 15 g，茯苓 20 g，丹参 15 g，木通 10 g，王不留行 10 g，穿山甲 3 g（冲服），琥珀 9 g，知母 9 g，黄柏 9 g，肉桂 3 g。6 剂，水煎，早晚分服。

2020－12－29 六诊：

病情：牙仍痛（电话询问）。

处方：黄芩 12 g，丹皮 15 g，生石膏 30 g（先煎），玄参 15 g，板蓝根 15 g，虎杖 20 g，白芍 15 g，柴胡 9 g，生甘草 10 g，细辛 5 g，蒲公英 20 g，赤芍 20 g。3 剂，水煎，早晚分服。

2021－01－02 七诊：

病情：上左牙仍痛，不愿意做牙根神经坏死疗法，素有高血压病，小便较前好转。舌淡微红，舌苔少，脉弦。

辨证：阴毒炽盛，热毒伤络。

治宜：凉血解毒，抑制阴火。

处方：玄参 30 g，生地 30 g，板蓝根 30 g，连翘 20 g，银花 20 g，黄连 10 g，细辛 5 g，升麻 9 g，生石膏 30 g。3 剂，水煎，早晚分服。

2021—01—04 八诊：

病情：电话随访，疼痛已止。

处方：照上方再服3剂。

2021—01—09 九诊：

病情：牙痛基本痊愈，偶尔有点痛。

处方：玄参30 g，生地30 g，板蓝根30 g，连翘20 g，银花20 g，知母10 g，黄柏10 g，细辛5 g，升麻9 g，生石膏30 g。3剂，水煎，早晚分服。

2021—02—27 十诊：

病情：牙痛已愈，但咬合时无力，酸软。舌淡，脉微弦。

辨证：肝肾虚损，虚火浮动。

治宜：补益肝肾，壮骨清火。

处方：熟地30 g，山药20 g，茯苓20 g，泽泻15 g，山茱萸15 g，丹皮10 g，知母10 g，黄柏10 g，细辛3 g，骨碎补10 g。6剂，水煎，早晚分服。

2021—03—06 十一诊：

病情：较前略有减轻，可咬合，但不能用力。

处方：熟地30 g，山药30 g，茯苓20 g，泽泻15 g，山茱萸15 g，丹皮10 g，知母10 g，黄柏10 g，骨碎补15 g。6剂，水煎，早晚分服。

分析：生石膏配细辛对于胃火炽盛引起的牙痛效果好。关键是要注意用量，开始15 g时效果差一些，当用到30 g时效果就比较明显，同时配伍玄参、板蓝根、虎杖、蒲公英、连翘等，增加了清热解毒的功效，黄芩、丹皮清热凉血，具有抗过敏的作用。中间因小便不利（前列腺肥大），运用了六味地黄丸合通关散配以穿山甲等活血化瘀药物得以缓解。2021年初又一次牙痛，基本照以前方剂用药后牙痛已愈，但咬合无力,牙齿感到酸软,无法进食,乃骨质不坚,肾精受损,依肾主骨之理论,用知柏地黄丸加骨碎补,骨碎补苦温,可补肾、壮骨、止痛,以善其后。

⅛ 肿瘤病

肿瘤疾病是目前发病率比较高的疾病。在肿瘤病的治疗上中西医结合最好,它可以提高治疗效果,提高患者生存质量,延缓生命。治疗原则:体虚者宜采用扶正祛邪,方剂以八珍汤加黄芪、当归;体壮者宜采用以毒攻毒,清热解毒类植物药配虫类药,同时配合活血化瘀类方剂或药物。可根据不同脏器的肿瘤选择合适的方剂加减,如肺部的苇茎汤加减,肝脏的柴胡疏肝散加减,肠胃的各类半夏泻心汤加减,药物应用请参考"常见病证治疗"中的肿瘤药物应用。注意调整饮食,顾护胃气,保证消化系统正常非常重要。尤其是化疗、放疗后的患者往往胃气大伤,应即时调理脾胃,以恢复脾胃功能,提高机体抵抗疾病的能力。

1.李某某,男,40岁,运城,2016—10—03初诊。

主诉:左胸乳腺增生,高血压病(西药控制),便秘,曾做动脉夹层瘤手术半年。苔白腻、质红,脉弦。

辨证:痰血瘀滞,肝气郁结。

诊断:乳腺增生,高血压。

治宜:活血化痰,疏肝理气。

处方:夏枯草 30 g,姜半夏 15 g,陈皮 10 g,茯苓 15 g,生甘草

10 g,生白术 30 g,枳壳 10 g,牡蛎 30 g(先煎),葛根 15 g,丹参 15 g,三棱 15 g,莪术 15 g,茵陈 20 g,柴胡 10 g,赤芍 20 g,海藻 30 g,昆布 30 g,楮实子 15 g,威灵仙 10 g。5 剂,水煎,早晚分服。

2016－10－08 二诊:反映效果好。照方:加威灵仙 15 g,10 剂,水煎服。

分析:近期也常有男性乳腺增生病例,此患者并兼有其他病证,仿海藻玉壶汤之意,配伍夏枯草、姜半夏清热散结;苔白腻配二陈汤配生白术、枳壳健脾化痰,葛根、丹参护心降血压,三棱、莪术行气破瘀散结;脉弦用柴胡、赤芍、茵陈柔肝活血,清利湿热;楮实子、威灵仙配伍可化结石(李可老中医称其为化铁丸),其中威灵仙有兴奋肠神经的作用。该患者苔白腻,明显脾虚湿重,故临床上有一味白术治便秘之说。诸药配合相得益彰。

2.范某某,男,69 岁,运城(阳泉),2020－08－27 初诊。

主诉:口苦,面色萎黄、暗,睡眠差,血压高,169/100 mmHg。舌胖,苔白腻、水滑,脉弦大。

辨证:肝气郁结,湿热困脾,毒热积聚。

诊断:胆管癌,心脏植入支架。

治宜:疏肝解郁,清热利湿,解毒破瘀。

处方:柴胡 10 g,黄芩 10 g,栀子 10 g,茵陈 30 g,白术 15 g,枳壳 15 g,茯苓 20 g,白芍 15 g,虎杖 15 g,垂盆草 30 g,叶下珠 30 g,丹参 20 g,夜交藤 50 g,甘草 10 g,灵芝 20 g,白花蛇舌草 30 g,莪术 15 g。5 剂,水煎,早晚分服。

2020－09－01 二诊:

病情:面色稍有好转,睡眠仍差,血压高。苔白、水滑,脉弦。

处方:柴胡 10 g,黄芩 10 g,栀子 10 g,茵陈 30 g,白术 15 g,山药

30 g,枳壳 15 g,白芍 15 g,葛根 15 g,丹参 15 g,夏枯草 30 g,夜交藤 50 g,灵芝 30 g,虎杖 15 g,白花蛇舌草 30 g,莪术 15 g。6 剂,水煎,早晚分服。

2020－09－07 三诊:

病情:饮食好转,口不苦,小便不黄,但仍有口干,干咳,睡眠差,心烦,乏力较明显。舌淡,脉弦。

处方:柴胡 10 g,黄芩 10 g,栀子 10 g,淡豆豉 10 g,茵陈 30 g,白术 30 g,山药 30 g,枳壳 15 g,葛根 15 g,丹参 15 g,夜交藤 50 g,灵芝 30 g,炒枣仁 15 g,五味子 10 g,生晒参 15 g,生黄芪 30 g,白花蛇舌草 30 g,桑白皮 15 g,炙枇杷叶 15 g,沙参 15 g,半枝莲 30 g。5 剂,水煎,早晚分服。

2020－09－14 四诊:

病情:患者饮食、乏力、精神状况均明显好转,腻苔已去,睡眠仍差。

处方:柴胡 10 g,黄芩 10 g,栀子 10 g,茵陈 30 g,白芍 20 g,白术 30 g,枳壳 15 g,山药 30 g,夜交藤 50 g,灵芝 30 g,炒枣仁 20 g,五味子 10 g,生晒参 15 g,生黄芪 30 g,白花蛇舌草 30 g,炙枇杷叶 20 g,桑白皮 10 g,半枝莲 30 g,珍珠母 30 g,蒲公英 30 g。6 剂,水煎,早晚分服。

分析:此例属晚期胆管癌患者,减轻痛苦、提高生活质量为第一要务。但病情相对比较复杂,既有高血压病,又是胆管癌,其证表现为热毒太盛,湿热阻滞,蕴结于中焦,脉弦大,仿小柴胡汤、四逆散之意组方,配伍茵陈、栀子、白花蛇舌草、蒲公英、虎杖、垂盆草、叶下珠、莪术等具有清热利胆,抗癌作用的药;夏枯草、葛根、丹参清火降压。另外,用黄芪、人参、灵芝、白术等扶持正气;夜交藤、栀子、淡豆豉、丹参等养心除烦安神,予以情志调节,缓解患者情绪。全方从药物到精神,人药相应,整体进行治与防的结合组方选药,缓解了患者的紧张情绪,稳定了病情。

3.黄某某,女,62岁,运城,2019-08-17初诊。

主诉:皮肤红斑,西医诊断为"蕈样肉芽肿",西医治疗已3年,现病情发展至三期,患者情绪稳定,饮食正常,皮肤潮红。舌下瘀斑瘀点,脉沉弦。

辨证:血热蕴结皮肤。

诊断:蕈样肉芽肿。

治疗:清热凉血,解毒散结。

处方:黄芩15 g,丹皮15 g,玄参30 g,浙贝15 g,夏枯草15 g,白花蛇舌草30 g,赤芍20 g,生首乌15 g,白蒺藜10 g,生地20 g,紫草15 g,凌霄花20 g,生甘草15 g,制首乌15 g,半枝莲30 g,丹参20 g,水牛角15 g。6剂,水煎,早晚分服。

2019-08-24二诊:

病情:稳定。

处方:上方加生黄芪30 g,八角莲15 g,青黛15 g(包煎)。6剂,水煎,早晚分服。

2019-08-31三诊:

病情:精神、饮食、体力均较前有所好转。

处方:黄芩15 g,丹皮15 g,玄参30 g,浙贝15 g,夏枯草20 g,白花蛇舌草30 g,赤芍20 g,生首乌15 g,生地20 g,紫草15 g,凌霄花20 g,生甘草15 g,白蒺藜15 g,半枝莲30 g,八角莲15 g,青黛15 g(包煎),丹参15 g,水牛角20 g,生黄芪30 g,半边莲15 g。6剂,水煎,早晚分服。

2019－09－07 四诊：

病情：稳定。

处方：黄芩 15 g，丹皮 15 g，玄参 20 g，浙贝 15 g，夏枯草 30 g，白花蛇舌草 30 g，赤芍 20 g，生首乌 15 g，紫草 15 g，凌霄花 20 g，生甘草 15 g，白蒺藜 15 g，半枝莲 30 g，八角莲 15 g，青黛 15 g（包煎），丹参 20 g，水牛角 20 g，生黄芪 30 g，半边莲 15 g，白鲜皮 15 g。3 剂，水煎，早晚分服。

另：黄芩 15 g，丹皮 15 g，玄参 30 g，浙贝 15 g，夏枯草 30 g，白花蛇舌草 30 g，赤芍 20 g，生首乌 20 g，紫草 15 g，凌霄花 30 g，生甘草 15 g，白蒺藜 15 g，半枝莲 30 g，八角莲 15 g，青黛 10 g，生黄芪 30 g，半边莲 30 g，白鲜皮 30 g，黄药子 20 g。5 剂，研面做丸剂，蜂蜜适量，每丸重 10 g，每日 3 次，每次 1 丸，早中晚分服。

2019－11－19 五诊：

病情：病情有所好转，面色红晕渐消，面色恢复正常。

处方：黄芩 15 g，丹皮 15 g，玄参 30 g，浙贝 15 g，夏枯草 30 g，白花蛇舌草 30 g，赤芍 20 g，生首乌 20 g，紫草 15 g，凌霄花 30 g，生甘草 15 g，白蒺藜 15 g，半枝莲 30 g，八角莲 30 g，青黛 15 g，生黄芪 30 g，半边莲 30 g，白鲜皮 30 g，黄药子 20 g，板蓝根 30 g。5 剂，研面做丸剂，蜂蜜适量，每丸重 10 g，每日 3 次，每次 1 丸，早中晚分服。

分析：此例患者虽然病情比较重，但患者精神状态、饮食均好，正气旺盛，故以解毒、攻毒为主，因病在皮肤，配伍了清热燥湿，凉血解毒的黄芩、丹皮、玄参、夏枯草、紫草、凌霄花、生首乌、白鲜皮、赤芍等，从皮论治；配伍了白花蛇舌草、半枝莲、半边莲、八角莲、浙贝、青黛、黄药子等解毒散结，抗癌；黄芪以扶正气。以丸剂善后。

约 1 年后随访，患者病情稳定。

4.李某某,男,73岁,运城,2019－02－18初诊。

主诉:2016年9月发现肺部肿瘤,用靶向药治疗,中间曾停用过一段时间,近期又开始服用,无食欲,气短,坐直有所缓解,流口水,流清鼻涕,有痰。舌上无苔,色暗,舌下瘀,脉弦滑。

辨证:肺气虚损,胃气乏力。

诊断:肺癌晚期,胸腔积液。

治宜:补益肺气,健胃消食。

处方:生山药30 g,木瓜15 g,鸡内金15 g,生晒参15 g,五味子10 g,乌梅10 g,丹参15 g,生麦芽15 g,生谷芽15 g,生黄芪30 g,姜半夏10 g,麦冬10 g,桑叶10 g,炙枇杷叶15 g。6剂,水煎,早晚分服。

2019－02－26二诊:

病情:有所缓和,口水已止,精神状态较前好转,能进食一些食物。曾服药后出现大便稀的现象,但过后大便基本正常。舌水滑,脉弦软,适当调整方剂。

处方:生山药30 g,生白术10 g,枳壳10 g,鸡内金10 g,生晒参15 g,五味子10 g,丹参15 g,生麦芽15 g,生谷芽15 g,生黄芪30 g,麦冬10 g,姜半夏10 g,茯苓15 g,乌梅10 g,党参15 g,炙甘草9 g,炙枇杷叶15 g,炒黄芩9 g,生姜3片,大枣3个。5剂,水煎,早晚分服。

2019－03－04三诊:

病情:较前好转,说话声音清晰,吞咽不畅。纳差,口腔水滑,舌色暗,脉微弦。

处方:生山药30 g,生白术15 g,枳壳15 g,鸡内金15 g,生晒参15 g,五味子10 g,丹参15 g,葛根15 g,地龙15 g,生黄芪30 g,麦冬10 g,姜半夏12 g,茯苓15 g,乌梅10 g,党参15 g,炙甘草9 g,炙枇杷叶 15 g,炒黄芩 9 g,焦三味各 10 g,陈皮 10 g,生谷芽 15 g。5 剂,水煎,早晚分服。

2019-03-07 四诊:

病情:出现胸腔积液,呼吸困难,小便少。

处方:茯苓 30 g,猪苓 15 g,泽泻 20 g,生白术 30 g,桂枝 10 g,葶苈子 10 g(包煎),大枣 5 个,瓜蒌 10 g。2 剂,隔天 1 剂,水煎,早晚分服。

2019-03-14 五诊:

病情:气短,胸憋,胸腔积液,下肢水肿已愈。

处方:茯苓 20 g,泽泻 15 g,猪苓 15 g,生白术 15 g,葶苈子 10 g(包煎),车前子 10 g,瓜蒌 10 g,白芥子 10 g,生山药 30 g,生黄芪 30 g,鸡内金 15 g,生晒参 15 g,大枣 5 g,丹参 15 g,白英 30 g,半边莲 30 g。3 剂,水煎,早晚分服。

2019-03-25 六诊:

病情:仍有气短,吞咽困难,胸腔积液。

处方:生黄芪 50 g,生白术 15 g,茯苓 30 g,猪苓 30 g,泽泻 20 g,半枝莲 30 g,泽漆 15 g,葶苈子 10 g,大腹皮 15 g,生枇杷叶 20 g,枳壳 15 g,车前子 15 g,丹参 20 g,鸡内金 15 g,焦三味各 10 g,防己 15 g。3 剂,水煎,早晚分服。

分析:此例是一位肺癌晚期患者,在靶向药物治疗期间,食欲极差,流口水,气短等症状。方采用生脉饮配合黄芪、党参、山药益气健脾,木瓜、生麦芽、谷芽、鸡内金消食健胃,姜半夏、炙枇杷叶、桑叶等清肺化痰散结;配丹参活血脉,通肺气;配乌梅、五味子酸味收敛,减少口水流出。以后,以初诊方为基础,方中气短增加了黄芪用量,肺水肿配葶苈大枣汤、防己黄芪汤益气利水,并适当加入具有抗肿瘤作用的中药。全方重点在于改善患者的生存状态和生存质量。患者约于3个月后去世。

5.毋某某,男,59岁,运城(临猗),2019-12-03初诊。

主诉:胃胀,大便稀,食欲差,乏力,胰腺癌手术后约4个月。舌淡,脉弦。

辨证:肝胃不和,脾气虚损。

诊断:胰腺癌,术后消化不良。

治宜:疏肝和胃,健脾消食。

处方:柴胡9g,白芍15g,枳壳15g,炙甘草10g,白术15g,茯苓20g,黄芪30g,生晒参15g,陈皮10g,山药30g,鸡内金15g,麦芽15g,焦三味各10g,半枝莲30g,茵陈15g,半边莲30g。6剂,水煎,早晚分服。

2020-03-31二诊:

病情:患者服上方以来感觉非常好,精神状况好,无不良感觉,大便仍稀,乏力。舌水滑,脉弦。

处方:柴胡9g,白芍15g,枳壳15g,炙甘草10g,白术15g,茯苓20g,黄芪50g,生晒参15g,山药30g,鸡内金15g,麦芽15g,焦三味各10g,半枝莲30g,茵陈15g,半边莲30g,石见穿20g,白花蛇舌草30g。6剂,水煎,早晚分服。

分析:胰腺癌手术后患者脾胃功能低下,出现了运化失职的状况。脉弦,方选四逆散为主方,配黄芪、生晒参、白术、茯苓、陈皮、山药、枳壳等疏肝解郁,益气健脾;鸡内金、麦芽、焦三味等消食和胃;半枝莲、半边莲、茵陈、白花蛇舌草、石见穿等清肝利胆,解毒散结消癌。重点在于改善患者体质,提高机体免疫功能,意在控制肿瘤发展。2021年3月5日该村来人看病,经询问患者情况稳定,并担任村干部。

6. 秦某某,男,68岁,运城(临猗),2020—05—14初诊。

主诉:胃胀,食少,便少,胰腺癌术后(去年做的手术)。舌白腻,脉弦。

辨证:肝胃不和,脾气虚弱。

诊断:胰腺癌,术后消化不良。

治宜:调肝和胃,健脾消食。

处方:柴胡10 g,黄芩10 g,姜半夏12 g,白术15 g,枳实10 g,佛手10 g,香橼10 g,生麦芽15 g,党参15 g,茯苓20 g,甘草10 g,枳壳10 g,焦三味各10 g。10剂,水煎,早晚分服。

2020—06—09二诊:

病情:服药期间一切均好,停药后仍感到上腹不适,烧灼感。舌苔白、微腐,脉弦。

处方:柴胡10 g,黄芩10 g,姜半夏12 g,生白术15 g,枳实10 g,三棱10 g,莪术10 g,党参15 g,紫苏10 g,佩兰10 g,白芍15 g,生黄芪30 g,丹参15 g,焦三味各10 g,枳壳10 g,甘草10 g,生薏米30 g。10剂,水煎,早晚分服。

分析:患者手术后脾胃消化功能受到影响,苔白腻,脉弦,湿热蕴结于胃,方采用小柴胡汤配佛手、香橼、枳实、枳壳等疏肝健脾,理气和胃,清热利湿;焦三味、生麦芽增加胃的消化功能,使消化系统症状得到改善,患者的精神状态良好,这有利于疾病的恢复。

7. 陶某,男,67岁,运城,2020—08—14初诊。

主诉:肺癌手术已4年,最近在西安化疗,化疗后纳差,3天未大便,腹胀,心口窝堵。舌淡无苔,脉弦(关)。

辨证:肝胃不和,胃阴虚损。

诊断:肺癌,肠胃功能失调。

治宜:调肝和胃,益气健脾。

处方:柴胡 10 g,黄芩 10 g,白芍 20 g,生白术 15 g,枳壳 10 g,百合 30 g,炙枇杷叶 30 g,杏仁 10 g,麻仁 20 g,焦三味各 10 g,党参 15 g,甘草 10 g,黄芪 30 g,当归 15 g,半夏 10 g,白花蛇舌草 30 g。6 剂,水煎,早晚分服。

2020-08-27 二诊:

病情:无明显变化,腹胀,睡眠差,大便已通。关脉已不弦大,脉微弦。

处方:柴胡 10 g,黄芩 10 g,白芍 15 g,生白术 15 g,枳壳 10 g,大腹皮 10 g,夜交藤 50 g,百合 30 g,炙枇杷叶 30 g,杏仁 10 g,焦三味各 10 g,黄精 30 g,黄芪 30 g,当归 15 g,白花蛇舌草 30 g,生甘草 10 g。6 剂,水煎,早晚分服。

2020-09-10 三诊:

病情:腹胀好转,食欲增加,这次又从西安化疗刚回来。苔白,脉弦。

处方:柴胡 10 g,黄芩 10 g,姜半夏 10 g,白芍 20 g,生白术 30 g,枳壳 15 g,百合 30 g,炙枇杷叶 30 g,杏仁 10 g,焦三味各 10 g,黄精 30 g,生黄芪 40 g,当归 15 g,白花蛇舌草 30 g,半枝莲 30 g,生甘草 10 g。6 剂,水煎,早晚分服。

分析:此例患者在化疗后消化系统出现了问题,严重的影响患者的康复。仿小柴胡汤之意组方,虽然 3 天未大便,因舌淡无苔,属非下之症,仍应和肝健脾,润肠通便。黄芪、当归、党参益气健脾养血;百合、杏仁、炙枇杷叶、麻仁安心神,开肺气,润肠通便;辅助白花蛇舌草、半枝莲抗肿瘤,病情得到了好转。

8.杨某某,女,59 岁,运城,2017-01-08 初诊。

主诉:肺癌,最近才从西安化疗后回家,但一直体质未得到恢复,口苦、干,无食欲,左前胸后背痛(曾摔倒过),大便 2～3 天一次,两膝以下水肿,见人就哭泣。舌苔薄黄、散、质微红,右脉弦硬、左小。

辨证:肝胃不和,肝气郁结。

诊断:抑郁症,化疗后消化功能失调。

治宜:调肝清胃,理气散结,养心安志。

处方:柴胡 10 g,黄芩 10 g,白芍 20 g,山药 15 g,鸡内金 10 g,石斛 15 g,沙参 15 g,麦冬 15 g,黄精 30 g,小麦 30 g,甘草 10 g,生晒参 15 g,元胡 10 g,川楝子 10 g,郁金 10 g,茯苓 15 g,车前子 10 g(包煎),五味子 9 g,大枣 6 个。5 剂,水煎,早晚分服。

2017－01－18 二诊:

病情:明显好转,膝以下水肿消失,吃饭、睡眠均好,仍感到左侧前后胸下部疼痛,大便不爽。

处方:柴胡 10 g,黄芩 10 g,白芍 20 g,山药 30 g,鸡内金 15 g,石斛 15 g,沙参 15 g,麦冬 15 g,黄精 30 g,小麦 30 g,甘草 10 g,生晒参 15 g,元胡 15 g,川楝子 15 g,郁金 10 g,茯苓 25 g,生黄芪 40 g,五味子 9 g,大枣 6 个,熟军 10 g,麻仁 15 g。6 剂,水煎,早晚分服。

2017－02－19 三诊:

病情:感到乏力。

处方:生黄芪 50 g,知母 15 g,山药 40 g,元参 20 g,鸡内金 15 g,沙参 15 g,麦冬 15 g,女贞子 20 g,旱莲草 20 g,生晒参 20 g,元胡 15 g,川楝子 15 g,熟军 15 g,麻仁 15 g,百合 30 g,郁李仁 15 g,炙甘草 10 g,黄精 30 g,灵芝 30 g,半枝莲 30 g,白花蛇舌草 30 g,炙枇杷叶 15 g,郁金 10 g,生地 15 g。6 剂,水煎,早晚分服。

分析:由于体质的差距,化疗后有的反应比较小,休息一段时间就会过去,有的反应比较大,多表现在消化系统,其次是患者的精神状态比较差。此方仿四逆汤之意,配元胡、川楝子、郁金疏肝解郁,理气止痛;合生脉饮、甘麦大枣汤配沙参益气养心,解郁安神;配山药、鸡内金健脾助消化;配茯苓、车前子健脾利尿消肿。待病情好转后,加黄芪、灵芝等益气扶正,同时配以抗肿瘤药物半枝莲、白花蛇舌草,配麻仁、郁李仁等润肠通便,患者得以安康。

9.刘某某,男,61岁,运城(永济),2016－03－31初诊。

主诉:左肺肺癌,2015年2月发现,手术后已进行了放疗、化疗,咳嗽,有少量痰,微黄。苔灰厚,脉弦大。

辨证:痰火灼肺,热毒耗气。

诊断:肺癌,咳嗽。

治宜:化痰清火,益气扶正,平肝解毒。

处方:紫菀30 g,百部50 g,生薏米30 g,土茯苓30 g,泽泻30 g,夏枯草30 g,金荞麦20 g,浙贝15 g,白芍30 g,生白术30 g,枳壳15 g,黄芩15 g,瓜蒌10 g,半夏10 g,天花粉30 g,莪术15 g,生晒参10 g,生黄芪30 g,知母15 g。5剂,水煎,早晚分服。

2016－05－17二诊:

病情:干咳,有痰,便秘,舌红有裂纹、边有白苔,脉弦大。

处方:麦冬15 g,五味子10 g,熟地15 g,山茱萸15 g,山药30 g,茯苓15 g,泽泻15 g,金荞麦30 g,天花粉30 g,夏枯草15 g,白花蛇舌草30 g,半枝莲15 g,天门冬15 g,浙贝15 g,半夏10 g,生黄芪30 g,知母10 g,生晒参10 g,黄芩10 g,桔梗10 g,生甘草10 g,海藻30 g。3剂,水煎,早晚分服。

2017－06－20三诊:

病情:服几剂药后感觉非常好,近期化疗结束,便秘,两下肢酸困,走路多了气短。苔白腻、淡红、瘀,脉弦。

辨证:肺气虚损,痰湿阻络。

治宜:益气补肺,化痰通络,散结。

处方:生黄芪 30 g,生晒参 15 g,白术 30 g,枳实 15 g,姜半夏 15 g,生枇杷叶 30 g,焦三味各 10 g,熟地 15 g,山茱萸 10 g,山药 30 g,鸡内金 10 g,茯苓 20 g,泽泻 15 g,丹参 20 g,夏枯草 15 g,浙贝 15 g,半枝莲 15 g,海藻 30 g,生甘草 15 g,麦冬 10 g,五味子 10 g,浮海石 30 g,杏仁 10 g,麻仁 15 g。10 剂,水煎,早晚分服。

2017—07—18 四诊:

病情:化疗结束,食欲差,便秘。苔白、少裂纹、淡红、少瘀,脉弦微大。

处方:生黄芪 30 g,生晒参 15 g,白术 30 g,枳实 15 g,姜半夏 15 g,生枇杷叶 30 g,焦三味各 10 g,熟地 20 g,山茱萸 20 g,山药 30 g,鸡内金 15 g,茯苓 20 g,泽泻 15 g,丹参 20 g,夏枯草 30 g,浙贝 15 g,半枝莲 15 g,海藻 30 g,生甘草 15 g,麦冬 10 g,山慈菇 20 g,浮海石 30 g,杏仁 10 g,麻仁 15 g。10 剂,水煎,早晚分服。

2017—08—19 五诊:

病情:刚结束化疗,睡眠、吃饭均差。舌苔白、嫩,脉弦。

处方:黄芪 60 g,西洋参 10 g,白术 15 g,枳实 15 g,山药 30 g,鸡内金 15 g,丹参 20 g,陈皮 12 g,茯苓 20 g,半夏 10 g,炙甘草 9 g,焦三味各 10 g,当归 20 g,熟地 20 g,山茱萸 15 g,炙枇杷叶 30 g,苍术 15 g,白花蛇舌草 30 g,甘松 12 g,灵芝 20 g,夜交藤 40 g。10 剂,水煎,早晚分服。

分析:此患者化疗后肺部症状比较多,舌苔呈灰厚,脉弦,肝木火旺,肺气虚损之象。仿紫菀百部汤,配夏枯草、金荞麦益肺清火;白芍大量配黄芩苦酸化阴柔肝,燥湿清火解毒;苔灰厚湿邪较重,配白术、枳壳燥湿健脾;配黄芪、生晒参等益气健脾,浙贝、半夏、莪术、瓜蒌、桔梗、海藻等化痰散结,白花蛇舌草、半枝莲、天花粉解毒抗瘤,黄芪配知母可减少黄芪之燥火。以后方中的熟地、山茱萸、山药等补益肾气以扶正气,炙枇杷叶、海浮石等清肺化顽痰,可随症加减,稳定病情。

10.高某某,男,58岁,运城,2016-12-03初诊。

主诉:肝病(癌),乏力,口干。苔白少,质淡红,嫩,脉缓弦。

辨证:肝脾不和,热毒积聚。

诊断:肝癌。

治宜:调肝和脾,解毒散结。

处方:黄芪30 g,生晒参10 g,白术10 g,茯苓15 g,炙甘草10 g,陈皮10 g,当归10 g,黄精15 g,灵芝15 g,白芍20 g,柴胡9 g,甘松10 g,垂盆草15 g,白花蛇舌草15 g,半枝莲15 g,八月札10 g。7剂,水煎,早晚分服。

2016-12-09二诊:

病情:稳定,无明显变化。舌胖嫩,脉弦、缓稍减。

处方:黄芪30 g,生晒参10 g,白术10 g,茯苓30 g,炙甘草10 g,陈皮10 g,当归15 g,黄精20 g,灵芝30 g,白芍20 g,柴胡10 g,甘松10 g,垂盆草15 g,白花蛇舌草15 g,半枝莲15 g,八月札10 g,茵陈15 g,泽泻15 g。7剂,水煎,早晚分服。

2016-12-17三诊:

病情:稳定,服药无不适感。

处方:黄芪40 g,生晒参15 g,白术15 g,茯苓20 g,炙甘草10 g,陈皮10 g,当归15 g,黄精20 g,灵芝30 g,白芍20 g,甘松10 g,柴胡10 g,垂盆草20 g,白花蛇舌草20 g,半枝莲20 g,八月札15 g,炒黄芩10 g,泽泻20 g。7剂,水煎,早晚分服。

2017—02—25 四诊：

病情：口干，其他无不适。

处方：生黄芪 30 g，生晒参 15 g，生白术 15 g，茯苓 30 g，炙甘草 10 g，陈皮 10 g，当归 15 g，黄精 30 g，灵芝 30 g，沙参 15 g，麦冬 15 g，半枝莲 30 g，垂盆草 30 g，白花蛇舌草 30 g，八月札 15 g，茵陈 15 g。6 剂，水煎，早晚分服。

2017—03—17 五诊：

病情：仍然口干。

处方：生黄芪 50 g，生晒参 15 g，生白术 30 g，茯苓 30 g，炙甘草 10 g，枳实 15 g，当归 15 g，黄精 30 g，灵芝 30 g，沙参 15 g，麦冬 15 g，半夏 15 g，半枝莲 30 g，白花蛇舌草 30 g，八月札 15 g，冬凌草 15 g，丹参 20 g，山药 30 g，垂盆草 30 g。7 剂，水煎，早晚分服。

分析：肝癌也是临床常见的疾病。《黄帝内经》有"肝者，罢极之本，魂之居也""见肝之病先实脾"。有肝病的人耐力比较差，筋脉疲软，容易疲劳，在治疗上益气健脾护肝为其要旨。"异功散"配黄芪、黄精、灵芝等健脾，配柴胡、当归、白芍、甘松、八月札疏肝理气解郁护肝，垂盆草、白花蛇舌草、半枝莲、茵陈、冬凌草等清热解毒散结；口干，阴精不足配以沙参、麦冬等，使患者病情稳定。

综述：增生、肿瘤、癌肿等均为人体组织的一种异常变化，影响人体正常的生理功能，与人体的免疫功能降低有直接的关系，其次与饮食、情绪、生活环境、工作性质、年老体衰等诱因也有着密不可分的关系。所以在治疗上应以综合治疗为主，调理心态、扶正祛邪、解毒化瘀、祛痰通络，尤其是要注意调理脾胃，增加饮食，提高免疫力，增强体质。更要注意解决患者当下的症状，如疼痛、呃逆、积液、水肿、口干、口苦等症状，随症加减，消除患者恐惧感，有利于稳定病情。

皮肤病种类比较多,原因比较复杂,不便一一论述,但中医多认为与风、湿、热、瘀等有关,其次与气血有关。治疗原则常采用养血疏风、清热凉血、清热燥湿、清热解毒、活血化瘀等方法。但要注意,皮肤病常与内科疾病有关,如湿热证常与胃肠湿热证有关,过敏性疾病与免疫系统有关等。常用方剂有消风散、四妙散、仙方活命饮、四物汤、黄连解毒汤、当归四逆汤、四物消风饮等,另有许多经验方也值得参阅。

1.张某某,男,67岁,运城,2016-07-30初诊。

主诉:下肢皮肤呈紫黑色,痒,不流水。曾自己用活血药内服,外用均不见效,特来求医,无糖尿病。舌淡、暗,脉沉弦。

辨证:气血虚损,湿毒瘀络。

诊断:脉管炎,黑变病?

治宜:益气养血,利湿解毒,通络。

处方:黄芪30 g,当归15 g,赤芍15 g,怀牛膝15 g,益母草15 g,金银藤30 g,毛冬青15 g,徐长卿15 g,桃仁10 g,红花10 g,白鲜皮15 g,丹皮10 g,生薏米30 g,生首乌20 g,生甘草9 g,木瓜15 g,山甲3 g(冲服)。6剂,水煎,早晚分服。

2016-08-11二诊:

病情:皮肤颜色较前好转。

处方:黄芪50 g,当归20 g,赤芍20 g,川牛膝15 g,益母草20 g,金银藤30 g,毛冬青30 g,桃仁10 g,红花10 g,苍术15 g,黄柏15 g,

丹皮 10 g,生薏米 30 g,生甘草 9 g,木瓜 15 g,山甲 3 g(冲服)。6 剂,水煎,早晚分服。

2016－08－19 二诊:改为黄芪 60 g,毛冬青 60 g。

2016－10－13 三诊:去木瓜,加木通 10 g。

2018－07 随访:已基本痊愈,皮肤颜色恢复正常(注:其间自己曾照上方抓药服用)。

分析:此病在形成慢性病证以后,一定要注意扶持正气,单纯的活血化瘀效果不佳。仿补阳还五汤大量用黄芪配当归作为君药,桃仁、红花、赤芍、牛膝、丹皮等活血化瘀为臣药之一,忍冬藤、毛冬青、白鲜皮、生首乌解毒通络为臣药之二,生薏米、徐长卿、苍术、黄柏祛风燥湿解毒为佐药,去木瓜酸敛之性,加木通利水通络,山甲穿透各经络,具有提高益气通络的效果。皮肤基本恢复正常。

2.赵某某,女,65 岁,运城,2018－11－19 初诊。

主诉:下肢及脚面静脉明显暴露,皮温稍高,腓长肌发胀,休息后减轻,胆囊已摘除。舌淡,脉沉微弦。

辨证:寒湿侵络,血脉瘀滞。

诊断:下肢静脉曲张。

治宜:益气活血,祛湿通络。

处方:黄芪 30 g,当归 15 g,木瓜 15 g,白术 15 g,桃仁 10 g,红花 10 g,赤芍 15 g,毛冬青 30 g,银花 15 g,川牛膝 15 g,枳壳 15 g,独活 10 g,炙甘草 10 g,生地 15 g,夜交藤 30 g。6 剂,水煎,早晚分服。

2018－11－26 二诊:

病情:下肢痒,心下痞,大便不爽。

处方:黄芪 45 g,当归 15 g,木瓜 15 g,细辛 3 g,炙甘草 10 g,桔梗 10 g,毛冬青 30 g,桃仁 10 g,红花 10 g,独活 15 g,鹿角霜 15 g,威灵

仙 15 g,白术 15 g,枳实 15 g,制大黄 9 g。6 剂,水煎,早晚分服。

2018－12－04 三诊:

病情:下肢静脉血管明显变浅。

处方:黄芪 45 g,当归 15 g,木瓜 15 g,细辛 3 g,炙甘草 10 g,桔梗 10 g,毛冬青 30 g,桃仁 10 g,红花 10 g,独活 15 g,川牛膝 15 g,鹿角霜 15 g,威灵仙 15 g,白术 15 g,枳实 15 g,制大黄 9 g。6 剂,水煎,早晚分服。

分析:这是一例下肢静脉曲张的患者。下肢发胀,休息后稍减,脉沉,实属气血虚损。黄芪、当归配以白术、枳壳、桃仁、红花健脾益气活血通脉,皮温高配毛冬青、银花、生地清热解毒凉血,川牛膝引血下行,独活疏风通络,木瓜柔筋,二诊方加鹿角霜、威灵仙补肾祛风通络;大便不爽,则加制大黄、枳壳改枳实,下肢静脉血管功能得到相对恢复,减轻了患者的痛苦。

3.凌某某,女,33 岁,运城,2017－11－06 初诊。

主诉:皮肤过敏,面部潮红、痒,月经量多,时间不规律,乏力。舌胖嫩,脉细弦。

辨证:血虚热郁,气阴不足。

诊断:过敏性皮肤病。

治宜:凉血清热,益气养阴。

处方:徐长卿 15 g,黄芩 10 g,丹皮 10 g,赤芍 10 g,紫草 10 g,连翘 15 g,生黄芪 30 g,当归 10 g,荆芥 9 g,夜交藤 30 g,丹参 15 g,生甘草 9 g,柴胡 9 g。6 剂,水煎,早晚分服。

2017－11－14 二诊:

病情:面部潮红减轻。

处方:徐长卿 15 g,黄芩 10 g,白鲜皮 15 g,丹皮 12 g,赤芍 10 g,

紫草 15 g,生黄芪 30 g,当归 10 g,荆芥 10 g,防风 9 g,夜交藤 30 g,生甘草 10 g,鸡血藤 15 g,丹参 15 g,生地 15 g。5 剂,水煎,早晚分服。

2017-11-20 三诊:

病情:稳定。

处方:徐长卿 15 g,黄芩 10 g,白鲜皮 15 g,丹皮 12 g,赤芍 10 g,紫草 15 g,生黄芪 30 g,当归 10 g,荆芥 10 g,防风 9 g,夜交藤 30 g,生甘草 10 g,鸡血藤 15 g,丹参 15 g,生地 15 g,茯苓 20 g,山药 15 g,知母 10 g。5 剂,水煎,早晚分服。

2017-12-02 四诊:

病情:身乏无力,精神不佳,思睡。舌嫩,脉细弦。

处方:黄芪 30 g,黄精 30 g,当归 15 g,白芍 15 g,丹参 15 g,白术 15 g,茯苓 20 g,黄芩 10 g,炙甘草 9 g,陈皮 10 g,枳壳 15 g,益母草 15 g。6 剂,水煎,早晚分服。

2020-09-07 随访:以上病情痊愈,病程约 3 年。

分析:此症参考王琦教授和干祖望老先生治疗过敏性疾病的经验,选黄芩、丹皮、紫草、赤芍、白鲜皮、丹参等清热凉血,荆芥、防风、徐长卿疏风止痒,"血行风自灭"加鸡血藤、白芍、益母草等。慢性疾病多有气血虚损之象,脉细,故配以黄芪、当归扶正祛邪。

4.孙某某,男,35 岁,运城(万荣),2016-08-13 初诊。

主诉:下肢皮肤变黑、痒、肿胀。

辨证:热毒瘀阻,脉络不通。

诊断:脉管炎。

治宜:清热解毒,凉血通络。

处方:生地 30 g,赤芍 30 g,毛冬青 60 g,丹皮 15 g,生首乌 15 g,连翘 30 g,白芍 20 g,生甘草 9 g,紫草 20 g。5 剂,水煎,早晚分服,第三煎后外敷患处。

2016-08-26 二诊：

处方：赤芍 30 g，当归 20 g，毛冬青 60 g，丹皮 20 g，白芍 20 g，鸡血藤 20 g，桃仁 20 g，红花 20 g，生薏米 30 g，苍术 15 g，黄柏 15 g，牛膝 15 g。5 剂，水煎，早晚分服，第三煎后外敷患处。

2016-09-01 三诊：

病情：下肢皮肤明显好转，黑色变浅，不痒了。

处方：生地 30 g，赤芍 30 g，毛冬青 60 g，生首乌 15 g，连翘 30 g，白芍 20 g，紫草 20 g，生甘草 10 g，银花 30 g，桃仁 10 g，红花 10 g，鸡血藤 20 g。5 剂，水煎，早晚分服，第三煎后外敷患处。

分析：黑者有热、寒之分，但此例患者皮肤发痒、肿胀，属热证，仿四妙勇安汤组方，生地、赤芍、丹皮、生首乌、紫草清热凉血解毒，重用毛冬青；二诊以桃仁、红花、当归加大活血作用，使血脉畅通；湿性黏滞，容易使病情延缓，配以薏米、苍术、黄柏、牛膝（四妙散）清热利湿，彻底清除病因，以防病情复发。

5. 卫某某，男，28 岁，运城，2016-09-02 初诊。

主诉：皮肤过敏，3 天前点蚊香引起的，全身散在小片出血点，脉弦细。

辨证：风邪侵肌，卫气不固。

诊断：过敏性皮肤病。

治宜：益气疏风，凉血解毒。

处方：浮萍 15 g，紫草 15 g，丹皮 10 g，赤芍 10 g，生黄芪 15 g，当归 10 g，黄芩 10 g，生甘草 9 g，生白术 10 g，防风 10 g，蝉蜕 10 g，乌梅 15 g。5 剂，水煎，早晚分服。

2016-09-19 母亲来述已痊愈。

分析:此方仿施老的过敏煎,浮萍、紫草、乌梅,配以黄芩、丹皮、赤芍清热凉血,配以防风、蝉蜕疏风止痒;脉弦细配以黄芪、白术、当归、生甘草扶正,提高免疫功能。仅5剂患者病情得到治愈。

6.席　某,女,32岁,运城,2017－11－18初诊。

主诉:面部上唇及鼻周围痤疮,月经来时就好一些,月经过后即发,月经经常提前3～4天。舌淡红,苔白,脉弦微大。

辨证:肺火灼面,肝郁化火。

诊断:过敏性皮肤病,痤疮。

治宜:清热解毒,凉血泻肺。

处方:连翘15 g,银花15 g,白花蛇舌草30 g,丹皮10 g,丹参15 g,白鲜皮15 g,桑白皮15 g,栀子10 g,柴胡9 g,生甘草9 g,赤芍15 g,黄芩10 g。6剂,水煎,早晚分服。

2017－11－25二诊:

处方:连翘15 g,银花15 g,白花蛇舌草30 g,丹皮10 g,丹参15 g,白鲜皮15 g,桑白皮15 g,桑叶10 g,虎杖15 g,黄芩10 g,赤芍15 g,生甘草9 g,生地15 g,当归10 g,升麻9 g,生薏米15 g,土茯苓30 g。6剂,水煎,早晚分服。

2017－12－02三诊:

病情:仅鼻尖处红,但不痛。

处方:连翘15 g,银花15 g,白花蛇舌草30 g,丹皮15 g,丹参15 g,白鲜皮15 g,桑白皮15 g,桑叶10 g,虎杖20 g,黄芩10 g,赤芍15 g,生甘草9 g,生地15 g,升麻9 g,生薏米30 g,土茯苓30 g,熟军10 g,紫草15 g。6剂,水煎,早晚分服。

2020－09－29来诊时随访早已痊愈。

分析:痤疮是青年多见之疾病。方选连翘、银花、白花蛇舌草清热解毒,丹皮、丹参、赤芍清热凉血,白鲜皮、桑白皮、栀子清肺之火,柴胡、黄芩清肝之火;二诊鼻尖红,热毒未尽,加桑叶清肺之火,加虎杖、紫草增加凉血解毒之力,加薏米、土茯苓、熟军增加祛湿通腑解毒之力,以防湿邪黏滞。

7.李某某,男,76岁,运城,2019—05—14初诊。

主诉:皮肤瘙痒,有红色丘疹,晚上较重,头皮毛发根部发炎,手掌干燥、麻木、胀,食欲好,口干、苦,大便每日2次。舌苔腻、微白,脉弦滑。

辨证:脾胃湿热,热毒侵肤。

诊断:皮肤瘙痒症,脂溢性皮炎。

治宜:清热燥湿,解毒止痒。

处方:柴胡10 g,黄芩9 g,半夏10 g,苍术15 g,枳壳15 g,黄连9 g,黄柏9 g,生薏米30 g,土茯苓30 g,丹皮15 g,夏枯草15 g,凌霄花20 g,白鲜皮15 g,地肤子15 g,生甘草10 g,赤芍15 g,制大黄9 g,夜交藤30 g,丹参15 g,荆芥10 g,防风10 g。3剂,水煎,早晚分服。

2019—05—18二诊:

病情:略有好转。

处方:柴胡10 g,炒黄芩10 g,姜半夏10 g,苍术15 g,枳壳15 g,炒黄连9 g,炒黄柏9 g,薏米30 g,土茯苓30 g,荆芥10 g,防风10 g,丹参20 g,制大黄10 g,川朴10 g,凌霄花20 g,夜交藤30 g,白鲜皮15 g,地肤子15 g,丹皮15 g,生甘草10 g,连翘15 g,银花15 g,白花蛇舌草30 g。6剂,水煎,早晚分服。

2019—05—24三诊:

病情:皮肤瘙痒较前减轻,鼻干。苔薄黄、周边嫩、质淡,脉仍弦。

处方:柴胡10 g,炒黄芩10 g,姜半夏10 g,苍术15 g,枳壳15 g,炒黄连9 g,炒黄柏9 g,薏米30 g,土茯苓30 g,荆芥10 g,防风10 g,

丹参 20 g,制大黄 10 g,川朴 10 g,凌霄花 20 g,夜交藤 30 g,白鲜皮 15 g,地肤子 15 g,丹皮 15 g,生甘草 10 g,连翘 15 g,银花 15 g,白花蛇舌草 30 g。6 剂,水煎,早晚分服。

2019-06-01 四诊:

病情:仍然在吃热食物时痒,但不是全身痒,主要在头背部,小便次数多。舌色暗、紫斑,脉微弦。

处方:生黄芪 30 g,当归 15 g,黄芩 8 g,黄连 8 g,黄柏 8 g,熟地 20 g,生地 20 g,凌霄花 30 g,丹皮 15 g,赤芍 15 g,丹参 20 g,薏米 30 g,地肤子 30 g,白鲜皮 30 g,荆芥 10 g,防风 10 g,生甘草 10 g。6 剂,水煎,早晚分服。

另:神经性皮炎,两肘部均有皮肤如树皮样,外用药:土槿皮 30 g,白芍 30 g,赤芍 30 g,白酒 250 mL,浸泡一周后用,每天 1～2 次外用。

2020-09-28 随访,已痊愈。

分析:这是一例比较严重的皮肤病,无论症状、脉症均指向了湿热,这是其主要病因。大黄黄连泻心汤合半夏泻心汤为君药,配以薏米、土茯苓、苍术、白鲜皮、地肤子利湿燥湿解毒,止痒为臣药;荆芥、防风、夜交藤、凌霄花、丹皮、丹参、赤芍凉血疏风,止痒为佐药;生甘草解毒调和诸药。二诊加银花、连翘、白花蛇舌草以增强解毒之力,彻底清除病因。

综述:皮肤病种类复杂,难以治疗,尤其是许多皮肤病与内科病有着不可分割的关系,《丹溪心法》曰:"有诸内者,必形诸外。"肠胃湿热是皮肤病主要病因,湿热也是其主要病机。所以在治疗上要灵活辨证,清热燥湿,清热解毒,凉血解毒,养血止痒,疏风止痒,益气扶正,提高免疫功能。其次要注意有特殊作用的药物使用,以便取得良好的临床效果。

1.原某某,女,57 岁,运城,2018－08－17 初诊。

主诉:每晚睡着后流涎,其他无异常。舌淡,脉微弦。

辨证:脾气虚损,统摄失司。

诊断:流涎。

治宜:益气健脾,固涩收敛。

处方:葛根 15 g,丹参 15 g,党参 15 g,白术 15 g,茯苓 20 g,炙甘草 9 g,陈皮 10 g,生山药 30 g,芡实 15 g,金樱子 15 g,枳壳 10 g,羌活 10 g。5 剂,水煎,早晚分服。

2018－09－15 来诊反映流涎已痊愈。

分析:老年人出现流涎的现象,多由脑血管病变引起,西医在治疗上未有好的方法,中医则可发挥其所长,可以益气健脾,活血养脑,固肾涩津;寒湿重的以理中汤加健脾化湿,收涩固津等方法,以改善患者的症状。曾有医生用理中汤治疗流涎的报道,自己记得也曾给一位老年患者用过此方,效果可靠。

2.兰某某,男,77 岁,运城,2019－03－04 初诊。

主诉:曾因身寒服用热药、大量干姜等,出现身热半年,晚上较重,光着身子都感到热,两下肢无力,有肺气肿、喘。舌淡瘀,脉弦。

辨证:热药伤阴,肺气不足。

诊断:神经功能性发热?

治宜:滋阴清热,凉血安神。

处方:银柴胡 10 g,黄芩 10 g,丹皮 12 g,生地 15 g,赤芍 15 g,生黄芪 30 g,当归 15 g,寄生 15 g,川断 15 g,怀牛膝 15 g,栀子 10 g,淡豆豉 10 g,夜交藤 30 g,炒枣仁 15 g,五味子 10 g,凌霄花 15 g,百合 20 g,知母 10 g,丹参 15 g,杏仁 10 g,川朴 10 g。5 剂,水煎,早晚分服。

2019－03－11 二诊:

病情:身热已愈,睡眠仍差,大便稀,纳差,脉微弱。

处方:银柴胡 10 g,黄芩 10 g,丹皮 10 g,生地 10 g,赤芍 10 g,生黄芪 30 g,当归 15 g,寄生 15 g,川断 15 g,怀牛膝 15 g,生山药 30 g,鸡内金 15 g,白术 15 g,枳壳 15 g,丹参 15 g,凌霄花 15 g,栀子 10 g,淡豆豉 10 g,夜交藤 30 g,莲子 10 g。5 剂,水煎,早晚分服。

2019－03－18 三诊:

病情:睡眠极差,脉弦。

处方:夜交藤 50 g,五味子 10 g,百合 30 g,知母 10 g,菖蒲 10 g,远志 10 g,丹参 15 g,柴胡 10 g,栀子 10 g,黄连 9 g,肉桂 3 g,炙甘草 9 g,淡豆豉 10 g,珍珠母 30 g,琥珀 10 g。4 剂,水煎,早晚分服。

2019－03－23 四诊:

病情:睡眠有所改善。

处方:夜交藤 50 g,五味子 10 g,百合 30 g,知母 10 g,菖蒲 10 g,远志 10 g,丹参 15 g,柴胡 10 g,栀子 10 g,黄连 9 g,肉桂 3 g,炙甘草 9 g,淡豆豉 10 g,合欢皮 15 g,合欢花 15 g,珍珠母 30 g,琥珀 10 g,莲子 10 g。4 剂,水煎,早晚分服。

2019－03－30 五诊:

病情:睡眠明显好转。

处方:黄芪 45 g,当归 15 g,党参 15 g,白术 15 g,茯苓 30 g,陈皮

10 g,山药 30 g,鸡内金 15 g,枳壳 15 g,丹参 15 g,黄精 30 g,炙甘草 9 g,夜交藤 30 g,黄连 9 g,肉桂 3 g,百合 30 g,谷芽 15 g,麦芽 15 g。4 剂,水煎,早晚分服。

2019—04—08 六诊:

病情:睡眠 7～8 小时,身上后半夜好似有点热。手指麻、气短均明显好转。纳差。

处方:生黄芪 45 g,当归 15 g,太子参 15 g,白术 15 g,茯苓 20 g,党参 10 g,生山药 30 g,焦三味各 10 g,丹参 15 g,凌霄花 20 g,夜交藤 30 g,百合 30 g,知母 10 g,谷芽 15 g,黄连 9 g,肉桂 3 g,清半夏 10 g,炙甘草 9 g。4 剂,水煎,早晚分服。

2019—04—18 七诊:

病情:手指较前明显好转,睡眠、气短均较前好转。

处方:生黄芪 45 g,当归 15 g,太子参 15 g,白术 15 g,茯苓 20 g,丹参 15 g,生山药 30 g,焦三味各 10 g,凌霄花 20 g,夜交藤 30 g,谷芽 10 g,黄连 9 g,肉桂 3 g,桑枝 15 g,熟地 15 g,山茱萸 15 g,白芍 15 g,桂枝 9 g。4 剂,水煎,早晚分服。

2019—04—28 八诊:

病情:稳定。

处方:照上方继续服用。

分析:此例患者较特殊,年龄大,因服热药后引起的体温升高,在治疗上采取了综合性比较强的组方特点,既有生地、当归、丹皮、赤芍养血凉血;另有银柴胡凉血,退虚热;黄芩燥湿清热解毒;患有肺气肿,肺气虚损,配生黄芪、五味子、杏仁益气补肺,补肾敛气;配百合、知母、夜交藤、炒枣仁养阴安神;栀子、淡豆豉清热祛烦安神;凌霄花凉血止痒,此药尤其是对晚上瘙痒的效果好;下肢无力配以寄生、川断、怀牛膝固肾壮腰;晚上较重,阴气作祟,湿邪黏滞配白术、枳壳、川朴健脾化湿。全方养阴清热,随症用药,兼顾基础病证,从而取得了较好的疗效。后续方配交泰丸等药,较好地解决了患者的睡眠;桂枝、白芍温通经脉,改善了末梢循环较差的现象,提高了患者生存的质量。

3.薛某某,男,68岁,运城,2018—07—17初诊。

主诉:3个月前突然发热,低热,一般发生在中午后,出汗,时好时坏。苔白淡,脉沉。

辨证:气虚发热,湿热蒸骨。

诊断:神经功能性低热?

治宜:益气敛汗,利湿清热,凉血。

处方:生黄芪30 g,白术15 g,防风10 g,牡蛎30 g,浮小麦30 g,炙甘草9 g,夜交藤50 g,茯神30 g,炒枣仁15 g,地骨皮15 g,茯苓30 g,丹皮15 g,青蒿15 g,鳖甲15 g。5剂,水煎,早晚分服。

2018—08—13二诊:

病情:前病已好。

主诉:睡眠差,神经衰弱。苔腻,脉弦。

处方:柴胡9 g,栀子10 g,淡豆豉10 g,合欢皮15 g,合欢花15 g,百合30 g,知母10 g,夜交藤40 g,五味子10 g,炒枣仁15 g,茯苓20 g,茯神20 g,灵芝20 g。5剂,水煎,早晚分服。

分析:低热如无其他病证在西医看来那就是一种神经功能失调的现象,中医有因肝血不足引起的血虚生热证,湿邪黏滞而引起的湿热证,阴虚兼湿热之证,也有气虚所致的"凡劳则胀"而发热的现象。此例则为气虚发热,兼有湿热之证,宜益气凉血清热而取效。玉屏风散配牡蛎、浮小麦、益气敛阴,丹皮、地骨皮凉血清热,合青蒿鳖甲汤配青蒿、鳖甲清热透邪,夜交藤、炒枣仁、茯神安神敛阴。仅5剂即现效果。

4. 李某某, 男, 74 岁, 运城, 2016-10-31 初诊。

主诉: 耳后皮肤痛, 服止痛片有效果, 但过后又痛, 便秘。

辨证: 血虚受风。

诊断: 末梢神经炎?

治宜: 养血疏风, 止痛。

处方: 桂枝 10 g, 白芍 15 g, 葛根 15 g, 生黄芪 15 g, 白术 10 g, 防风 10 g, 麻仁 15 g, 郁李仁 15 g, 熟军 10 g, 全蝎 5 g, 僵蚕 10 g, 蜈蚣 1 条, 炙甘草 9 g, 枳实 10 g。5 剂, 水煎, 早晚分服。

2019-02-18 反馈服上方后已好。

分析: 此种部位疼痛少见, 但其根本原因则不外血虚受风而致, 但其年龄较大, 难有气血不足之虑, 则予以益气养血, 疏风止痛。方用桂枝葛根汤合玉屏风散配全蝎、僵蚕、蜈蚣祛风止痛, 配以麻仁、郁李仁、熟军、枳实润肠通便, 诸症均好。

5. 王 某, 男, 24 岁, 运城, 2018-11-08 初诊。

主诉: 精神分裂症, 时有抑郁(家属代述)。

辨证: 肝气郁结, 狂躁不安。

诊断: 精神分裂症。

治宜: 疏肝解郁, 镇静安神。

处方: 柴胡 10 g, 当归 15 g, 白芍 30 g, 郁金 15 g, 香附 10 g, 合欢皮 30 g, 合欢花 30 g, 夜交藤 50 g, 炒枣仁 30 g, 生龙牡各 30 g, 炒栀子 15 g, 炒黄芩 10 g, 琥珀 3 g(冲服), 珍珠母 30 g, 百合 30 g, 丹参 30 g。5 剂, 水煎, 早晚分服。

2018-11-26 二诊:

病情: 感到有所好转, 照上方又抓了 5 剂(家属代述)。

处方: 柴胡 10 g, 当归 15 g, 白芍 50 g, 郁金 15 g, 香附 10 g, 合欢

皮 20 g,合欢花 20 g,丹参 30 g,菖蒲 10 g,远志 10 g,栀子 10 g,淡豆豉 10 g,姜半夏 15 g,制胆南星 15 g,夜交藤 50 g,珍珠母 30 g,磁石 30 g,琥珀 10 g,百合 30 g,知母 15 g,茯神 30 g。6 剂,水煎,早晚分服。

2018—12—07 三诊:

病情:患者直接来诊,体胖,诊脉时紧张,手指颤抖,回答问题基本正常。舌苔薄黄、胖,脉数。

辨证:痰火上扰,肝郁气结,精神狂躁。

治宜:祛湿化痰,清火除烦,平肝镇惊。

处方:茯苓 30 g,茯神 30 g,菖蒲 10 g,远志 10 g,陈皮 10 g,姜半夏 15 g,黄芩 10 g,胆南星 10 g,柴胡 10 g,香附 10 g,郁金 10 g,丹参 15 g,百合 30 g,知母 10 g,珍珠母 30 g,竹茹 10 g,枳壳 15 g,生白术 15 g,荷叶 10 g,白芍 15 g,磁石 30 g。5 剂,水煎,早晚分服。

2018—12—22 四诊:

病情:患者已没有以前那么烦躁了,情绪好一些(家属代述)。

处方:茯苓 30 g,茯神 30 g,菖蒲 10 g,远志 10 g,陈皮 10 g,姜半夏 10 g,黄芩 10 g,胆南星 15 g,柴胡 10 g,香附 10 g,郁金 10 g,丹参 20 g,百合 30 g,知母 10 g,珍珠母 30 g,竹茹 15 g,枳壳 15 g,生白术 15 g,荷叶 10 g,白芍 20 g,磁石 30 g。6 剂,水煎,早晚分服。

2019—04—20 五诊:

病情:较前好转,但有时疑虑太多(家属代述)。

处方:上方加琥珀 3 g(冲服),荷叶 15 g。

分析:西医的精神分裂症多与中医的肝血不足,肝气郁结,情志不遂,痰火扰心有关。西医多以镇静药为主,配以解郁安神的药,不良反应比较大,长期服药后容易使患者出现精神呆滞症状。中医在治疗上要注意滋养肝血,以柔克刚,平肝潜阳,清泻痰火为主。从患者体质上发现患者体胖,湿重,苔薄黄,痰湿阻滞,肝气郁结,易化火上扰神明,重用茯苓、茯神两药相济,宁心安神;合温胆汤之意配菖蒲、远志化痰清热安神;配百合、知母、丹参解烦,养阴安神;与柴胡、白芍、香附疏肝解郁;同时配以镇静安神的琥珀、珍珠母、磁石等。全方配伍目的明确,抓住主证,合理配伍,药物精准,疗效较好。

6.史某某,女,30岁,运城,2020—04—06初诊。

主诉:去年产后月经量少,头左侧颞部疼痛半年余,夜间身痒,大便干燥,少量白带。舌红暗,脉沉细弦。

辨证:肝血亏损,血虚受风。

诊断:头痛,月经不调,神经衰弱。

治宜:滋养肝血,祛风止痛。

处方:当归 15 g,白芍 20 g,川芎 15 g,蔓荆子 10 g,天麻 15 g,黄芪 30 g,桂枝 10 g,炙甘草 10 g,凌霄花 15 g,丹参 15 g,黄柏 10 g,苍术 10 g,白芷 10 g,蜈蚣 1 条,全蝎 3 g,麻仁 20 g。6 剂,水煎,早晚分服。

2020—05—07二诊:

病情:服上方后头痛已愈,身仍有些痒,胃胀,睡眠差。

辨证:肝气郁结,肝血不足。

治宜:疏肝解郁,养血安神。

处方:柴胡 10 g,当归 15 g,白芍 15 g,黄芩 10 g,郁金 10 g,合欢皮 15 g,合欢花 15 g,夜交藤 50 g,刺五加 15 g,甘草 10 g,凌霄花 30 g,苍术 15 g,黄柏 10 g,佛手 10 g,香橼 10 g,天麻 15 g,炒枣仁 15 g。6 剂,水煎,早晚分服。

2020-08-11 三诊：

病情：梦多，乏力，时有胃胀，体质差。舌淡红，脉沉。

辨证：气血不足，血不养神。

治宜：补益气血，养血安神。

处方：黄芪 30 g，黄精 30 g，党参 15 g，白术 15 g，茯苓 20 g，炙甘草 10 g，夜交藤 50 g，当归 20 g，陈皮 10 g，枳壳 15 g，黄芩 10 g，丹参 20 g，炒枣仁 15 g，鸡血藤 15 g，白芍 20 g，柴胡 9 g，黄柏 10 g，苍术 10 g。6 剂，水煎，早晚分服。

2020-10-19 四诊：

病情：食欲较佳，体重较前有所增加。

处方：为了方便，患者要求服中成药，给予八珍益母丸、正天丸、保和丸。

分析：随症辨证，灵活诊治，在处方上均体现不同的主证，随症而治之。一诊为血虚受风而至筋脉不利；二诊疏肝解郁，养血安神，燥湿止痒；三诊心血不足，血不养神，以益气养血，养心安神，燥湿清热以善其后，另嘱服中成药以巩固疗效。

7. 韩某某，男，30 岁，运城，2020-09-12 初诊。

主诉：脱发，食欲差，睡眠差，大便松软、不实，腰椎间盘突出（外伤），工作压力大，生活不规律。舌胖、裂纹舌，脉弦滑。

辨证：肝郁脾虚，脾肾两亏。

诊断：脱发，神经衰弱。

治宜：疏肝解郁，益肾健脾。

处方：柴胡 10 g，当归 15 g，白芍 15 g，白术 20 g，枳壳 10 g，山药 30 g，茯苓 30 g，黄精 30 g，泽泻 15 g，焦三味各 10 g，芡实 15 g，金樱子 15 g，甘草 10 g，党参 15 g，陈皮 10 g，生麦芽 15 g，黄芩 10 g。

6剂,水煎,早晚分服。

2020—10—17二诊:

病情:食欲渐好。大便仍不成形,腹仍有些胀。

处方:黄芪30 g,当归15 g,生白术30 g,党参15 g,茯苓30 g,甘草10 g,枳壳15 g,山药30 g,焦三味各10 g,黄精15 g,制首乌15 g,芡实15 g,金樱子15 g,柴胡9 g,陈皮10 g,青皮10 g。6剂,水煎,早晚分服。

2020—10—26三诊:

病情:稳定。

处方:照上方服。

2020—11—28四诊:

病情:较前好转,腹胀已愈。

处方:黄芪30 g,当归15 g,生白术30 g,茯苓30 g,炙甘草10 g,枳壳15 g,生山药30 g,焦三味各10 g,制首乌20 g,黄精15 g,芡实20 g,金樱子20 g,乌梅10 g,夜交藤30 g,丹参15 g。6剂,水煎,早晚分服。

2021—04—03随访:以上病情明显好转,脱发已愈,大便正常。

分析:这是一例脱发患者,从临床症状上看,主要是肝郁、脾肾两虚之证,工作压力大,生活不规律,神经功能失调,严重的影响了体内代谢功能,耗伤精气,出现了脱发。方选四逆散疏肝解郁,调节情志;四君子汤配黄精、黄芪健脾滋补精气;夜交藤、丹参、当归、制首乌养血安神,补益精血;芡实、金樱子补肾固肠;焦三味、生麦芽消食健脾;青、陈二皮理气行气,消胀。全方紧紧抓住肝脾肾三脏组方用药,使脱发得到治愈。

8.贾某某,女,55岁,运城,2021—08—19初诊。

主诉:右脚扭伤半年,两下肢肿胀,脚踝处仍疼痛,骨质 X 线检查未有骨折。舌淡,苔白,脉沉。

辨证:气血不足,肝肾虚损,筋脉瘀阻。

诊断:外伤,水肿待查。

治宜:补益气血,壮骨补肾,活血通络。

处方:黄芪 30 g,当归 15 g,赤芍 15 g,桃仁 10 g,红花 10 g,川牛膝 10 g,杜仲 15 g,川断 15 g,炙甘草 10 g,三七 10 g,乳没各 9 g,生甘草 10 g,泽泻 15 g,生白术 15 g,桂枝 10 g,茯苓 20 g。5 剂,水煎,早晚分服

2021—08—20 化验:尿蛋白 3+,白细胞 1+。

2021—08—26 二诊:

病情:脚腕处疼痛基本痊愈,下肢水肿消退。

辨证:脾虚湿盛,肾气亏损。

诊断:疑似慢性肾炎。

治宜:益气健脾,补益肾精。

处方:黄芪 40 g,当归 15 g,白芍 15 g,熟地 15 g,生地 15 g,旱莲草 15 g,茯苓 20 g,泽泻 15 g,土茯苓 30 g,连翘 15 g,银花 15 g,生甘草 10 g,仙灵脾 15 g。6 剂,水煎,早晚分服。

2021—10—18 三诊:

病情:9 月 6 日在本地医院做了基本检查,尿检,白细胞 342 个,上皮细胞 83 个,尿蛋白(3+),左侧腰困、疼,脚腕水肿稍好。舌淡红,脉沉弦。

处方:黄芪 30 g,当归 15 g,白芍 15 g,熟地 20 g,生地 20 g,山茱萸 15 g,山药 30 g,茯苓 15 g,泽泻 15 g,土茯苓 30 g,连翘 15 g,银花 15 g,生甘草 10 g,仙灵脾 15 g,生白术 20 g,枳壳 15 g,川断 5 g,杜仲

15 g,寄生 15 g,独活 9 g,威灵仙 10 g。5 剂,水煎,早晚分服。

2021－10－30 四诊:

病情:水肿基本消失,苔白腻,10 月 25 化验结果尿蛋白(4＋),尿中白细胞 138 个,红细胞沉降率 107mm(正常 0～20mm),潜血(＋),经原医院血液检验,怀疑骨髓癌引起的肾炎? 医院科室推诿不收治。本人建议:中药一边治疗,另外选择时间到西安(四医大)确诊。

处方:黄芪 40 g,熟地 20 g,山茱萸 15 g,山药 30 g,石斛 15 g,土茯苓 30 g,连翘 15 g,银花 15 g,生甘草 10 g,仙灵脾 15 g,生白术 20 g,枳壳 15 g,制大黄 10 g,姜半夏 10 g,威灵仙 10 g,枸杞 15 g,苍术 15 g,薏米 15 g,黄柏 10 g,白花蛇舌草 15 g,仙鹤草 30 g。6 剂,水煎,早晚分服。

2021－11－11 五诊:

病情:服上方后,经医院化验检查,各项异常指标基本恢复正常,症状均明显好转。舌淡,苔白,薄腻,脉仍沉微弦。

治疗:宜坚持治疗,巩固疗效。

处方:黄芪 50 g,熟地 20 g,山茱萸 15 g,山药 30 g,石斛 15 g,土茯苓 30 g,连翘 15 g,银花 15 g,生甘草 10 g,仙灵脾 15 g,生白术 20 g,枳壳 15 g,制大黄 10 g,姜半夏 10 g,威灵仙 10 g,枸杞 15 g,苍术 15 g,薏米 20 g,黄柏 10 g,白花蛇舌草 15 g,仙鹤草 30 g。10 剂,水煎,早晚分服。

2021－11－25 六诊:

病情:下肢踝关节有点肿,其他均好转(电话问诊)。

处方:黄芪 50 g,熟地 20 g,山茱萸 20 g,山药 30 g,土茯苓 30 g,连翘 15 g,银花 15 g,生甘草 10 g,仙灵脾 20 g,生白术 20 g,枳壳 15 g,制大黄 10 g,姜半夏 10 g,怀牛膝 20 g,枸杞 15 g,苍术 15 g,薏

米 20 g,黄柏 15 g,白花蛇舌草 15 g,仙鹤草 30 g,车前子 15 g(包)。10 剂,水煎,早晚分服。

2021-12-07 七诊：

病情:脚踝已消肿,胫骨粗隆痛,腰酸困,其他均好转。

处方:黄芪 50 g,当归 15 g,熟地 20 g,山茱萸 20 g,山药 30 g,连翘 15 g,银花 15 g,生甘草 10 g,仙灵脾 20 g,生白术 20 g,榆中壳 15 g,制大黄 10 g,姜半夏 10 g,枸杞 15 g,苍术 15 g,薏米 15 g,土茯苓 20 g,白花蛇舌草 29 g,仙鹤草 30 g,车前草 15 g,黄柏 15 g。10 剂,水煎,早晚分服。

2021-12-25 八诊：

病情:稳定,因经济负担重,依据慢病慢治原则,建议用丸剂。

处方:黄芪 50 g,当归 15 g,熟地 20 g,山茱萸 30 g,山药 30 g,连翘 15 g,银花 15 g,生甘草 10 g,仙灵脾 20 g,生白术 20 g,枳壳 15 g,制大黄 10 g,姜半夏 10 g,枸杞 15 g,苍术 15 g,薏米 30 g,土茯苓 30 g,白花蛇舌草 30 g,仙鹤草 30 g,车前草 15 g,黄柏 15 g,蜂蜜适量。6 剂,研面,做丸剂,每丸重 10 g,每日 3 次,每次 1 丸,早中晚分服。

2022-01-15 随访,一切正常。

分析:此例是一例原因不明确的水肿患者,经当地医院诊断为骨癌转移为肾炎的患者。当时确实是束手无策,但依据中医的基本理论,辨证与辨病相结合,一诊根据外伤、水肿论治,益气活血,壮骨消肿,建议水肿待查。二诊时,虽病情缓解,但化验结果显示尿中有蛋白,疑似慢性肾炎,治疗即转向脾虚湿盛,肾气虚损治疗。三诊时,脚踝水肿稍好,发现尿中白细胞、尿蛋白均高,因诊断仍不明确,基本维持了原方,调整了补肾壮腰之品,并加入了风药以消蛋白。四诊时,水肿基本消失,但医院给出了相对明确的诊断,建议到外地治疗,因经济原因和疫情影响,患者未能去外地,坚持以上治疗方案,以据病情加入了三妙散及白花蛇舌草、大黄等清热解毒之品,加入了具有扶正益气止血的仙鹤草。五诊时,经医院化验检查,各项指标趋于正常,医院医生感到非常惊讶,同时要求患者留下处方。六七诊时,患者整体病情好转,精神状态改善。八诊时,因考虑到经济原因,来诊又不方便,建议丸剂善后,随访病情稳定,听说经常采摘蒲公英吃,现已能下地干一些轻活,建议坚持服药,适当运动,以巩固疗效。由此例患者的治疗中可以看出,只要掌握中医基本原理,灵活运用,在西医诊断不明的情况下,也可以取得较好地临床效果,减轻患者痛苦和经济负担。

第八章　中西医结合治疗经验

　　中西医结合是取得临床疗效的有效途径,尤其是中医医生更要有一定的西医临床知识,西医的"定量"可以使临床医生更好地把握病情变化,选择治疗方案,游刃于临床治疗环境中。

　　1.中西医临床结合治疗冠心病、脑血管病、各种肿瘤、消化系统疾病、传染性疾病、退行性疾病、难治性疾病,都取得了比较好地效果。在对中西医结合问题上,理论上同行们争论最多,可以说是各抒己见。从临床实践来看,确实有一定的成效。在医学相对比较发达的今天,更有理由积极地开展中西医结合的研究。以临床治疗效果为标准,各取所长,同时争取在理论上有所突破。

　　2.西医的各种临床仪器检查结果,各项化验、X 线、CT 等,尤其是各种内镜检查等于延伸了中医的望诊,如各种胃炎患者胃黏膜变化,为中医治疗提供了依据;血脂化验结果对中医诊断的痰湿患者治疗和改善心脑血管提供了用药参考,这些患者往往血脂异常;舌下静脉瘀滞,舌暗的患者,往往微循环就比较差等。

3.今年世界流行的新型冠状病毒肺炎早期和中期用中药配合西医治疗都取得了非常好的效果,中医的预防和治疗方案已向世界公布。而对于重症患者采取了中西医结合的方法治疗,克服了西医用激素等药带来的不良反应,提高了患者预后的质量。临床上对于糖尿病、心血管病、慢性胃炎病均采取了中西医结合的方法治疗,疗效显著。

4.临床病案介绍

(1)郭某某,男,45岁,运城,2016—07—01初诊。

主诉:糖尿病,便秘。舌质红,脉弦细。

辨证:气阴两虚,脾肾不固,肠燥便秘。

诊断:2型糖尿病。

治宜:益气养阴,健脾固肾,润肠通便。

处方:生黄芪30 g,知母10 g,山药30 g,女贞子20 g,旱莲草20 g,葛根20 g,丹参20 g,白芍30 g,元参15 g,生地15 g,天花粉30 g,熟地15 g,麻仁10 g,郁李仁10 g,熟军10 g。5剂,水煎,早晚分服。

2018—08—27二诊:

主诉:糖尿病,乏力,两下肢怕冷。舌淡,苔白,脉细弦。

辨证:气阴两虚,肝肾寒湿。

治宜:益气养阴,温阳补肾。

处方:黄芪45 g,生山药30 g,党参20 g,白术15 g,茯苓20 g,桂枝10 g,金樱子15 g,覆盆子15 g,陈皮10 g,山茱萸15 g,仙灵脾30 g,仙茅15 g。5剂,水煎,早晚分服。

2019—02—21三诊:

主诉:血糖异常,乏力,身冷,四肢不温,眼视物不清。舌淡,苔白,脉细弦滑。

辨证:脾肾阳虚,水湿困脾,湿浊犯睛。

治宜:健脾温肾,补肾利水,清浊明目。

处方:黄芪 40 g,山药 40 g,黄精 30 g,枸杞 30 g,菊花 10 g,制附子 10 g(先煎),茯苓 20 g,泽泻 15 g,熟地 30 g,山茱萸 20 g,葛根 15 g,丹参 15 g,苍术 15 g,玄参 15 g,党参 15 g,生白术 15 g,枳壳 10 g,五味子 10 g。6 剂,水煎,早晚分服。

2019—03—23 四诊:

病情:手足冷,下肢冷,大便次数多,乏力。舌红,苔腻,脉弦。

辨证:寒湿入肾,虚阳外浮。

治宜:益气壮阳,补肾敛精。

处方:熟地 30 g,山茱萸 20 g,丹皮 15 g,茯苓 20 g,泽泻 15 g,生山药 30 g,附子 10 g(先煎),肉桂 5 g,补骨脂 10 g,金樱子 10 g,生晒参 10 g,生黄芪 30 g,怀牛膝 15 g,仙灵脾 15 g,知母 10 g,黄柏 10 g。6 剂,水煎,早晚分服。

2020—09—18 复诊:

病情:长期使用胰岛素,虽然血糖控制的比较好,但患者经常乏困、思睡、无力等,经常出现血糖不稳定的现象。为了方便用药,我采取了中药研面冲服的方法,既方便了患者,也减轻了患者的经济负担。

处方:生黄芪 150 g,山药 150 g,苍术 100 g,玄参 100 g,葛根 100 g,丹参 100 g,生首乌 150 g,生晒参 100 g。研面冲服,每次 10 g,每日 3 次。配合西药降糖。

分析:这是一例比较严重的糖尿病患者,治疗不稳定、不规范,在中西医的调理下,近期患者的气色、精神状态比较好,面色红润。从病情上可以看出患者是肾阳不足、肾精虚损的症象,应重补肾阳,益气固精的思路使病情得到了有效的控制。黄芪、山药,女贞子、旱莲草,葛根、丹参,元参、生地,生地、熟地五对中药益气健脾,益肾补精,活血通络,滋阴清热;麻仁、郁李仁、熟军润肠通便,标本兼治。当患者出现怕冷、乏力、四肢不稳,肾阳虚的症状出现了,在前期治疗的基础上加大益肾壮阳的药物,以提升阳气,方选桂附地黄丸合二仙汤加减,壮阳固精,善后以散剂配方应用巩固疗效。西医的激素(胰岛素)类药物从临床观察来看,类似中医的补阳药物的功效,不要彻底拒绝胰岛素类药物,对于维持血糖也是非常重要的,可使病情得到缓解。但其不良反应非常大,所以,在临床上用具有补肾阳的方剂或药物可以起到激素样作用。因此,用补阳的方剂逐渐减少激素类药物值得我们研究。

(2)景某某,女,62岁,运城,2017-02-27初诊。

主诉:高血压,长期服用降压药,口干、苦,头晕,下肢沉、微肿。舌淡、胖,脉细弦。

辨证:肝肾虚损,水湿瘀阻,虚火上炎。

诊断:高血压病。

治宜:补益肝肾,利水通络,清火降压。

处方:夏枯草30 g,茺蔚子15 g,半夏15 g,川楝子10 g,当归15 g,白芍20 g,天麻10 g,钩藤10 g(后下),枸杞20 g,茯苓20 g,泽泻20 g,益母草15 g,车前草10 g,车前子10 g(包煎),丹参15 g,夜交藤30 g。5剂,水煎,早晚分服。

2017-03-06二诊:

病情:仍有口苦、涩,血压正常,下肢沉重感消失。苔白、淡,脉弦。

处方:夏枯草30 g,茺蔚子15 g,黄芩10 g,白芍20 g,半夏15 g,天麻15 g,钩藤15 g,熟地15 g,山茱萸15 g,茯苓30 g,泽泻20 g,益母草20 g,夜交藤30 g,枸杞20 g,菊花10 g,沙参15 g,茵陈15 g,生

甘草 9 g,丹参 15 g。5 剂,水煎,早晚分服。

分析:该例病机是肝肾虚损,湿邪困脾,虚火上浮。方选杞菊地黄丸加减补肝肾,夏枯草、茺蔚子祛虚火,保护脑血管,健脾利湿降压,与西医的利尿剂降压同理,配合珍菊降压片。在高血压病的治疗中以降压西药治标,以中药治本,具有非常好地协同作用,可以较好地改善患者的症状,缓解病情,减少西药不良反应,提高患者的生活质量。

(3)芦某某,男,58 岁,运城,2017－09－12 初诊。

主诉:肺癌 3 年余,2014 年 3 月手术,近期化疗后面部出现红色丘疹、痒,面色灰暗。舌淡红、嫩,脉微弦。

辨证:热毒外泻,郁滞皮肤,正气受损。

诊断:肺癌。

治宜:清热解毒,凉血解毒,益气扶正。

处方:连翘 30 g,银花 30 g,黄芩 15 g,生薏米 30 g,丹皮 15 g,赤芍 15 g,当归 10 g,生黄芪 30 g,蒲公英 30 g,重楼 15 g,丹参 20 g,白鲜皮 15 g。5 剂,水煎,早晚分服。

2017－09－19 二诊:

病情:一切正常,面部红色丘疹减少。过敏性鼻炎,流清涕。

处方:连翘 30 g,银花 30 g,黄芩 15 g,丹参 15 g,乌梅 10 g,生薏米 30 g,丹皮 15 g,赤芍 15 g,当归 10 g,生黄芪 30 g,白术 10 g,防风 9 g,蒲公英 30 g,重楼 15 g,白鲜皮 15 g,生甘草 9 g,焦三味各 10 g,生枇杷叶 15 g。7 剂,水煎,早晚分服。

2018－07－06 三诊:

病情:腹胀,服西药(抗癌药)。舌淡、嫩,少苔,脉弦。

处方:黄芪 30 g,党参 15 g,白术 15 g,茯苓 20 g,生甘草 9 g,陈皮 10 g,枳壳 10 g,当归 15 g,川朴 10 g,大腹皮 10 g,白芍 15 g,苍术

10 g,黄芩 10 g,黄连 9 g,升麻 9 g,葛根 10 g。5 剂,水煎,早晚分服。

2018-10-30 四诊:

病情:咽干。

处方:生黄芪 30 g,当归 15 g,知母 10 g,黄柏 10 g,黄芩 10 g,茯苓 20 g,生薏米 30 g,桑叶 10 g,鱼腥草 30 g,炙甘草 9 g,泽泻 15 g,熟地 15 g,生山药 30 g,山茱萸 15 g,麦冬 10 g,白花蛇舌草 30 g。6 剂,水煎,早晚分服。

2018-11-08 五诊:

病情:稳定,扶正为主。

处方:生黄芪 30 g,当归 15 g,知母 15 g,生薏米 30 g,桑叶 15 g,鱼腥草 30 g,炙甘草 10 g,白花蛇舌草 30 g,熟地 20 g,山茱萸 15 g,茯苓 20 g,五味子 10 g,党参 15 g,生白术 15 g,麦冬 10 g,姜半夏 10 g,枳壳 15 g,生山药 30 g,百合 15 g,鸡内金 15 g,丹皮 15 g。7 剂,水煎,早晚分服。

2018-12-17 六诊:

病情:稳定。

处方:生黄芪 30 g,当归 15 g,知母 10 g,生薏米 30 g,鱼腥草 30 g,白花蛇舌草 30 g,夏枯草 15 g,玄参 15 g,连翘 15 g,银花 15 g,凌霄花 30 g,土茯苓 30 g,蛇六谷 20 g,半枝莲 15 g,莪术 15 g,山慈菇 15 g,浙贝 15 g,白术 30 g,枳壳 15 g,党参 30 g,茯苓 20 g,生甘草 15 g。10 剂,水煎,早晚分服。

2019-01-08 七诊:

病情:气色明显好转,食欲佳,有点口干。舌淡红,脉弦。

处方:生黄芪 30 g,当归 15 g,知母 10 g,生薏米 30 g,鱼腥草 30 g,白花蛇舌草 30 g,夏枯草 15 g,玄参 15 g,连翘 15 g,银花 15 g,

凌霄花 30 g,土茯苓 30 g,蛇六谷 20 g,半枝莲 15 g,莪术 15 g,山慈菇 15 g,浙贝 15 g,白术 30 g,枳壳 15 g,党参 30 g,茯苓 20 g,生甘草 15 g,桑叶 15 g,沙参 15 g,柴胡 10 g。10 剂,水煎,早晚分服。

2021—03—08 随访:患者身体状况尚好。仍在间断的化疗,并服用抗肿瘤靶向药及中药。

分析:化疗实际上也是以毒攻毒,毒邪互攻,热邪更惧。此患者体质及饮食状况均较好,手术后始终未停止服用中药,尤其是在手术后的益气扶正,提高免疫方面大量的应用了黄芪、当归,兼以解毒中药,手术后的化疗和放疗期间,因毒性反应比较严重,头上及皮肤、面部出现红色丘疹、痒等症状。在大量清热解毒的中药中重用了鱼腥草、白花蛇舌草、土茯苓、凌霄花等具有抗癌,凉血解毒中药取得了较好的效果,同时注意调整肠胃功能,保证脾胃运化正常。在病情稳定后,遵照本病扶正祛邪的治疗原则,以巩固疗效至今。

第九章　临床经验方应用

以下基本上是临床经验所得,疗效可靠,供同行参阅。

1.心脏搭桥,放支架方:生晒参 100 g,丹参 150 g,三七 100 g,泽泻 150 g,炒山楂 100 g,制首乌 150 g,地龙 100 g,水蛭 100 g。研面,每次 8～10 g,每日 2～3 次,饭后半小时冲服。可酌情减少或停服西药,减少西药的不良反应。

2.减肥方

方一:白术 150 g,枳实 150 g。研面冲服,用于脾虚湿盛之症,每次 10 g,每日 2～3 次,饭后半小时冲服。每天用荷叶 10 g 煎水冲服。曾有一体胖不孕的妇女,在服此方后不久怀孕。

方二:白术 30 g,枳实 15 g,荷叶 15 g,草决明 15 g,每日 1 剂。女贞子 15 g,何首乌 15 g,荷叶 10 g,每日 1 剂,配适量茶叶,均可泡水喝。

3.降压方:五草四藤汤。方药:夏枯草 15 g,益母草 15 g,豨莶草 15 g,旱莲草 15 g,车前草 15 g,钩藤 15 g,夜交藤 30 g,鸡血藤 15 g,

忍冬藤 15 g。用量可适当调整。

4.哮喘方:地龙 100 g,紫河车 100 g,蛤蚧 1 对。肾虚加冬虫夏草 10 g,肺热加大地龙用量,喘咳加适量麻黄,痰多加川贝 8 g;气短加人参 15 g,五味子 10 g,麦冬 10 g。

5.脱敏汤:紫草 10 g,茜草 10 g,徐长卿 10 g,蝉蜕 10 g,黄芩 10 g,丹皮 15 g。用法:每日 1 剂,早晚分服,10 天为 1 个疗程。

6.小儿感冒方:苏叶 9 g,大青叶 9 g,炙枇杷叶 9 g,生甘草 3 g。咳嗽加桔梗、杏仁,发热无汗加羌活、板蓝根,阳明热盛加生石膏 15 g,便秘加牛蒡子。另,感冒发热、口干加芦根 30～50 g,芦根有退热的作用,曾有一患儿发热不退,单用水煎芦根 30 g,频频送服,热退,或加服板蓝根,用量酌情。

7.小儿脾胃虚弱方:山药 200 g,白术 200 g,枳壳 150 g,鸡内金 100 g。研面做丸或冲服。

8.失眠方:夜交藤 30～50 g,五味子 10 g,炒枣仁 15～30 g。烦躁加炒栀子 10 g,淡豆豉 10 g,丹参 15～30 g。入睡难加珍珠母 15～30 g,惊恐加琥珀 3 g。

9.骨股头坏死方:黄芪 30 g,当归 15 g,元胡 10 g,陈皮 10 g,独活 10 g,骨碎补 25 g,川断 15 g,狗脊 15 g,怀牛膝 15 g,伸筋草 30 g,乳香 10 g,没药 10 g,白芷 9 g,熟地 30 g,杜仲 15 g,丹参 30 g,土元 10 g,鹿角霜 15 g。每日 1 剂,1 个月为 1 个疗程。

10.关节痛,滑膜炎方,骨质增生:当归 15 g,丹参 15 g,乳没各 10 g,赤芍 15 g,鸡血藤 15 g,川牛膝 15 g,熟地 15 g,骨碎补 15 g,生薏米 30 g,鹿含草 15 g,莱菔子 10 g。每日 1 剂,15 天为 1 个疗程,可连服 3 个疗程。

11.慢咽方(梅核气):诃子 10 g,桔梗 10 g,甘草 10 g,姜半夏

10 g,僵蚕 10 g,绿萼梅 10 g,丹参 15 g。每日 1 剂,15 天为 1 个疗程。咽干加乌梅 10 g。

12.中成药治感冒:(羚翘)银翘解毒丸是治疗普通感冒的一个好的中成药,如咽喉痛用白开水送服;咽喉不痛,流清鼻涕用生姜、大葱熬水送服,可酌情加服板蓝根一类解毒成药。

13.脚癣方:黄精 30 g,土槿皮 30 g,蛇床子 15 g,白芍 20 g,苦参 15 g。5 剂,水煎后加 30 mL 醋,泡脚 20～30 分钟,每日 1 次;或熬膏外用。

14.慢咳方:诃子 10～15 g,乌梅 10 g,桔梗 10 g,黄芩 10 g,炙甘草 10 g,杏仁 10 g,麻黄 5 g。每日 1 剂,早晚分服。

15.脂肪肝:白术 30 g,枳实 10 g,枳壳 10 g,制大黄 10 g,泽泻 15～30 g。每日 1 剂,水煎,早晚分服。

16.皮肤瘙痒:荆芥 10 g,防风 10 g,丹皮 15 g,黄芩 15 g,当归 15 g,白鲜皮 15～30 g,地肤子 15～30 g,生熟地各 15 g,首乌 15～30 g,白蒺藜 15 g,蝉蜕 10 g,白附子 10 g,僵蚕 10 g,胡麻 10 g。每日 1 剂。严重者加夜交藤 30～50 g,晚上痒加凌霄花 15～30 g,上肢痒加羌活 10 g,下肢痒加独活 10 g。

17.过敏性鼻炎:黄芪 30 g,白术 15 g,防风 10 g,乌梅 10 g,黄芩 10 g,丹皮 10 g,苍耳子 10 g,辛夷 10 g,生甘草 10 g。每日 1 剂。

18.健脑补肾酒:巴戟 20 g,仙灵脾 20 g,肉苁蓉 20 g,鹿茸 15 g,熟地 30 g,山茱萸 20 g,枸杞 20 g,制首乌 30 g,丹参 25 g,五味子 15 g,女贞子 20 g,菟丝子 20 g,杜仲 20 g,寄生 20 g,补骨脂 20 g,九节菖蒲 15 g,远志 15 g,白酒(45°)6 斤,浸泡 15 天后服用,每次 25 mL,每日 1～2 次或酌情服用,预防各种脑病。

19.黑发,脱发方:制首乌 30 g,女贞子 15 g,黑豆 30 g,菟丝子

15 g,侧柏叶 20 g,生地 30 g,桃仁 10 g,红花 10 g。每日 1 剂,水煎,早晚分服,或做成丸剂服用。

20.心脑保健方:丹参 100 g,三七 100 g,制首乌 150 g。研面冲服,每次 3 g,每日 2 次,早晚冲服。

21.冠心病方:丹参 30 g,红花 15 g,赤芍 15 g,川芎 15 g,降香 15 g。稳定期血瘀较重的患者,可研面配蜂蜜做丸剂,每丸重 9 g,每次 1 丸,每日 2 次;心气不足的配合生脉饮;痰血互瘀的加瓜蒌 15 g,薤白 15 g。

22.治腰痛方:(肾虚)熟地 30 g,细辛 3～5 g,3～5 剂。(气虚)黄芪 50 g,党参 15 g,当归 15 g,生白术 15 g,川断 15 g,香附 12 g,威灵仙 10 g,升麻 9 g,桑寄生 15 g,杜仲 15 g,仙灵脾 15 g,独活 10 g,甘草 9 g,柴胡 10 g,7 剂为 1 个疗程。

23.助孕方:当归 15 g,川芎 10 g,白芍 15 g,熟地 15 g,香附 10 g,丹参 15 g,巴戟 15 g,苁蓉 15 g,山茱萸 15 g,菟丝子 15 g,仙灵脾 15 g。曾有 3 位妇女服用此方后怀孕。

24.治内痔带血方:生黄芪 30 g,党参 15 g,白术 15 g,茯苓 20 g,陈皮 10 g,炙甘草 10 g,当归 15 g,白芍 15 g,槐米 10 g,荆芥炭 10 g,地榆炭 10 g,贯众炭 10 g,柴胡 9 g,升麻 9 g,枳壳 10 g,黄芩炭 10 g,旱莲草 15 g。曾用此方治疗多例便血的患者。

25.益血润肠方

组方:当归 20 g,熟地 40 g,荆芥 10 g,枳壳 15 g,杏仁 10 g,肉苁蓉 10 g,苏子 10 g,橘红 10 g,阿胶 10 g。

功效:滋阴养血,润肠通便。

主治:血虚阴亏便秘。

26. 消风方

组方：当归 10 g，生地 10 g，防风 10 g，蝉蜕 9 g，知母 8 g，苦参 10 g，胡麻 8 g，荆芥 10 g，苍术 10 g，牛蒡子 10 g，石膏 15 g，甘草 9 g，木通 9 g。

功效：祛风止痒。

主治：湿疹、肛门瘙痒症、便秘等。

27. 通幽方

组方：生地 15 g，熟地 15 g，桃仁 10 g，当归 15 g，升麻 9 g，甘草 9 g，红花 10 g，急性子 10 g。

功效：活血养阴，润燥通便。

主治：气郁阻滞，阴虚所致的呃逆、便秘。食管癌吞咽困难、便秘。

28. 提肛方

组方：川芎 10 g，当归 10 g，白术 15 g，人参 9 g，黄芪 15 g，陈皮 10 g，甘草 9 g，升麻 9 g，柴胡 9 g，黄芩 5 g，黄连 5 g，白芷 5 g，枳壳 10 g。

功效：补中益气，清热固涩。

主治：直肠脱垂，痔疮脱出。

29. 降脂方：泽泻 30 g，制首乌 15 g，生首乌 15 g，草决明 15 g，丹参 15 g。每日 1 剂，水煎，当茶饮。15 天为 1 个疗程。

30. 治褥疮方：黄柏 20 g，黄连 20 g，黄芩 30 g，地榆 20 g，乳香 30 g（去油），没药 30 g，炉甘石 25 g，冰片 20 g，珍珠粉 15 g，血竭 30 g，桂枝 15 g，苍术 15 g，三七粉 20 g。研极细末，紫外线将药消毒，用蛋清调和，用双氧水冲洗疮面，清洗后将调和好的药敷于疮面上，酌情换药。

31. 夜尿方：熟地 30 g，山药 30 g，山茱萸 30 g，桑螵蛸 30 g，金樱子 15 g，覆盆子 15 g，益智仁 15 g，乌药 10 g。每日 1 剂，6 天为 1 个疗程。

第三部分

论文、科研思路与成果介绍

科研、论文、成果是我们劳动的结晶，注意临床经验总结、不断提高是我们的必修课。理论—实践—理论—再实践，是我们认识一切事物的必然规律。在实践中成长、成熟，服务于社会。

——张军

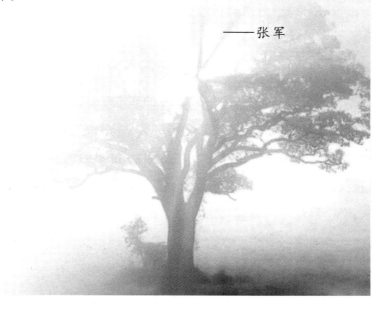

第十章　论文

第一节　学中医、学哲学、重实践

许多人一提起学中医就感到中医概念抽象,内容枯燥无味,不好理解,难学,这样也就失去了学习的兴趣,失去了学习的动力。事实是这样吗? 当然,我认为不是这样的。

首先,中医是一门医术,它是治病救人的方法。因此,你必须要有一颗无私奉献的心,要有努力做一名"仁医"志向,从古至今的中医大家,都是受人民群众爱戴的医家,他们都是以治病救人,救死扶伤作为自己人生崇高的目标去奋斗的。所以,你要学习中医,你必须热爱你自己认可的中医事业,这是你学习的兴趣和动力。

其次,是你对中国文化渊源的深厚感情。中医源于中国悠久的历史文化,具有五千年文明史的中国文化孕育了具有中国特色的中医医术。所以,必须要有一定的中国文化做基础,具备中国文化形成的思维方式,你才能理解中医的名词、术语、概念及其含意。

第三,要想比较容易的将中医思维与现代思维接轨,关键是学好"哲学"。中医的论述无时无刻都在体现着唯物辩证法。阴阳的无穷变化,正是矛盾的普遍性、特殊性及否定之否定规律的反映;阴阳的对立,即矛盾的对立;阴阳的相互依存,即矛盾的相互依存;阴阳的转化,即矛盾的转化;阴阳的相使,即矛盾的相互利用。所以,我认为,最浅显易懂、易学、易于贯通的捷径就是学习毛泽东主席的"实践论"和"矛盾论",在掌握了基本的哲学观点的同时,我们再学习中医,就比较容易理解中医理论了。

第四,中医是以实践经验为主导的医学,重在临床对疾病的观察、分析,这是一个动态的观察。在我们具备了辩证思维的意识后,我们就会主动去应用中医的思维方法来考虑疾病的发生及转归。在我刚开始接触中医时,我就感到什么"八纲辨证""六经辨证""脏腑辨证""卫气营血辨证""三焦辨证"等,好像"老虎吃天,不知从何下爪"。但当你与临床实践接触后,你就会逐渐明白这些辨证的方法应该怎么去应用了。如遇到一位患者,首先从搜集患者的症状开始分析,从症状中寻找它的症候群(特点),再将这些症候群(特点)与我们掌握各种辨证方法对号入座,我们就可以知道运用哪一种辨证方法最切合病机了。分析病情一般都是从表及里,再辨寒热、虚实,最后以阴阳统领之。内伤、外感、杂病各有其证、其法,灵活运用。大家都知道,中医在传承中首先都是要求先死记硬背中医的理论及药物的名称、性味等,因为这是学习中医的基础及方法。这种学习方法就好像反刍动物消化食物,先吃进胃里,然后回头再消化一样。在熟记中医理论和药物性味的基础上,通过临床实践来验证中医的理论,进而推理、确定治疗方案,选择配伍的药物,以完善调理人体的阴阳平衡,由此也可提出新的理论和治法。

第五,整体观与辨证观是中医的核心。这也是有别于西医的关键环节。"天人相应",中医是把人放入了整个宇宙、自然界的变化中去看一个人的适应性。阴中有阳,阳中有阴,整体中有个体,个体中有整体;人常说一方水土养一方人,人与自然界其他物质(动物、植物等)之间,人又是一个独立的整体(一个具有独立生存能力的整体),这个整体又是由五脏六腑、肌肉骨骼等组成。又如,从医学模式的转变中我们也可以体会到中医的整体观。过去的医学模式是微生物为致病源的生物医学模式,而今天是社会、心理、生物医学模式。从单一的医学模式到整体医学模式,可以看出人的认识在不断的完善和提高。而我们的《黄帝内经》中早已对使人致病的社会、心理因素考虑进去了,"七情"伤人正是体现了西医所讲的社会心理因素。人是一个有思维、有感情、有创造、有发展、有改变自然能力的高级动物,我们不能简单地仅从生物致病去考虑人的健康。同时,我们今天对"健康"的理解已远远超过我们过去对"健康"的理解。返朴归真,回归自然,我们不能脱离我们赖以生存的自然生态环境、社会环境。实验室的数据毕竟是在特定环境下产生的数据,它与我们在自然环境下观察到的数据是有一定出入的。

第六,中医理论也决不是"形而上学"的观点。中医理论史虽然历经几千年,但它伴随着中华文化前进的步伐,总是在不断地发展、不断地提高、不断地创新、不断地在完善着,那种认为中医理论几千年都不变的看法是不对的。中医理论是通过人类对自然界及人类自身与自然界变化的关系中总结出来的,它也是对宇宙自然形成以及变化的理论总结,这里包含着"绝对真理"与"相对真理"的概念,就像我们物理

临证鉴论·医案辨证分析

学中的许多定律一样,它有一定的永恒性,即便是这样,中医在几千年的发展中,我们也可以看到它的微妙变化,从《黄帝内经》到张仲景的《伤寒论》,从《伤寒论》到吴鞠通的《温病条辨》,以及中医发展史上的各种流派的出现,说明了中华民族在与疾病作斗争中始终在不断地认识疾病,不断地探索与疾病斗争的方法。由于中医理论具有"永恒性"的特点,在我国发生"重症急性呼吸综合征"以后,当时人们(包括医学界)的恐惧状况可想而知,好像人类将要遇到一次灭绝性灾难。在"重症急性呼吸综合征"发生后不久,中医界的人士已注意到"重症急性呼吸综合征"发生的特点,"重症急性呼吸综合征"仍未出温病的范畴——疫疠,中医在治疗的疗效及费用方面都优于西医。解放初期石家庄地区发生的流行性乙型脑炎,中医的白虎汤立了大功等。所以,与时俱进不仅是社会发展的主导思维,与时俱进也是中医学术发展的主导思维。

第二节　消渴与消渴病异同考辨

消渴与消渴病是古医籍中两个相似、相容,而又不同的概念,临床证治亦各相异。由于两者概念的混淆,以致今人在糖尿病中医辨治中往往陷入误区。今试溯源辨考,以求有裨益于糖尿病临床辨治。

中医"消渴"概念的提出已有两千多年的历史,早在《黄帝内经》中就论述了消渴的概念、症状、病因及病机。如《素问·奇病论》,帝曰:"有病口甘者,病名为何? 何以得之?"岐伯曰:"此五气之溢也,名曰脾瘅。夫五味入口藏于胃,脾为之行其精气,津液在脾,故令人口甘也。此肥美之所发也。此人必数食甘美,而多肥也。肥者令人内热,甘者令人中满,故其气上溢,转为消渴。治之以兰,除陈气也。"就明确阐述了消渴的概念、症状、病因。《黄帝内经》中有关消渴的记载散在于14篇中,根据不同的病因、病机及临床症状分别提出了"消瘅""消中""消脾""肺消""鬲消""消肾"等近十种病候名称。

汉代张仲景在《伤寒论》和《金匮要略》中对"消渴"有了进一步论述,并提出了相应的治疗方法。如《金匮要略》的《消渴·小便不利·淋病脉症并治第十三》中曰:"趺阳脉浮而数,浮即为气,数即为消谷而大坚,气盛则溲数,溲数即坚,坚数相搏,即为消渴。""厥阴之为病,消渴,气上撞心,心中疼热,饥而不欲食,食则吐蛔,下之利不止。"《伤寒论》第170条:"渴欲饮水,无表证者,白虎加人参汤主之。"第222条:"若渴欲饮水,口干舌燥者,白虎加人参汤主之。"第223条:"若脉浮,发热,渴欲饮水,小便不利者,猪苓汤主之。"第224条、第168条、第169条均有渴欲饮之症。不过,汉代以前对消渴与消渴病并未明确界定,"消渴"一词,既是口渴欲饮水,亦有水自内而消的症状,又指口干、口渴欲饮水,小便频数的病证名称。因此,后世医家才有广义消渴与狭义消渴之分。可以认为汉代以前所说的"消渴"既包含糖尿病、尿崩症、精神性多饮多尿、甲亢、醛固酮增多症，也包含发热性疾病所致的脱水，更多的是指前者。

隋代甄立言所著《古今录验》中云："消渴有三，一渴而饮水多，小便数，无脂似麸片甜者，皆是消渴病也；二吃食多，不甚渴，小便少，似有油而数者，此是消中病也；三渴而饮水不能多，但腿肿，脚先瘦小，阴痿弱者，数小便者，皆是肾消病也。"至此，甄立言基本上给消渴病下了一个比较完整的、准确的、科学的定义。也就是说，消渴病的确立不仅有多饮、多尿的症状，而小便"甜"这一特征是其具有了明确的鉴别诊断意义，从而完善了"消渴病"的中医诊断。如以后的唐代李郎中《消渴方论》中："消渴者……每发即小便致甜……"明代赵献可《医贯》中："消渴病人，饮一升，溲一升……试尝其味，甘而不咸可知矣。"清代蔡宗玉《医书汇通集成》中："小便本咸而反甘"等医家的论述，说明了"消渴"与消渴病是两个相容又不相同的概念。也可以说是狭义的"消渴"，即"消渴病"。西医的糖尿病诊断依据是以血糖、尿糖、糖耐量试验等理化指征为其鉴别标准的。由于历史的原因以及两者诊断思维的不同，致使中医的实验鉴别诊断落后于西医。但从中医"消渴病"的整体论述与现代糖尿病的论述可以说基本上是吻合的，故中医的"消渴病"即现代的糖尿病。

二　消渴与消渴病的病因、病机亦不相同

对于消渴病的病因，一般认为是多食膏粱厚味，不注意节制饮食而引起的，其次才是劳倦所伤，笔者认为主要是劳倦所伤。引起劳倦

的原因主要是七情,即社会心理因素所致,这是符合疾病谱变化之规律的。现在生活好了,但人们的社会活动却比较频繁、紧张,心理承受的压力增大了,过度的紧张,情志不遂,严重的影响着人体的正常功能,加之膏粱厚味,湿热丛生,脾气不得调理,久之,导致脾胃功能阴阳失调,脾气不足,精气不得收纳与输布,故而造成消渴病。遗传因素也应考虑,但诱因也是非常重要的。而发热、脱水、尿崩症、精神性多饮、多尿症出现的消渴症的病因多为热邪炽盛,阴液亏损,中气不足等,与消渴病的劳倦、膏粱厚味、饮食不节病因有着根本的区别。

在病机上,常将消渴病分为阴虚燥热型、气阴两虚型、阴阳两虚型、肝郁气滞型、瘀血阻滞型等。这种将病证隔离起来的分型,忽视了疾病发病的各个阶段的有机联系和变化,有套搬西医思维之嫌。血瘀、气滞、痰浊、湿盛等均属兼证,阴虚火旺、阳气衰弱则属阴阳纠偏之症或疾病发展之阶段变化,不应将其固定在某一型之内。变病则另当别论。刘河间的"三消者燥热一也"的阴虚燥热论,绝非单指消渴病而言。消渴症的病机,多为阳明热盛,或热邪伤阴,或阴精亏损,故与消渴病的气阴不足,脾不敛精,肾气不固的基本病机有着根本的区别。

三 消渴与消渴病的治疗方药亦不相同

从前述可以看出,"消渴"与"消渴病"不但概念内涵同中有异,而且病因、病机亦大相径庭,所以,治疗方法、遣方用药亦就不完全相同。古人有论治消渴之法,有可以用于消渴病(糖尿病)者。如《金匮要略》曰:"男子消渴,小便反多,以饮一斗,小便一斗,肾气丸主之。"此乃益气化阴生津之法。《伤寒论》曰："若渴欲饮水,口干舌燥者,白虎加人参汤主之。"此乃清热滋阴之法。临证时,可根据具体证情,适用于糖尿病的不同阶段,"脉浮,小便不利,微热消渴者,宜利小便发汗,五苓散主之。"五苓散亦治"消渴",但用于糖尿病者则绝非适宜了。另外,现今治疗糖尿病,多用清热养阴法,亦只适宜于部分患者的某个阶段,而绝非治疗糖尿病的通用之法。

有资料报道,河南中医学院疑难病研究中心糖尿病专题组长达6年的研究表明:糖尿病之所以长期久治不愈,很大程度上与一味清热泻火、滋肾养阴有关。由于病机上认识的偏差,必将导致临床用药上的偏执。笔者曾分析过部分有关糖尿病诊治论文中的方剂、用药情况,其中滋肾养阴药物的使用竟高达百分之六十以上,加之百分之十几的泻火药,由此可见,此方不是碍滞脾运就是重伤阳气,非但不能指盼佳效,反而会适得其反,变生他症。另外,我们在临床观察到一些中晚期糖尿病患者,他们不但不多食、善饥,反而胃纳呆钝,不渴不思饮,或有畏寒怕冷之症,手足清冷之症,固然年事已高,病情迁延,阳气渐衰,但也与早期治疗单纯滋阴泻火而伤及脾胃之阳气不无关系。故此,善调阴阳,乃医之大道也,切不可拘泥于分型治之。笔者1999年上半年,曾遇一30岁男子患糖尿病,症见多饮、多尿、乏力、面黄、消瘦、尿糖4个加号,体重45 kg。笔者以四君子汤、异功散、补中益气丸方加适量滋阴敛阴之品,调理3个月后,以金匮肾气丸收尾而治愈。笔者认为糖尿病基本病机应是气阴不足,脾气虚弱,脾不敛精,肾气不固,血瘀、气滞、痰浊、湿盛均为兼证,从脏腑辨证来看,主要在脾肾二脏,早期治疗应以健脾为主,佐以补肾,脾气旺,精气自收,乏力,疲劳自除,用药注意阴阳平衡,温凉适可,不可偏执。

消渴证的病机多为阳明热盛,或热邪伤阴,或阴津亏损,在用药上，多为清热滋阴类药物加减使用。故与消渴病在用药上多以益气养阴，敛精温肾类药物加减使用的方药有着根本的区别。

虽然自隋唐以后，消渴病的小便甜，这一具有鉴别诊断意义的现象逐渐被广大医家所认识和接受。但医家们均以消渴、消渴病相提并论，两者名称相互混称。我们当今的许多论文中也都是这样相互混称的。这就使治疗消渴、消渴病的大量论文、方剂也混为一谈，缺乏有效地分类整理，因而也就不利于运用现代医学知识更好地开展对消渴、消渴病的现代中医研究和治疗。

因此，我们对古人所论述的"消渴"证，要全面的、系统的、科学的加以分析整理，不要笼统的用古人的证名、病名，应从理论上、临床上将消渴病从消渴证中分离出来，只有这样，才能更好地、有效地指导中医临床治疗，以及单味新药的开发。

第三节　老年病病机之商榷

据统计我国老年人口 60 岁以上的已达 2.6 亿多。身体健康既保障了老年人晚年生活质量，减轻了治病给家庭带来的经济负担，同时，也为社会节省了宝贵的医疗资源。老年人健康长寿也体现着社会的文明与进步。在这篇文章中，我从中医的天人合一的思想出发，讨论了老年病的根本成因，病机以及治疗原则，并以两例临床病例说明在治疗中合理应用相关原则，较好地改善了患者的症状，提高了生活质量。

中医对老年病的认识是非常富有哲理的，根据中医"天人合一"的认识论,体内阴阳消长必须适应自然界的变化,才能健康无病,否则百病丛生。人生进入老年,阳气精血渐衰,阴阳平衡的调节能力自然下降,一旦因气候变化导致外邪侵袭,或内在脏腑的协调平衡关系遭到破坏会极易发生阴阳失调。《素问·四气调神大论》曰:"夫四时阴阳者,万物之根本也。所以圣人春夏养阳,秋冬养阴,以从其根,故与万物沉浮于生长之门。"肌体内的动态平衡,是健康防病之本。因此,《素问·上古天真论》曰:"虚邪贼风避之有时,恬淡虚无,真气从之,精神内守,病安从来。"《素问·生气通天论》曰:"阴平阳秘,精神乃治;阴阳离决,精气乃绝。"精神内守,阴阳协调,阴平阳秘是老年人健康防病之本。老年人正气不足,脏腑亏损,气血虚衰,机体失于濡养,故生理功能低下,机体生化不及,精乏气少,脏腑功能衰退,卫外不固,邪气乘虚侵入,从而导致疾病的发生。中医学认为人年至"五七""五八"之后,肾气自衰。肾阳不足、阴寒内生、水湿泛滥、气不摄纳,可出现形寒肢冷、腰膝冷痛、五更泄泻、形体水肿、气短气促、小便不利、尿频、尿闭、遗尿等症;而肾精不足、髓海失充、虚热内生,可出现耳聋、潮热盗汗、五心烦热等症。由于脾胃虚衰,年老之人脾胃功能虚弱症也较为多见。

人年老后,气血运行及津液化生输布易发生障碍,会出现气血失和、血阻成瘀,或痰浊内生之证。这些病理产物形成之后,又能直接或间接作用于人体某一脏腑经络,肌体组织,发生多种病证,故又属致病因素之一。痰和饮都是水液代谢障碍所形成的病理产物,痰饮为病,无处不在,阻滞于经脉,可影响气血运行和经络的生理功能,停滞于脏腑时,则可影响脏腑的功能和气机的升降。临床上老年人常见眩晕、痰壅气急、咳喘、肢体麻木、嗜睡等,多为痰邪所致。瘀血是指体内有血液停滞,包括离经之血积存体内,或血运不畅,阻滞于经脉及脏腑内的血脉。瘀血是疾病过程中形成的病理产物,又是某些疾病的致病因素。瘀血形成之后,组织不仅失去正常血液的濡养作用,而且反过来又会影响全身或局部血液的运行,产生疼痛、出血,或经脉瘀滞不通,"瘀血不去,新血不生"等不良后果,其病证特点常因瘀阻的部位和形成瘀血的原因不同而异。如胸痹、胁痛、脘腹痛、头痛、头晕、卒中等。

由于老年人体虚,阳气衰减,气血不足,适应能力下降,情志易波动,饮食较难适宜调理,因而发病率高。又因正气衰弱,祛病能力不足,所以发病之后自然痊愈的转归较少,而病邪向里传变、深化发展则较多:因本身阳气偏虚,故传里深化中又以寒化伤阳为主,热化伤阴为次。在发病过程中的隐匿波动状态更为常见,病多表现为缓慢过程,往往缠绵难愈,经年反复,病变以退行性变为主,表现于形体脏器和功能的衰减、退化。往往具有多脏同病的情况,如脾肾两虚、心肺两虚,或一脏多种病理表现,如肺气虚和痰浊壅肺等。病理产物较盛,往往成为继发病因。更加促使疾病发展,如痰浊内盛、水饮内停、瘀血阻滞等。新、老病交并者多,故一旦罹患急病,则极为危笃,甚则动辄而终。

综上所述,有以下病机特点:元气亏虚,脾肾衰弱,阴阳失衡,痰湿内生,气血瘀滞。治疗原则应以补益脾肾为主,增补元气,平衡阴阳,在辨证论治的基础上,兼以祛湿化痰,活血化瘀,清热解毒的中药。组方时应标本兼治,根据病情注意治疗与预防的侧重点,使治疗与康复同步进行,合而治之。

附:典型病例

1.冯某某,男,79岁,运城,2020-04-24初诊。

主诉:血压高,服降压药,头重脚轻,走路不由自主地往前冲,好似要跌倒了,大便干,睡眠一般,糖尿病。舌淡瘀,脉弦。

辨证:肝肾虚损,肝阳上亢。

诊断:高血压病。

治宜:补益肝肾,滋阴潜阳。

处方:夏枯草 15 g,茺蔚子 10 g,枸杞 15 g,菊花 10 g,制首乌 15 g,熟地 20 g,山茱萸 15 g,茯苓 20 g,泽泻 15 g,豨莶草 15 g,白蒺藜 10 g,山药 30 g,丹参 15 g,白芍 15 g,杜仲 30 g,寄生 30 g。6 剂,水煎,早晚分服。

2020—05—08 二诊:

病情:明显好转,走路稳了。舌淡、瘀,脉弦。

处方:夏枯草 15 g,茺蔚子 10 g,枸杞 15 g,菊花 10 g,制首乌 15 g,熟地 20 g,山茱萸 15 g,茯苓 20 g,泽泻 15 g,豨莶草 15 g,白蒺藜 10 g,山药 30 g,丹参 15 g,白芍 15 g,杜仲 30 g,寄生 30 g。6 剂,水煎,早晚分服。

分析:老年患者肝肾虚损,血管弹性降低,脑供血不足,脑部缺乏营养,玄府失养,虚阳上浮,无以根基,故而站立不稳。宜补益肝肾,充填根基,壮腰健肾,通络降压,浮阳得清,玄府得养,站立皆稳。

2.韩某某,女,80 岁,运城(闻喜),2017—07—30 初诊。

主诉:左下肢肿胀,皮温高,发红。

辨证:筋脉瘀阻,痰瘀成毒。

诊断:脉管炎?

治宜:益气通瘀,清热化痰,解毒。

处方:生黄芪 45 g,当归 10 g,银花 30 g,连翘 30 g,忍冬藤 30 g,毛冬青 30 g,丹参 20 g,益母草 20 g,川牛膝 15 g,板蓝根 20 g,生地 20 g,元参 20 g,生甘草 10 g,野菊花 15 g,紫花地丁 15 g,半枝莲 15 g,白花蛇舌草 30 g,土茯苓 30 g,丹皮 10 g,赤芍 15 g,黄芩 10 g。5 剂,水煎,早晚分服。

2017－08－04 二诊：加半边莲 15 g。

2017－09－01 三诊：

病情：下肢已部分消肿，但仍感觉痛。

处方：生黄芪 60 g，当归 30 g，银花 30 g，连翘 30 g，忍冬藤 30 g，毛冬青 30 g，丹参 30 g，乳香 10 g，没药 10 g，川牛膝 30 g，黄柏 15 g，生薏米 30 g，苍术 15 g，丹皮 15 g，赤芍 30 g，生甘草 10 g，土茯苓 30 g，穿山甲 5 g(冲服)。5 剂，水煎，早晚分服。

2017－09－14 四诊：

病情：下肢红肿已消退至脚踝上部 5～6 cm 处。肤色好转，已接近正常颜色。

处方：生黄芪 80 g，当归 20 g，赤芍 15 g，忍冬藤 30 g，毛冬青 30 g，益母草 30 g，川牛膝 30 g，半枝莲 30 g，半边莲 30 g，络石藤 15 g，石见穿 30 g，虎杖根 30 g，青风藤 15 g，海风藤 15 g，桂枝 10 g，黄柏 15 g，生薏米 15 g，丹参 15 g，乳香 10 g，没药 10 g，生甘草 10 g。10 剂，水煎，早晚分服。

分析：年老体衰，气血受阻，血气瘀滞，气血不通，聚而成痰，痰阻脉络，聚而成毒，热毒浸络，继而出现下肢红肿。治宜益气扶正，清热利湿，化瘀通络，解毒。

3. 卫某某，女，66 岁，运城，2019－01－03 初诊。

主诉：腰困、酸，睡眠差，入睡难，口唇干，高血压。舌淡红，脉弦大。

辨证：肝气郁结，肝肾虚损，血虚失神。

诊断：腰肌劳损，高血压，神经衰弱。

处方：柴胡 10 g，当归 15 g，白芍 20 g，枸杞 15 g，菟丝子 15 g，仙灵脾 15 g，补骨脂 15 g，菊花 10 g，熟地 30 g，夜交藤 30 g，炒枣仁

15 g,五味子 10 g,细辛 3 g,香附 15 g,炙甘草 10 g,独活 10 g,茯苓 15 g。5 剂,水煎,早晚分服。

2019—01—12 二诊:

病情:腰痛减轻,睡眠差,背部发凉。舌淡,脉微弦。

处方:熟地 30 g,山茱萸 20 g,茯苓 20 g,丹参 15 g,泽泻 15 g,山药 30 g,枸杞 15 g,仙灵脾 15 g,补骨脂 15 g,百合 30 g,肉桂 9 g,黄连 9 g,制附子 10 g(先煎),炒枣仁 15 g,夜交藤 30 g,龙牡各 30 g(先煎)。6 剂,水煎,早晚分服。

2019—03—09 三诊:

病情:腰痛已好,血压仍然不稳。睡眠一般,并患有胆结石。

处方:夏枯草 15 g,茺蔚子 10 g,茵陈 15 g,栀子 10 g,柴胡 9 g,白芍 15 g,枳壳 15 g,白术 15 g,生甘草 9 g,茯苓 20 g,仙灵脾 15 g,知母 10 g,黄柏 9 g,夜交藤 30 g,灵芝 20 g,寄生 20 g,生晒参 15 g,生黄芪 30 g。6 剂,水煎,早晚分服。

2019—03—16 四诊:

病情:仍感觉睡眠差。

处方:夏枯草 15 g,茺蔚子 10 g,茵陈 15 g,柴胡 9 g,白芍 15 g,熟地 20 g,山茱萸 20 g,沙参 15 g,麦冬 10 g,五味子 10 g,夜交藤 30 g,黄精 15 g,灵芝 20 g,黄芪 30 g,生甘草 9 g,杜仲 15 g,寄生 15 g。6 剂,水煎,早晚分服。

2019—03—23 五诊:

病情:睡眠较前好转,下肢酸困无力。舌红,苔白,脉弦滑。

处方:夏枯草 15 g,茺蔚子 10 g,茵陈 15 g,柴胡 9 g,白芍 15 g,熟地 30 g,山茱萸 20 g,沙参 15 g,麦冬 10 g,五味子 10 g,夜交藤 30 g,寄生 20 g,独活 10 g,怀牛膝 20 g,灵芝 20 g,木瓜 20 g。6 剂,水煎,早

晚分服。

2019－03－30 六诊：

病情：睡眠好转，仍然四肢无力，夜尿多。

处方：熟地 20 g，山茱萸 15 g，山药 15 g，茯苓 20 g，丹参 15 g，泽泻 10 g，枸杞 20 g，菊花 10 g，生黄芪 30 g，百合 30 g，知母 10 g，灵芝 20 g，柴胡 9 g，白芍 15 g，寄生 20 g，杜仲 20 g，桑螵蛸 15 g，石斛 15 g。6 剂，水煎，早晚分服。

2019－04－06 七诊：

病情：口干、夜尿稍好。舌质红，脉微弦。

处方：熟地 15 g，山茱萸 20 g，生山药 30 g，茯苓 20 g，泽泻 15 g，丹参 15 g，枸杞 20 g，生黄芪 30 g，百合 30 g，灵芝 30 g，夜交藤 30 g，金樱子 20 g，桑螵蛸 20 g，五味子 10 g，沙参 20 g，麦冬 15 g，生晒参 10 g。6 剂，水煎，早晚分服。

2019－04－15 来诊随访，感觉良好。腰痛、头晕、夜尿基本消失，血压稳定。服上方以资巩固。

分析：本病例病机是以肝肾虚损为主，兼以气血亏虚。治疗原则为补益肝肾，清火滋阴，收敛阴精，从而收到了良好的效果。

第四节　坚信中医，坚信科学

1. 对中医"存"与"灭"的争论由来已久，可以说自西方医学传入我国（即清朝后期）就开始了。但在科学技术飞速发展的今天，社会文明进步，健康成为人类生存的主旋律时，我们再来争论这个问题，未勉显得我们现代人的思想意识是否有点太狭隘了！或者说是偏见！中医、西医对人类健康事业的贡献我们都是有目共睹的,事实上它们也是谁也否定不了谁,它们都是人类与自然作斗争的经验总结,我认为,只要它能为人类的健康保驾护航,我们都应该去保护它、研究它、发展它,不可一言一蔽之,不可做舍取之事。

2.中医、西医是两种不同文化、不同地域、不同思维方式所形成的科学(经验总结),它体现了社会、地理、自然多元化的原则,比如西方有天主教、基督教,阿拉伯国家有伊斯兰教,亚洲有佛教、儒教、道教。中国有五元素论、印度有三元素论。这些地域出现的传统文化你说哪一种是正确的?!哪一种又是不正确的?!多元化的文化,必然有多元化的信仰与理念,多元化是社会发展的一种必然现象,我们没有必要去品头论足。许多国家都有自己的传统医学,无论西医、中医,对我们来说关键是要在相互包容下做好继承、发扬、发展工作,使两者更好地为人类健康事业做出贡献。

3.从哲学的观点我们可以简单的剖析一下两者有何不同。西医以探讨物质的微观世界,追究其人体原始之物质组成,如发现微生物、人体细胞形态与结构,以及今天研究的分子生物学等;中医以探讨物质的宏观世界,追究其在自然界变化状态下人体的变化,如天人相应的观点、四时所伤所养、人体阴阳变化等,由此我们也可以领悟到西医在思维上由于受"还原论"的影响,多以机械唯物论的思维为主导;中医在思维上由于受天地"自然变化"的影响,多以辩证唯物论为主导。当然,西医在具体辨病上也非常注重辩证思维方式的应用,中医在思维方式上也有许多形而上学的观点;西医注重了个体的存在关系,中医注重了整体存在的关系。人们对人体的一个细胞的观察和人们对一个人的整体观察的结果是有非常大的差异的,也可以说是截然不同的。一个相对静止,一个相对动态;一个在实验室观察,一个在自然界、社会环境下观察。所以,它们就得出了不同的结果,也就采取了不同的方法;西医多以对抗的方式解决问题:比如肿瘤采取切除、化疗杀死癌细胞,细菌感染用抗生素杀灭的方法去解决问题;中医多以和解、引导、调理、疏通等方式,如和解少阳、扶正祛邪等方法去解决问题。总结以上:西医从微观出发,以机械唯物论为主导,注意局部、个体的物质之间的关系;中医从宏观出发,以辩证唯物论为主导,注意全局、整体的物质之间的关系;正如西方科学家注意了物质的空间关系,东方科学家注意了物质的时间关系。

4. 中西医结合这个问题也是争论较久的一个问题,从目前医学发展的现状来讲,理论上的结合是不现实的。目前我们多以现代医学理论来验证中医学说,这就容易形成以西医为标准来看待中医,使中医西化,我们要克服这个不正确的思维意识;用西医验证中医是在不断的充实中医理论存在的科学性。例如"经络"这个问题到底是什么?有人说是神经,有人说是体液,至今未找到实质性的东西;中医的证型,对西医的病来讲是反映在疾病发展的那一个阶段,从而使我们采取更好地方法去治疗它。所以,目前更多的是临床实践的结合,取长补短,提高疗效。"治未病"学说在实践中的应用,可有效地提高人类的健康水平,同时我们应该认识到"治未病"实际上全部涵盖了我们现在提出的"亚健康"人群,但更重要的是"治未病"是对人类整个生命过程的保健和对每个疾病发展过程都应遵守的思维理念,依次找出防治方法来。养生就是对人的生命过程的保护。未病先防,既病防变,病后康复是"治未病"理念对每一个疾病发展过程的控制和调理。

5. 说到现在,关键还在于中医自身的继承和发展。继承必须是去其糟粕,继承精华,否则就是鱼目混珠,我们无法去继承。要充分发挥国家级名医、名家对中医理论进行整理,具体文献应分期、分批进行或者根据名家特长的内容进行整理,国家应制订一个长期的计划,为理论创新做好准备、打好基础;其次,在实践上以名大中医院为主体,采用中西医两种方法对病和证进行系统的临床观察,名医院在病和证上都应有侧重点,这也是一项长期的工作,要有一个大计划,这实际上就是两条腿走路,为中西医发展提供理论和实践平台,结合不结合不是人为因素能决定的,让中西医在各自的发展中逐步结合吧!

6.另外,在外界环境上,尤其是国家政策导向上一定要明确,不要用西医的管理方法去管理中医,在用人上更应注意不要用对中医本身就有偏见的,或认识模糊的人去管理中医,他们的言论对下面影响是很大的,因为他们毕竟在领导层,所以很重要。如何借鉴现代科学技术,也是我们中医必须认真学习和利用的;生物信息学的发展能否成为将来探讨中医的突破点? 中国人相信中医,世界许多国家的人也在认识中医,中医走向世界是必然的,中医一定有一个升华,我们期待着这一历史现象的出现。

第五节 中医药成果鉴定必须遵循中医药理论

张清 张军 山西运城市紫菀中医老年病研究所

目前我国的中医药产品(成果)鉴定基本上还是按照西医要求和方式进行的,需要进行功效、毒理、动物观察等一系列试验。本是两种不同的理论、不同的方法产生的“产品(成果)”,却要按照另一种方法去鉴定,这就严重影响了对该“产品(成果)”鉴定的科学性,而且严重阻碍了中医药的发展。广大的中医药工作者都在呼吁，希望有一个符合中医药实际的鉴定标准和方式。为此，笔者提出以下建议供参考。

我们必须明确的是：中医药产品（成果）鉴定必须遵循中医药理论来进行。中医的理论与中药是一种临床的有机结合，医药不能分家。近年来我们经常听到关于中药的毒副作用问题，实际上好多是发生在"医"的身上，医理不通怎能用药呢？中医药产品（成果）的特点就是体现在中医的理、法、方、药为一体，随人、随时、随地都在变化，而且也随医生诊治经验和选药的不同而发生变化。那么我们如何来鉴定一个中医药产品（成果）呢？笔者的基本思路是：临床资料（病历）→同行评议→分级鉴定→区域控制→严格自律→监督执行。以下分别进行阐述：

病历资料是鉴定的基本依据，一定要保证它的真实性、完整性、科学性、创新性。首先要对产品或成果的前期产生做一个详细的论述，为产品的研发做一回顾性说明，比如这是某名老中医的经验方、秘方或某中医师经过数年观察的经验方以及单验方等。因为中医有效方剂的产生就是从实践中来的，我们不能脱离了这个过程，这是符合中医特点的。在这个基础上我们才可以开始按照中医的理论进一步设计课题，选病、选证、组方、制剂、临床观察，从而形成完整、真实的病历资料。另外，在观察的时间上、病历数量上应有所限定。

同行评议是鉴定的关键，它是一个以实践（临床疗效）为基础的产品或成果，同行评议能较好地体现中医药成果的特点。选择的鉴定人员一定要有强烈的社会责任感，要有社会公认的学术水平，要遵循科学、公正、公平、实事求是的原则进行评议。在评价时可以聘请一位或两位上一级的专家参与评议会更好一些。

依照行政区域分级鉴定，可以更好地发掘各地的中医药优势，减轻群众和社会的经济负担,造福于当地群众。比如我们现在各个医院的协定处方,我们就可以通过医院自身的鉴定在本院临床中使用;如果是当地的单验方,可以由当地的政府和社会中医学术机构组织鉴定;可按行政区域如县、市、省、国家不同级别进行组织鉴定。

级别区域范围控制可以更好地保障用药的安全和疗效。本院鉴定的只能用于本院,县级鉴定的只能在本县范围内使用,依据鉴定的级别不同,它的使用范围也随之不同,国家级的鉴定可以在全国范围内使用。我们国家地大物博,东西南北地域、气候差距比较大,橘生淮南则为橘,生于淮北则为枳;"三九胃泰"通过这几年的临床观察,大家普遍感到在北方使用的疗效就不如在南方好,因南北气候不同,用药也不同。所以,国家也可以根据方剂的特点划分使用区域和范围。

严格自律是对中医药产品或成果负责任的表现,也是中医医德的体现,良好的医德是我们继承中医药文化的根本。西医将人看作是一个生物体,而中医将人看作是一个有血有肉的、有精神情志的、鲜活的人,尊重生命比什么都重要,所以责任重于泰山,严格自律是中医药发展的基础和动力。所以各级都要制定相应的自律条款和有关政策法规,如发现超区域、超范围使用的可停止该产品的生产和使用。做到同行自律、同行监督。

中西医研究并进,按西药鉴定、审批的要求和程序对中药及中药产品进行实验和观察,也可以说是微观研究或者说是对物质的更深层次的研究,我们也不应该放弃。这样可以为中西医两种不同理论的结合打下良好的基础,同时可按照西药批准办法执行,进入临床应用。

第十一章 科研思路

科研对临床医生来说好像是一个可望而不可即的,非常难的事情,怎么能搞科研呢！也没有什么科研设备,科研是那些研究机构的事。大家可以想象一下,过去从经验方开发出来的中成药不正是今天的科研成果吗？关键是要注意在临床时能否认真的观察某一种病及每一例患者的病情与辨证用药,治疗效果,从中发现配方是否稳定。这是中医的临床成果,它可以说是一个系统的证或病证的重复,不能用所谓的西医的科研理论去分析或否定它的临床疗效或成果,而这正是中医的长处,即要看临床效果。有时会经常出现能讲出道理的效果不一定好,而讲不出道理的效果却不错,这就是事物的两面性,所以应更进一步深入的研究其内在因素,如青蒿素的发现不正是这样发现的吗！丹参黄酮、银杏黄酮,还有许多中药针剂的开发和应用。例如:"文化大革命"时期在东北发现的砒霜、轻粉、蟾酥等三种药,能治白血病,但人们感到非常疑惑,毒药怎么能治白血病？曾任卫生部部长的陈竹专门研究其中的奥妙,发现砒霜(三氧化二砷)的一个元素能治疗急性白血病，最后开发成针剂应用于临床。从临床方剂运用到中成药开发就是一个提升的过程，即科研成果。好多医院都有自己的协定处方，这是我们开发新药的基本资料和前提。

1.临床疗效观察研究是临证医生的必要任务，也是提高医疗技术水平的重要措施。从理论到实践，再从实践到理论，这是认识事物的基本方法。在中医理论的指导下，祖先开发的补益肝肾的六味地黄丸系列产品、夏季胃肠感冒的藿香正气丸、常用的感冒药小柴胡冲剂、醒脑开窍的安宫牛黄丸等有效成药非常多。方便了群众用药，既经济又实惠，有效地解决了疾病，保护了人们的生命。

2.科研就是要用科学的态度对待所从事的工作。第一要真实，第二要客观，第三要科学，第四要严谨。课题设计非常关键，首先要注意方剂所选的证或病，以西医病还是以中医的证来研究，要有目的地观察一个病或证的变化，同时可根据自己临床所遇到的哪一种病或证比较多，可以提供更多的观察对象。

3.药物的选择也是关键一环。首先要注意中医的基本理论对临床的指导，更重要的是中药本身所具备的"四气五味，升降浮沉，药物归经"等，它对临床用药有着非常重要的指导作用，同时还要注意名老中医对某味药的特殊应用，另外，还有产地的选择，以保证药物的质量。目前对中药的研究，借助现代化学分析技术越来越细了，药物的成分对于临床有着非常重要的参考价值，例如植物药中的黄酮对心脑血管治疗有着非常重要的作用，这也是在组方时应认真考虑的问题。例如"紫菀牌沙乌胶囊"就是结合了现代药理学研究结果，所选中药均有较好的降脂作用，同时也符合中医辨证的"痰血互瘀证"。

4.注意古方、经验方的进一步开发，可以事半功倍。时代不同了，病情也在发生着变化，比如目前影响人们健康的各种癌症、心脑血管病、糖尿病、慢性胃病、慢性腰腿痛、神经精神类疾病等，由于地域不同，气候环境、生活方式、饮食习惯、工作性质、个人体质等不同，方剂使用的范围也会有所不同。我在临床治疗中开发的：五草四藤汤是在借鉴了董建华教授的黄精四草汤方子基础上研发的，治疗糖尿病的冲剂方子借鉴了施今墨老先生的经验（黄芪、山药、丹参、葛根、女贞子、人参），治疗心脑血管病的冲剂借鉴了近年来中医对心脑血管病治疗的经验（葛根、丹参、地龙、三七、泽泻）等。

临证鉴论∷医案辨证分析

第十二章　成果介绍

沙乌胶囊调脂机理的分析及应用

摘要：本文从中西医不同的角度阐述了沙乌胶囊调节血脂的机理，揭示了中医调节血脂的基本思路以及与西医相适应的病理变化，肯定了中医药在调节血脂方面的作用，拓宽了以中医药为主开发保健食品的范围。

主题词：高脂血症、老年病、沙乌胶囊、保健食品

紫菀牌沙乌胶囊是国家食品药品监督管理局经过严格审批程序被批准的保健食品（国食 G20041065）。

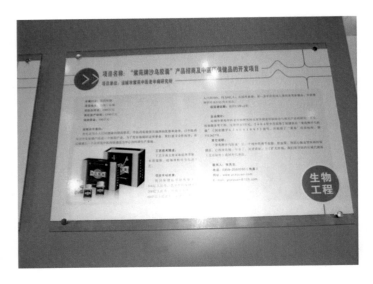

参加第十届中国北京国际科技产业博览会产品展示版

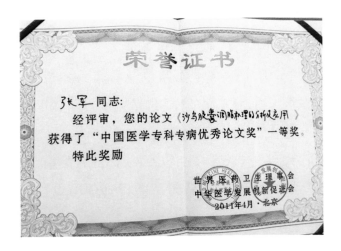

参加专业学术会议论文被评为一等奖

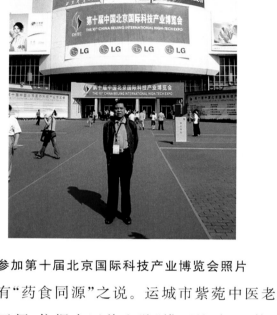

参加第十届北京国际科技产业博览会照片

中医自古就有"药食同源"之说。运城市紫菀中医老年病研究所所长张军副主任医师，依据中医养生学"辨证施治，整体调理，扶正祛邪，平衡阴阳"的原理，根据自己多年临床经验，吸收并借鉴了前人的经验和现代药理学研究成果，选择了可用于保健食品的何首乌、泽泻、丹参、人参；又选择了既是食品又是药品的山楂、沙棘、枸杞，采用传统炮制方法和现代制剂工艺制成了具有保健作用的保健食品——紫菀牌沙乌胶囊。原名"降脂通脉胶囊"，经十余年使用观察，具有可靠的调节血脂作用。"降脂通脉胶囊调节高血脂症临床观察 100 例"论文发表于《山西医药杂志》2000 年 6 月增刊号和亚洲医药出版社出版的《当代难治病荟萃》一书。

一 | 不可忽视的高脂血症（血脂异常症）

高脂血症是血液中脂类代谢失调致使血中一种或几种脂质成分出现明显异常，称为血脂异常症。大量的基础研究资料和临床实践证明，血脂异常是促成动脉粥样硬化的重要致病因素，与高血压、高黏血症、冠心病、脑中风、老年痴呆病的发生有着极为密切的关系。同时糖尿病、脂肪肝、肥胖症，以及肾病综合征、甲状腺功能减退症、急性胰腺炎在病理演变过程中造成脂蛋白代谢紊乱、继发性地出现高脂血症也应得到相应的关注。因此，除改变饮食结构、调节情志、加强锻炼以外，还要注意由于机体衰老所带来的体内一系列新陈代谢变化，尤其是脂类异常症的发生。所以，服用必要的调节血脂的保健食品，提高脂类代谢功能，软化动脉血管，减低动脉硬化指数是非常必要的。同时，这也是提高老年人生活质量和抗衰老的根本措施之一。

二 | 中医对高脂血症的认识

中医学中并没有高脂血症的病名，但根据高脂血症产生的原因、致病特点和所出现的病证，可以认为高脂血症属中医学的"痰浊、瘀血"证的范畴。中医认为，津液气血是人体内不可缺少的物质，人体各脏腑功能正常，则水谷精微转化为气、血、津液，运行全身，滋润机体。若因脾胃阳虚，湿浊凝滞，或肾虚水泛，或因郁而致气血不舒，或因过食肥甘茶酒，致使水谷精微及津液不能正常运化，聚则为痰，痰阻气机，气血瘀滞，即成痰浊、瘀血。痰浊、瘀血是人体在疾病发生过程中所形成的病理产物（即浊脂），这些病理产物形成以后，又能直接或间接作用于某一脏腑组织，成为多种病证的致病因素。因此，中医有"怪病多见于痰""百病多为痰作祟"之说。临床上常见的眩晕、胸痹、中风、肢麻、头痛等病证多由痰瘀所引起。所以，以中医的痰浊、瘀血辨证论治高脂血症是一条比较理想的治疗方法和有效途径。

三 平衡调血脂，血脂平衡学说

首先它是在中医认识高脂血症的基础上，依据中医养生学原理组成的配方。平衡调血脂是它的主要特色（机体阴阳平衡、三脂协调平衡、饮食结构平衡、情志运动平衡），它融入了中医的立法方药的原则，它针对的正是血脂异常的亚健康人群。食疗中有"食养""食补""食治"，此属"食治"的范畴。其次，它是一个从"被动"转为"主动"调节血脂的很重要的思路转变，把营养补充剂或与人体相对应的缺则补之、多则祛之、有害则避之的思路方法，转变到以中医的调整机体阴阳平衡为主的动态思维方法中去。第三，在组方立意上考虑到中老年人，尤其是老年人易虚、易实、易疲劳、机体功能逐渐衰退的特点，主要通过加强和调整五脏六腑的功能，提高人体新陈代谢活动的功能来保持人体内环境的动态平衡，从而达到调节血脂的功能。它充分地调动了人体自然生理功能，提高了人体调节血脂的主动性、可靠性和稳定性。因此，它不仅是一个功能产品，更是一个机能产品。同时，从组方上可以看出：在调节血糖、抗衰老和提高机体免疫功能方面也有一定的保健功能。

四｜组方依据

中医学认为：何首乌养血补肾、解毒通便，枸杞滋补肝肾、益精明目，人参益气健脾，沙棘利肺、祛痰、消食化滞、活血散瘀，山楂消食健胃、行气散瘀，丹参祛瘀止痛、活血通经，泽泻利水渗湿、分化痰饮。首乌、枸杞养血补益肝肾，解毒通腑降浊；沙棘、丹参、山楂消食化痰，活血祛瘀；人参补气健脾，泽泻利水渗湿，两者共起分化痰饮之功效。全方具有健脾补肝肾，化痰宽胸，活血祛瘀，解毒通便，消脂轻身的保健作用。现代药理学研究证明：何首乌能显著降低三脂，阻止胆固醇在肝内沉积，类脂质在血清中滞留或渗透到动脉内膜，从而减轻动脉硬化指数。其次，可以提高机体免疫功能及抗衰老作用；沙棘对心肌缺血有一定的保护作用，可明显降低血脂，改善血液流变学，降低血液黏度，同时具有抗衰老，提高免疫功能；山楂有增加心肌收缩力，增加心输出量，减慢心率的作用，有肯定的降脂作用和持久的降压作用，可消除冠状动脉的脂质沉积，改善弹性纤维断裂、缺损，溃疡及血栓形成等病理变化；枸杞有降血脂保护肝脏、抗脂肪肝的作用，并有持久的降血糖作用，抗衰老、提高免疫功能；丹参可改善心脑血管供血功能，保护心脏，抑制凝血，改善血液循环，保护肝脏减低血脂，抑制冠状动脉粥样硬化形成；人参具有调节中枢神经及心血管系统，提高机体代谢功能，改善血脂代谢功能，降低血中胆固醇、甘油三酯、升高血清高密度脂蛋白,降低动脉硬化指数,对高脂血症、血栓及动脉硬化有治疗价值;泽泻具有降脂作用,尤其对降低甘油三酯作用较好,抗动脉硬化,抗脂肪肝,可有显著扩张冠状动脉和降压的作用。

五 | 调节血脂的五个途径

1.肠道是胆固醇吸收的一个重要场所,通过抑制高胆固醇在肠道的吸收,即解毒通便,通腑降浊,何首乌、山楂具有相应的作用。

2.肝脏也是脂质代谢的一个重要场所,通过保护肝脏和修复肝脏损伤,提高肝脏脂质代谢的功能,即补肝益肾。枸杞、何首乌具有相应的作用。

3.血液是脂类活动的重要场所,通过对血液中多余的脂类进行调节和净化,减低血液黏稠度,即分化痰饮。沙棘、泽泻具有相应的作用。

4.血管壁是血液流动的通道,通过对血管壁沉积的胆固醇(斑块)进行清理,保护血管壁的弹性和通透性,保持血液流畅,即活血祛瘀,丹参、山楂具有相应的作用。

5.促进正常脂质代谢,升高高密度脂蛋白,使胆固醇及脂蛋白的生物合成、分解、转化排泄加速,最终使血中脂类代谢保持动态平衡,即益气健脾,人参、枸杞具有相应的作用。

总之,紫菀牌沙乌胶囊对心脑血管疾病、糖尿病、脂肪肝等病证有较好地干预和协同治疗的作用。一位内蒙古集宁市患冠心病 25 年的 70 余岁老人,已连续服用 6 年余,他曾来信说:"我的血脂已基本平稳,过去的胸闷、气短、心绞痛有明显好转,感到身上有劲了,不怎么疲软了,大夫们说,我的血管很富有弹性,根本不像 70 余岁老人的血管。"为预防心脑血管疾病的发生和减低发病率,为了减轻家庭和社会的负担,为了保证中年人的健康,为了提高老年人的生活质量,我们衷心希望紫菀牌沙乌胶囊可以作为中老年人改善新陈代谢、调理机体功能的一个基本保健食品。

临证鉴论·医案辨证分析